# Rehabilitation und Prävention 25

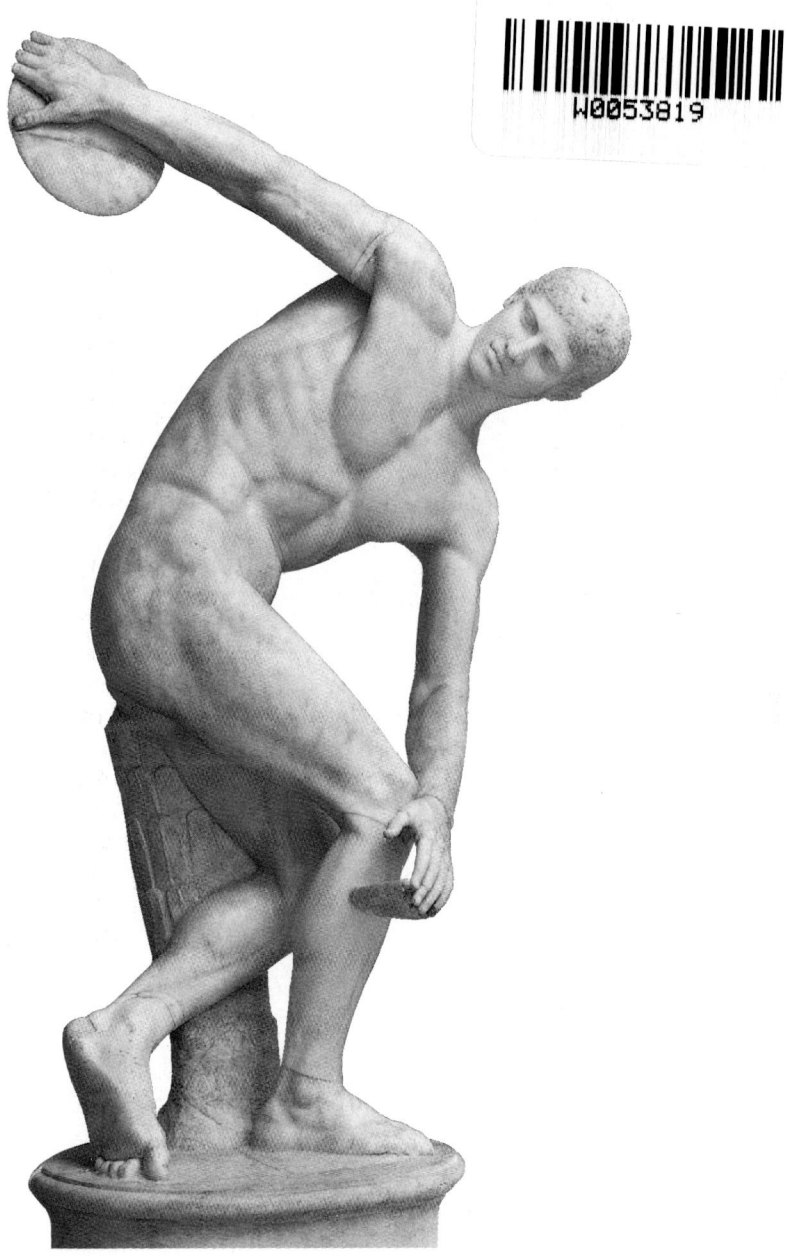

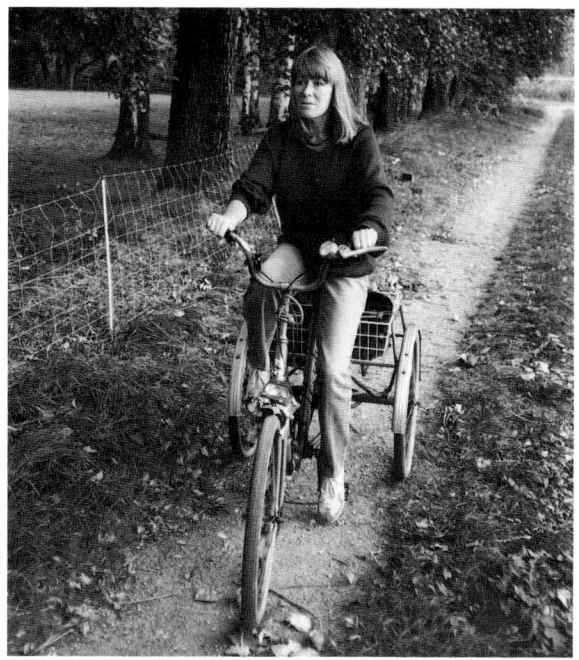

Der Weg war lang und hart – aber Edith gab nicht auf. Sechs Jahre nach der Erkrankung, die sie rechtsseitig lähmte, kann sie sich endlich wieder mit Freude bewegen und es genießen, trotz der Behinderung im Freien zu sein.

The road is long
with many a winding turn,
that leads us to who knows where
who knows where . . .

Patricia M. Davies

# Im Mittelpunkt

## Selektive Rumpfaktivität
## in der Behandlung der Hemiplegie

Geleitwort von Susanne Klein-Vogelbach

Mit 316 Abbildungen
in 533 Einzeldarstellungen

Springer-Verlag
Berlin Heidelberg New York
London Paris Tokyo
Hong Kong Barcelona
Budapest

Patricia M. Davies, MCSP Dip. Phys. Ed.
Loc. Capannaccia
I-07020 Palau (SS)
Sardegna


Übersetzung:
Dr. Herta Göller
Misgeldstraße 20
W-4350 Recklinghausen, FRG

Fotos:
David J. Brühweiler
Marianne Tobler
CH-7310 Bad Ragaz

Titel der englischen Originalausgabe

*Right in the Middle*

© Springer-Verlag Berlin Heidelberg 1990


ISBN 3-540-53358-3 Springer-Verlag Berlin Heidelberg New York

Die Deutsche Bibliothek-Einheitsaufnahme
Davies, Patricia M.: Im Mittelpunkt : selektive Rumpfaktivität in der Behandlung der Hemiplegie bei
Erwachsenen / Patricia M. Davies. Geleitw. von Susanne Klein-Vogelbach. [Übers.: Herta Göller].
– Berlin ; Heidelberg ; New York ; London ; Paris ; Tokyo ; Hong Kong ; Barcelona ; Budapest ; Sprin-
ger, 1991 (Rehabilitation und Prävention ; 25) Engl. Ausg. u. d. T.: Davies, Patricia M.: Right in the
middle
ISBN 3-540-53358-3
NE: GT

© Springer-Verlag Berlin Heidelberg 1991
Printed in Germany

Satzarbeiten: Appl, Wemding
21/3145-543210 – Gedruckt auf säurefreiem Papier

# Geleitwort

Was ist das Merkmal und das große Verdienst von *Right in the Middle,* dem zweiten Buch über Hemiplegie, das Patricia M. Davies geschrieben hat? Es ist ein Buch, das ein engagierter Therapeut wirklich für seine praktische Arbeit am Patienten nutzen kann. Wir Therapeuten brauchen solche Bücher. Das Engagement müssen wir mitbringen.

Es ist wie bei einem guten Kochbuch. Zugegeben, man muß etwas vom Kochen verstehen, aber wenn man in die Geheimnisse der großen Küche einsteigen möchte, nicht unbedingt in die teure, aber in die differenzierte, helfen theoretische Abhandlungen wenig. Wenn es an die Praxis geht, bringt der Hinweis „das muß man eben im Handgelenk haben" gar nichts. Viele Bücher kranken daran, daß der Leser die praktische Anwendung von Theorien nicht lernen kann, weil der Autor seine Künste verschleiert, oder vielleicht gar nicht will, daß der eifrige Schüler zum Beispiel einen guten Kuchen fertig bringt.

Nicht so im vorliegenden Buch. Im ersten, theoretischen Kapitel „Der Rumpf – entwicklungsgeschichtliche und anatomische Überlegungen" bekommt der Leser die Informationen über die Bedeutung normaler anatomischer Verhältnisse in der Entwicklung der Körperabschnitte Becken, Brustkorb, Kopf. Im 2. Kapitel „Aspekte der Rumpfkontrolle" ist die Rede von der muskulären Kontrolle innerhalb des in sich beweglichen Systems dieser Körperabschnitte. In der Nomenklatur der *Funktionellen Bewegungslehre* werden 12 unterschiedliche Aktivitätszustände beschrieben, die die Bedeutung des selektiven Einsatzes der Muskulatur in Reaktion auf die Schwerkraft definieren. Im 3. Kapitel „Probleme, die durch den Verlust selektiver Rumpfaktivität bei Hemiplegie auftreten" wird die neue, bedeutende Erkenntnis von Patricia M. Davies in der Behandlungsmöglichkeit hemiplegischen Patienten beschrieben. Es ist die Notwendigkeit, selektive muskuläre Kontrolle im Bereich der Körperabschnitte Becken-Brustkorb-Kopf wiederzuerlangen. Daher der treffende Titel der Monographie: *Im Mittelpunkt (Right in the Middle).*

Dann der hervorragende, systematisch strukturierte, praktische Teil des Buchs. Die Aktivitäten im Liegen, zwischen Liegen und Sitzen, im Sitzen, beim Aufstehen, beim Stehen, und, bevor die Gangschulung des Hemiplegikers zu Worte kommt, das Trainieren des Gleichgewichts mit Hilfe des Balls. Hier findet man das zähe Ringen des guten Therapeuten. Diese Arbeit ist mit akribischer Genauigkeit systematisch aufgebaut und dargestellt. Man möchte direkt in die praktische Arbeit einsteigen. Das reiche und hervorragende Bildmaterial zeigt die Verbundenheit der Therapeutin Pat mit ihrem Patienten. Die schwere Behinderung der Hemiplegie wird zwar deutlich sichtbar, aber durch das Engagement, mit dem alle Patienten mit ihrer Therapeutin arbeiten, ist die Trostlosigkeit verschwunden, der Ausdruck ist positiv, der Patient ist in seiner Würde beschützt.

Faszinierend und interessant sind die Bilder, die Kleinkinder zeigen, bei denen Bewegungsbilder, die später beim Hemiplegiker pathologisch sind, eine Stufe der Entwicklung im normalen Bewegungsverhalten darstellen.

Noch ein Wort zur Beziehung zwischen Pat M. Davies und mir. Wir durften in freundschaftlicher Zusammenarbeit neue Einsichten gewinnen. Die Funktionelle Bewegungslehre erforscht das Bewegungsverhalten des gesunden Menschen und sucht, durch Beobachtung, den Schlüssel des normalen Bewegungsverhaltens in der unterschiedlichen Intensität der ökonomischen Aktivität zu finden. Je besser es gelingt, Bewegung über die Wahrnehmung zu verstehen und zu vermitteln, um so deutlicher hebt sich das pathologische Geschehen vom Gesunden ab. Alle Krankheit stellt sich als Defizit des Gesunden dar. So findet die funktionelle Bewegungslehre den Zugang zur Behandlung von Patienten.

Eine auf dem Gebiet der Neurologie erfahrene Therapeutin wie Pat Davies ist den umgekehrten Weg gegangen. Aus der Fülle der Erfahrungen mit Patienten folgt die Erkenntnis der Krankheit als Mangel an Gesundheit. Gleichsam aus der Peripherie vieler pathologischer Aspekte erkennt sie die Harmonie der gesunden Mitte. Die funktionelle Bewegungslehre kommt aus der gesunden Mitte und erkennt die Krankheit als Angriff auf den vitalen Anspruch, gesund zu sein. Auf diesen zwei entgegengesetzten Wegen sind wir uns begegnet. Wir durften voneinander lernen und brauchten uns nicht gegeneinander zu behaupten. Das war ein Geschenk. Eigentlich ein Geschenk auch für die funktionelle Bewegungslehre, die für alle Spezialgebiete der Physiotherapie das Wissen um die Geheimnisse der normalen Bewegung vermitteln möchte.

Bottmingen, im März 1990 S. Klein-Vogelbach

VI

# Vorwort

Dieses Buch ist nun das Ergebnis von fünf weiteren Jahren Erfahrung mit Patienten, deren Schicksal es war, eine Hemiplegie zu bekommen. Es enthält jüngste Beobachtungen, Gedanken und Entwicklungen in der Behandlung, die, so glaube ich, zu einem besseren Verständnis des Problems und zu mehr Erfolg in der Rehabilitation führen werden.

Nachdem ich mein erstes Buch *Steps to Follow (Hemiplegie. Anleitung zu einer umfassenden Behandlung von Patienten mit Hemiplegie)* geschrieben hatte, war ich mit mir selbst recht zufrieden. Ich hatte viele Patienten zu behandeln, ich war Autorin eines Lehrbuchs über Hemiplegie und meine Kurse waren voll ausgebucht. Mir wurde aber bald deutlich, daß meine Patienten noch nicht zufrieden waren und mit größeren Erwartungen und Hoffnungen immer wieder zurückkamen. Sie sehnten sich danach, sich besser, schneller und behender bewegen zu können, ohne dieses permanente Übermaß an Anstrengung. Sie wollten ihre gelähmte Hand wenigstens wieder etwas gebrauchen können und sich nicht mit einem offensichtlich spastischen Arm abfinden, der die Aufmerksamkeit der Mitmenschen mehr auf das zog, was sie nicht können als auf das, was sie können. Ihre Hoffnungen und Ziele spornten mich an, und ich begann aufzuschreiben, was ich mit meinen Patienten entdeckte und entwickelte, manches mit deutlicherem Erfolg als anderes.

Das Ergebnis ist dieses ganz neue Buch *Im Mittelpunkt (Right in the Middle)*. Es ersetzt nicht *Steps to Follow (Hemiplegie)*, sondern ergänzt es und führt darüber hinaus. Alles, was in der früheren Arbeit beschrieben ist, um die selektive Aktivität der Extremitäten wieder zu erlangen, sollte als Vorbereitung für deren funktionellen Gebrauch in das Behandlungsprogramm aufgenommen werden. Bestimmte Aktivitäten, hauptsächlich solche, die sich mit dem Training von Gleichgewichtsreaktionen befassen, habe ich nochmals dargestellt, jedoch sehr viel differenzierter und mit besonderem Augenmerk auf die selektive Rumpfaktivität. Ein Beispiel dafür sind die Gleichgewichtsreaktionen im Sitzen, bei denen das Gewicht zur Seite verlagert wird.

Bei der Verwendung dieses Buchs und der darin beschriebenen Aktivitäten sollten auch wichtige Gedanken und Überlegungen anderer berücksichtigt und in die Beobachtung und Behandlung der Patienten miteinbezogen werden. So sagten die Bobaths oft: „Die einzige Antwort auf die Frage, ob das, was wir tun, für den Patienten richtig ist, ist die Reaktion des Patienten auf das, was wir tun". Spastizität beispielsweise ist ein verläßlicher Indikator für die Therapeutin, der anzeigt, wann der Patient sich zu sehr anstrengt, ob eine Aktivität zu schwierig ist oder daß die Therapeutin zu wenig Unterstützung gibt.

Klein-Vogelbach hat gelehrt, wie wichtig exakte Beobachtung und Analyse von Bewegung sind. Sie zeigte, wie schon geringstes Ausweichen das Muskelzusammenspiel vollständig verändern kann.

Maitland (1986) tritt dafür ein, im Verlauf jeder Behandlungssequenz ständig zu überprüfen, ob sich die Beschwerden des Patienten als Folge der angewandten Maßnahme bessern. Die Therapeutin muß diejenigen subjektiven Beschwerden und objektiven Befunde identifizieren, die sich im Verlauf des Behandlungsprozesses, soll er erfolgreich sein, verändern müssen. Bewegungen, die bei der Befunderhebung schmerzhaft oder eingeschränkt sind, werden protokolliert und nach der Behandlung wiederholt. Jede Änderung der Bewegungsfreiheit, des Grads der Beschwerden oder des Verhältnisses zwischen Schmerz und Beweglichkeit werden vermerkt. „Die entscheidenden Befunde mit einem großen, unübersehbaren Sternchen zu kennzeichnen, verpflichtet die Therapeutin nicht nur mit Nachdruck dem Behandlungsziel, sondern erleichtert, beschleunigt und optimiert später vergleichende Befundkontrollen".

Auch bei der Behandlung eines hemiplegischen Patienten ist die Therapeutin gut beraten, ein ähnliches Prinzip zu wählen, das die Qualität einer bestimmten Bewegung oder Funktion, die zu verbessern sie sich zum Ziel gesetzt hat, beurteilt. Auch Maitlands „Brick-wall-concept" ist gut übertragbar; es ist ein Konzept, in dem Röntgenbefunde und die Diagnose die Behandlung zwar beeinflussen, aber letztlich das Verhalten der Beschwerden und Symptome des Patienten die Therapeutin führen. Bei der Behandlung hemiplegischer Erwachsener führt das pragmatische Problemlösungsverhalten zu einer Verbesserung der funktionalen Fähigkeiten und der Qualität der Bewegungen. Theoretische Informationen über die Läsionen dienen der Therapeutin lediglich dazu, ihr Wissen zu erweitern und ihr Verständnis zu vertiefen.

Die in diesem Buch abgebildeten Patienten sind in unterschiedlichen Stadien der Rehabilitation. Ihre Hemiplegie ist Folge eines Schlaganfalls, einer Aneurysmablutung, eines Tumors oder eines Schädel-Hirn-Traumas. Das Alter der Patienten reicht von 15–75 Jahren, aber Alter spielt in der Rehabilitation keine so große Rolle (Adler et al. 1980). Die Begriffe „gesunde Seite", „gelähmte/hemiplegische Seite", „betroffene Seite" wurden aus Gründen der Eindeutigkeit bei der Beschreibung der Befunde und Behandlung benutzt. Dabei darf nicht vergessen werden, daß bei jeder normalen Bewegung beide Körperseiten aufeinander angewiesen sind. Auch handelt es sich um zentrale Läsionen, die als solche bis zu einem gewissen Grad beide Körperseiten beeinflussen (Brodal 1973).

Im Text wird von dem Patienten – er – und der Therapeutin – sie – gesprochen, in den Abbildungslegenden wurde jedoch das zutreffende Personalpronomen benutzt. Manche Patienten sind rechtsseitig, andere linksseitig gelähmt, die Seite der Lähmung ist immer eindeutig angegeben.

VIII

Dieses Buch soll in der klinischen Arbeit benutzt werden. Die Aktivitäten sollten stets ausprobiert, aufgebaut und verbessert werden. Behandlungen sind nie starr festgelegt, sondern entwickeln sich stets weiter und werden fortlaufend den Bedürfnissen der Patienten angepaßt.

Während der Behandlung sollte besondere Mühe darauf verwendet werden, daß der Patient einen Zustand optimaler Konzentration erreicht, einen Zustand, den Csikszentmihalyi „slow state" nennt und so charakterisiert: „Das Individuum überschreitet die scheinbaren Grenzen seines Ich" (Newsweek, 2. Juni 1986). Von solcher Konzentration wird der Patient getragen, wenn die gestellte Aufgabe seinen persönlichen Fähigkeiten genau entspricht. Zu hohe Forderungen verursachen Angst, zu geringe Anforderungen erzeugen Langeweile. Wenn jedoch die Herausforderung und die Fähigkeit übereinstimmen, dann wirken die Behandlungsstunden anregend, machen Freude und führen weiter – und dem Patienten bleibt die Demütigung erspart, als „nicht motiviert" bezeichnet zu werden.

Der Barthel-Index (Mahoney and Barthel 1965) ist wahrscheinlich die für Forschungszwecke am weitesten verbreitete Formel, mit der die Aktivitäten des täglichen Lebens erfaßt und bewertet werden (Wade und Langton-Hewer 1987). Für die Dokumentation der unabhängigen Basisselbstversorgung eines Patienten mag sie nützlich sein, sie sollte aber nicht, wie schon vorgeschlagen wurde, als Kriterium für die Beendigung der Therapie benutzt werden. Zum Leben gehört bestimmt mehr als ein Testergebnis von 100% auf der Barthel-Skala!

Mit der in diesem Buch beschriebenen Behandlung sollte es möglich sein, daß Patienten über eine lange Zeit ihre Fähigkeiten ständig verbessern. Wenn irgend möglich, sollte diese Behandlung einem Patienten so lange zur Verfügung stehen, wie sie seine Lebensqualität weiter verbessert und sicher so lange, bis er sich außerhalb der Grenzen seines Wohnbereichs frei bewegen kann.

Bad Ragaz, April 1990                                                                    Pat Davies

# Danksagungen

Dieses Buch wäre wohl nie geschrieben worden, wenn ich nicht Karel und Bertie Bobath begegnet wäre und von ihnen gelernt hätte. Ihr Konzept war die Grundlage meiner Arbeit und ihrer Entwicklung in den letzten 20 Jahren. Ich möchte ihnen für ihren unendlichen Einsatz für die Patienten mit Hemiplegie in der ganzen Welt und für uns, die Therapeuten, die sie behandeln, danken.

Ich möchte auch den Mitgliedern des internationalen Verbands der Bobath Lehrer/innen (IBITAH) danken für ihre sehr positive Reaktion auf meine Arbeit über selektive Rumpfaktivität, die ich auf dem 3. Internationalen Kongreß 1987 vorgestellt habe. Ihre begeisterte Aufnahme ermutigte mich, das Buch fertigzustellen und der kollegiale Gedankenaustausch innerhalb der Gesellschaft spornte mich dabei immer wieder an.

Susanne Klein-Vogelbach bin ich sehr dankbar für ihre Anleitung, den Rumpf mit neuen Augen zu sehen, sowie die Komplexität der Rumpfmuskeln und ihrer Funktion zu verstehen. Viele der in diesem Buch beschriebenen Aktivitäten basieren auf ihren einzigartigen Ideen, und ich fühle mich durch ihr Geleitwort zu diesem Buch geehrt.

Ich bin Jürg Kesselring zu Dank verpflichtet, der das Manuskript korrigiert und mich ständig ermuntert hat durchzuhalten, bis die Arbeit abgeschlossen war. Mein Dank gilt auch seiner bewundernswerten Sekretärin Anni Guntlie, die meine chaotischen handschriftlichen Aufzeichnungen in ein geordnetes Manuskript verwandelte, und Evi Nigg, die einige der früheren Kapitel in ihrer freien Zeit tippte.

Mein Dank geht auch an Herta Göller, die in ihrem Urlaub mit mir meine Ideen diskutierte, die Literatursammlung ordnete und obendrein die Mammutaufgabe übernahm, das Buch in die deutsche Sprache zu übersetzen.

Dank sei auch Urban Diethelm, der mit mir Bücher und Artikel austauschte und die Röntgenbilder für die Illustrationen beitrug, und Marianne Brune, die ein Wochende damit verbrachte, die vielen Abbildungen auszusortieren und zu numerieren.

Ich möchte den Eltern der herzerfrischenden Babys danken, daß sie sich die Zeit genommen haben, für die vergleichenden Bilder ins Studio zu kommen.

Mein ganz besonderer Dank gilt allen Patienten, die niemals aufgaben und mich dadurch ermutigten, nach immer neuen Lösungen zu suchen. Ganz besonders möchte ich denjenigen Patienten und ihren Partnern danken, die immer bereit waren, Stunden um Stunden im Studio zu verbringen, und so die Fotoaufnahmen ermöglicht haben. Ohne ihre Hilfe wäre das Buch wahrhaftig eine trockene Abhandlung geworden und es würde ihm die Klarheit fehlen, die die Fotografien vermitteln.

Ich möchte allen Mitarbeitern des Springer-Verlags meinen Dank ausdrücken für die verständnisvolle Lektorats- und Produktionsarbeit; sie haben mir geholfen, mich ermutigt und mir meine Arbeit erleichtert bis zum Ende der letztlich langen Arbeitsperiode. Mein besonderes Dankeschön gebührt hier sicher Bernhard Lewerich für alle Beratung und Anregung und seiner Assistentin Marga Botsch, die mir auf so vielerlei Art Arbeitslast abnahm.

Ich empfinde tiefe Dankbarkeit gegenüber meiner Freundin und Partnerin, Gisela Rolf, die mich während des langen Prozesses der Niederschrift vorbehaltlos und unermüdlich unterstützte. Sie war immer bereit, Gedanken auszutauschen, hilfreiche Vorschläge zu machen, positive Kritik zu äußern und sich unauffällig um die unzähligen lästigen Alltagspflichten zu kümmern, so daß ich Zeit hatte, mich hinzusetzen und zu schreiben.

# Inhaltsverzeichnis

XVI

# Einführung

So on we go
His welfare is my concern
No burden is he to bear
we'll get there . . .

Die Bedeutung selektiver Rumpfaktivität wurde bisher, so glaube ich, in der Rehabilitation hemiplegischer Patienten weit unterschätzt. Der oft vollständige Verlust dieser selektiven Aktivität wurde in seiner vollen Tragweite gar nicht wahrgenommen. Als ich die neuere Literatur zum Thema Hemiplegie durchsah, fand ich die Rumpfmuskeln nur selten und auch dann nur knapp erwähnt und überhaupt nichts über ihre selektive Aktivität.

Die EDV-gestützte Literatursuche in der Washington Library of Congress ergab, daß zum Thema Hemiplegie innerhalb der letzten 20 Jahre über 5000 Arbeiten veröffentlicht wurden. Gab man jedoch die Kombination Hemiplegie und Bauchmuskeln, Rumpfmuskeln, Rumpfaktivität usw. ein, so zeigte der Computer beharrlich Null an. Es gab viele Artikel über die Erholung motorischer Funktionen, sie bezogen sich jedoch lediglich auf die oberen und unteren Extremitätenmuskeln. Viele beschrieben Schulterschmerz, Armschlingen, Schienen und Gehhilfen; aber selbst die Arbeiten, die sich mit dem Gang beschäftigten, erwähnten die Rumpfmuskeln nicht. In der Arbeit von Badke und Duncan (1983) über die Muster schneller motorischer Antworten bei Haltungsänderungen im Stehen wurde lediglich die Aktivität in den auf das Fuß-, Knie- und Hüftgelenk bezogenen Muskeln untersucht. Dasselbe galt für die Studie von Hockermann et al. (1984) über Haltungsschulungen hemiplegischer Patienten auf der kippbaren Plattform, obwohl es ja durchaus denkbar ist, daß die Verbesserung der Gleichgewichtsreaktionen jener Patienten, die so geschult wurden, das Ergebnis vermehrter Stimulation der Rumpfmuskeln war.

Es ist schwer zu verstehen, warum der Rumpf so vernachlässigt wurde – nicht nur in der Literatur, sondern auch in den verschiedenen Rehabilitationskonzepten. Der größte Teil des Körpers, in Wirklichkeit der Mittelpunkt, wurde irgendwie völlig übersehen. Auch ich habe in der Vergangenheit, während 25 Jahren fast ausschließlicher Arbeit mit neurologisch behinderten Patienten, die Probleme in diesem wichtigen Bereich nicht wahrgenommen und nicht verstanden. Während meiner 8jährigen Arbeit auf dem Gebiet der traumatisch bedingten Tetra- und Paraplegie – zuerst am National Centre for Spinal Cord Injuries, Stoke Mandeville – war uns allen die Signifikanz der Rumpfmuskeln, insbesondere der Bauchmuskeln völlig klar; aber die Folgen einer Rückenmarksläsion sind viel einfacher zu sehen und zu verstehen.

1

Abhängig von der Höhe der Verletzung war beim Patienten entweder Bauchmuskelaktivität vorhanden oder nicht – und die Rückenstrecker waren, entsprechend ihrer segmentalen Innervation, annähernd unterhalb des gleichen segmentalen Niveaus wie die Bauchmuskeln gelähmt. Als Physiotherapeutinnen lernten wir, den Patienten, die dies selbst nicht konnten, beim Abhusten zu helfen; wir kräftigten fleißig den M. latissimus dorsi als einen Ersatz für andere Rumpfmuskeln – so wie es uns Sir Ludwig Guttmann überzeugend gelehrt hatte. Die Methoden, die wir anwandten, sind ausführlich in den gut bebilderten Büchern von Bromley (1976) und Rolf et al. (1973) dargestellt.

Die Probleme, die sich aus der fehlenden Rumpfaktivität ergaben, waren deshalb nicht schwierig zu verstehen, weil ein Gleichgewicht zwischen Flexor- und Extensorlähmung bestand. Es gab einen bestimmten Reflextonus in den Muskeln entsprechend der Reflexaktivität auf spinaler Ebene und selbst der Grad des Sensibilitätsverlusts war klar abgegrenzt.

Während der folgenden Jahre fesselten mich zunehmend die Patienten, die eine Läsion des Gehirns erlitten und ich rang darum, mein Wissen und meine Behandlungsfähigkeiten zu erweitern. Die vergangenen 20 Jahre habe ich mich mit dieser Aufgabe befaßt, habe Patienten mit jeder Art von zentralmotorischen Störungen behandelt, insbesondere solche mit Hirnläsionen, und suchte nach neuen Wegen, die Behandlung zu verbessern. Ich wundere mich jetzt oft, daß ich trotz sorgfältiger Befundaufnahme und Bewegungsanalyse während all der Jahre, die ich mit neurologisch behinderten Patienten arbeitete, so lange brauchte, um zu sehen, daß der Verlust an selektiver Rumpfaktivität ein Schlüsselproblem ist.

Nicht daß ich den Rumpf als solchen außer acht gelassen hätte. Ich studierte 6 Monate propriozeptive neuromuskuläre Fazilitationstechniken (PNF) bei Margaret Knott in Vallejo, Kalifornien. Das beinhaltete viele Stunden praktischer Übung von Bewegungssequenzen zur Kräftigung der Rumpfmuskeln, mit besonderer Betonung des M. quadratus lumborum. Die PNF-Muster jedoch waren jeweils Massenmuster von Rumpfaktivität (Knott und Voss 1960), entweder für die Flexoren oder die Extensoren, sie waren nicht selektiv und in der Regel mit der gleichsinnig ausgerichteten Aktivität in den Beinen, in den Armen oder im Nacken verbunden.

Kurz danach besuchte ich, im Bobath-Zentrum in London, einen Kurs über die Behandlung zerebral gelähmter Kinder, der auf neurophysiologischer Entwicklung basierte, und arbeitete nach diesen 2 Monaten mit Karel und Berta Bobath in ihrem Zentrum. Im Bobath-Konzept gelten der Rumpf und die Rumpfrotation als Schlüssel zur Verminderung des Hypertonus, wobei proximale Bewegung distale Spastizität hemmt.

Später, am King's College Hospital, London, und die nächsten 12 Jahre in der Schweiz, habe ich die Behandlung von Patienten mit Läsionen des ersten motorischen Neurons, besonders von Patienten mit Hemiplegie fortgeführt. Schließlich, etwa vor 5 Jahren, habe ich verstanden, warum die Behandlung bei meinen Patienten nicht zu der gewünschten freien Bewegung führte. Ich habe der selektiven Rumpfaktivität nicht dieselbe sorgfältige Aufmerksamkeit gewidmet, sie nicht so exakt geschult wie die selektive Aktivität der oberen und unteren Gliedmaßen. Das war keine plötzliche Erkenntnis, sondern sie wuchs und reifte in mir an einer Serie von Beobachtungen und durch den Gedankenaustausch mit anderen Therapeutinnen. Ich interessierte mich für Patienten, die das sogenannte Pusher-Syndrom zeigten (Davies 1985) und beobachtete an ihnen den Verlust von Tonus und Aktivität der Bauchmuskeln der betroffenen Seite des Körpers und dessen Auswirkung auf die Bewegung und das Gleichgewicht.

Ich bitte meine Patienten, sich für die Behandlung adäquat zu entkleiden, einen Badeanzug oder eine Turnhose zu tragen; so fiel mir immer öfter und deutlicher die Position des Bauchnabels auf und wie er sich verlagerte, wenn die Patienten sich bewegten. Also begann ich, meinen eigenen Bauchnabel zu beobachten, und sah, daß ich sehr wenig über sein normales Verhalten während der Aktivitäten des täglichen Lebens wußte. Joan Mohr kam aus den Vereinigten Staaten von Amerika und gab in Bad Ragaz Aufbaukurse über die Behandlung erwachsener hemiplegischer Patienten nach dem Bobath-Konzept. Als Assistentin in der Organisation der Kurse konnte ich sie bei der Arbeit mit Patienten beobachten; sie ging verschiedene Wege, um die Rumpfmuskeln zu aktivieren, einschließlich Gleichgewichtsübungen auf dem sich bewegenden Ball. Mein Interesse war zwar geweckt, aber ich war nicht ganz zufrieden, weil da zu wenig selektive Bewegung sowohl des Rumpfs selbst als auch zwischen Rumpf und Gliedmaßen war. Mit ihrer Beschreibung der normalen Entwicklung der Rumpfaktivität bei Säuglingen jedoch trug Joan Mohr wohl am meisten zu meinem Lernprozeß bei: sie zeigte, daß die Extensorkontrolle der Flexorkontrolle vorausgeht und schließlich die Entwicklung der Rotation auf diesen beiden aufbaut (Mohr 1984, 1985, 1987).

Der letzte Durchbruch zum klaren Verständnis des Problems kam dann während der Jahre, in denen ich Frau Dr. med. h. c. Susanne Klein-Vogelbach und ihre Arbeit kennenlernte. Susanne Klein-Vogelbach, eine brillante Physiotherapeutin, hatte schon 1963 in München eine Vorlesung gehalten (die noch im selben Jahr veröffentlicht wurde) über die Stabilisation der Körpermitte und die aktive Widerlagerbildung als Ausgangspunkt einer Bewegungserziehung, unter besonderer Berücksichtigung der Probleme des Hemiplegikers (Klein-Vogelbach 1963). Seit 1977 habe ich ständig von ihr gelernt, in persönlichen Diskussionen, während eines 4wöchigen Kurses, beim Studium ihrer Bücher, in ihren Vorlesungen und, vielleicht am meisten, durch die Beobachtung ihrer Arbeit mit einigen meiner Patienten.

Durch die kontinuierliche Arbeit mit hemiplegischen Patienten wurde mir auch immer deutlicher, daß Verlust selektiver Rumpfaktivität bedeutet, daß die Gliedmaßen nicht unabhängig von gleichsinnigen Rumpfmitbewegungen bewegt werden können und umgekehrt. Der Patient ist beispielsweise nicht in der Lage, die Hüfte zu strecken, wenn die Bewegung gleichzeitig Flexoraktivität im unteren Rumpf erfordert oder den Oberkörper aufzurichten, wenn die Hüften gebeugt sind. Außerdem begann ich zu verstehen, daß die Bauchmuskeln nur dann optimal wirken können, wenn der Thorax adäquat stabilisiert werden kann, und daß die Bauchmuskeln die grundlegende Voraussetzung für fast alle normalen ökonomischen Bewegungen bilden.

Die folgenden Überlegungen könnten erklären, warum in den Behandlungsprogrammen für hemiplegische Patienten die selektiven Rumpfbewegungen nicht genügend Beachtung fanden und warum der Verlust des Tonus und der Aktivität der Bauchmuskeln nicht beobachtet wurde:

1. Die meisten Therapeutinnen achten nicht darauf, ihre Patienten für die Behandlung genügend zu entkleiden und sehen daher weder die fehlende Muskelaktivität noch die daraus resultierenden Ersatzbewegungen, die der Patient kompensierend benutzt. In zahlreichen Hospitälern und Rehabilitationszentren, die ich besucht habe, werden die Patienten normalerweise im Trainingsanzug oder oft in ihrer normalen Kleidung behandelt, vielleicht mit hochgeschlagenem Hosenbein, um das Knie zu entblößen. Oft trägt der Patient ein Hemd oder sogar einen Pullover, so daß die Rumpfmuskulatur, besonders die vordere, überhaupt nicht gesehen werden kann, zumal der Patient normalerweise mit rundem Rücken sitzt oder steht und so die Kleidung lose über Brust und Bauch fällt.

2. Es gibt zahlreiche Möglichkeiten kompensatorischer oder alternativer Bewegungen; einerseits wegen der vielen involvierten Gelenke, andererseits wegen der außerordentlich komplexen Muskulatur im Bereich des Rumpfs. Eine minimale Gewichtsverlagerung, vielleicht weniger als 1 cm, zur Seite, nach vorne oder rückwärts kann das Innervationsmuster von Flexor- zu Extensoraktivität verändern und bis zum Beckengürtel hin wirksam sein.

3. Die Bauchmuskeln wirken vielfältig und zum Teil so unauffällig, daß dies nicht unmittelbar beobachtet werden kann – verglichen zum Beispiel mit der offensichtlichen Aktion und Anspannung der Unterarmbeuger oder der Kniestrecker, wenn diese eine distale Extremitätenbewegung einleiten oder verhindern. Daher verstehen die Physiotherapeutinnen und das gesamte Rehabilitationsteam die subtile Funktion der Bauchmuskeln meist nicht genügend und konzentrieren sich auf die mechanisch einfacher wirkenden Extremitätenmuskeln, die leichter beobachtet werden können.
Im Unterschied zu den meisten anderen Muskeln des Körpers können sich die Baumuskeln abschnittsweise, also nicht nur in der ganzen Länge ihrer Ausdehnung, verkürzen oder entspannen. Als Stabilisatoren verändern sie ständig Länge und Tonus, ein Wechsel, der sich der direkten Beobachtung entzieht.

4. Die Literatur über dieses Thema ist mager und, abgesehen von anatomischen Beschreibungen der verschiedenen Rumpfmuskeln, für die Therapeutin wenig hilfreich. Auch in dem klassischen Lehrbuch Gray's Anatomy ist die Funktion der Bauchmuskeln übermäßig vereinfacht und unspezifisch dargestellt (Williams und Warwick 1980).

5. Mehr als 40 Jahre haben B. und K. Bobath die Hemmung von Spastizität oder Tonussteigerung als Schlüssel zur Wiedererlangung normaler Bewegungsabläufe bei hemiplegischen Patienten gelehrt. Folglich sind viele

Therapeutinnen so konditioniert, daß sie die betroffene Seite aller Hemiplegiker als durch den Zug spastisch tonisierter Muskeln verkürzt betrachten. Dies, obwohl Berta Bobath immer die Notwendigkeit betont, bei jedem Patienten den individuellen Befund aufzunehmen, da der Hypotonus ein zusätzliches Problem darstellen kann. In den meisten Fällen wird die sorgfältige Untersuchung zeigen, daß die betroffene untere Rumpfseite zu lang, d.h. hypoton ist. Die scheinbare Verkürzung des Rumpfs auf der hemiplegischen Seite mag folgendermaßen erklärt werden:

- Die an der Elevation des Schultergürtels beteiligten Muskeln sind inaktiv, vielleicht hypoton, die Schulter hängt.
- Die Depressoren der Scapula können spastisch tonisiert sein und somit den Schultergürtel abwärts ziehen.
- Wenn sich der Patient im Sitzen oder im Stehen bewegt, zieht er die gesunde Schulter kräftig nach oben in dem Bestreben, die aufrechte Position kompensatorisch gegen die Schwerkraft zu halten; entsprechend verkürzt sich die kontralaterale Seite des Rumpfs.
- Der Patient hat Angst oder ist nicht in der Lage, das Gewicht auf das betroffene Bein zu verlagern. Das Gewicht bleibt über der gesunden Seite und, um das Gleichgewicht zu halten, muß sich die andere Rumpfseite entsprechend verkürzen.
- Der Verlust selektiver Extensoraktivität im betroffenen Bein löst bei Gewichtsübernahme Plantarflexion im Fuß aus. Der Plantardruck des Fußes gegen den Fußboden schiebt das Becken auf dieser Seite nach oben.
- Während der Standphase des Gehens vermögen die Hüftabduktoren der betroffenen Seite das Becken nicht zu stabilisieren, dieses weicht zur Seite, die Hüfte wird adduziert und die hemiplegische Seite verkürzt sich reaktiv.
- Wenn der Patient mit dem hemiplegischen Bein einen Schritt nach vorne macht, benutzt er aktive Flexion des ganzen Beins in einer Massensynergie. Das Becken wird, im Rahmen des totalen Flexionsmusters der unteren Extremität, angehoben.

Worin auch immer die Gründe für die bisherige relative Vernachlässigung des Rumpfs zu suchen sind, wichtig ist, daß die selektive Rumpfaktivität ein sehr wesentlicher Teil des Rehabilitationsprogramms für Patienten mit Hemiplegie sein sollte, d.h. Rumpfaktivität unabhängig von Bewegungen der Gliedmaßen wieder zu trainieren und zurückzugewinnen. Seitdem ich die Aktivitäten und die Überlegungen, die in diesem Buch dargestellt werden, in das Behandlungsprogramm meiner Patienten einbezogen habe, beobachte ich überraschende Ergebnisse. Patienten, die jahrelang auf den Stock angewiesen waren, um beim Gehen das Gleichgewicht zu halten, haben nach einer relativ kurzen Zeit intensiver Behandlung freiwillig die Stütze in die Ecke gestellt. Sie haben keine Angst mehr, frei zu gehen, weil sie spüren, daß sie zunehmende Stabilität gewonnen haben. Andere Patienten erlangten ein normaleres Gehtempo, weit schneller als zuvor, zur großen Erleichterung ihrer Angehörigen. Einige Patienten, die nach monate- oder sogar jahrelanger vorangegangener Behandlung ihren Arm lediglich in primitiven Massensynergien bewegen konnten, vermochten ihre Hand wieder gezielt einzusetzen.

*Folgende Überlegungen sind für die Anleitung zur selektiven Rumpfaktivität besonders wichtig:*

*1. Aufmerksamkeit für Details:* Unabdingbar für eine erfolgreiche Behandlung ist die Genauigkeit, mit der die Aktivitäten durchgeführt werden. Wie ich schon dargestellt habe, gibt es viele Möglichkeiten zu alternativen ausweichenden Bewegungen. Es ist Aufgabe der Therapeutin, dem Patienten zu helfen, die jeweilige Bewegung korrekt auszuführen. Je angestrengter der Patient versucht, sich eigenständig zu bewegen, desto mehr wird er gezwungenermaßen kompensatorische Bewegungsmöglichkeiten nutzen. In seinem Eifer, den Anweisungen der Therapeutin zu folgen und Erfolg zu haben, erzwingt er die Bewegung durch Überaktivierung der gesunden Seite oder er setzt die entwicklungsgeschichtlich frühere Extensormuskelaktivität des Rumpfs ein. Das Leitprinzip für die korrekte Ausführung der Aktivitäten lautet, vom Patienten weniger zu fordern und dadurch mehr zu erreichen.

*2. Bewegung ohne Überanstrengung:* „Der Schlüssel zum erfolgreichen Lernen liegt oft darin, inadäquate Ansätze zu verhindern, um die der Aufgabe angemessene Anstrengung zu erfahren, zu erspüren" (Gelb 1987). Das Paradoxon „Gib auf, dich zu sehr zu mühen, aber gib niemals auf", das Gelb als das Herzstück der Alexander-Technik beschreibt, ist eine sehr gute Maxime sowohl für den Patienten als auch für die Therapeutin.

Die Hände der Therapeutin sollten den Patienten so unterstützen, daß er sich ohne Überanstrengung bewegen kann.

*3. Normalisierung des Muskeltonus:* Den Prinzipien des Bobath-Konzepts folgend, muß der Muskeltonus normalisiert werden, bevor eine aktive Bewegung fazilitiert wird. Wenn Hypertonus besteht, hemmt die Therapeutin als erstes die Spastizität, bis sie keinen Widerstand mehr fühlt, wenn sie den Körper des Patienten, oder Teile davon, in der gewünschten Sequenz bewegt. Der Muskeltonus sollte, wenn er zu niedrig ist, vorsichtig erhöht werden, da der Patient sonst Anstrengungen oder kompensatorische Bewegungen aufbietet, um die geforderte Aktivität auszuführen. Er wird, z.B. wenn er vom Sitzen aufsteht, die Schultern hochziehen und den Kopf nach hinten in den Nacken legen, um die ungenügende aktive Extension in den unteren Gliedmaßen zu kompensieren, woraus dann oft distaler Hypertonus resultiert.

*4. Verbale Kommunikation:* Wenn die Therapeutin den Patienten zunächst mit ihren Händen in die Bewegung führt, die sie von ihm möchte, und ihn dann bittet, diese Bewegung mit ihm gemeinsam auszuführen, kann sie lange, verwirrende verbale Instruktionen vermeiden. Ihre verbalen Anweisungen sollten auf ein Minimum reduziert und ihre Stimme so eingesetzt werden, daß sich der Patient ohne Anstrengung in ökonomischer, harmonischer Weise bewegt. Auch mit der Wahl der Worte kann die Therapeutin die Qualität der Bewegung beeinflussen und Überaktivität von ersatzweise eingesetzten Muskeln reduzieren. Durch eine Modifikation ihrer Anweisungen kann sie die Reaktion des Patienten entscheidend beeinflussen. Die Therapeutin möchte z. B., daß der sitzende Patient seinen Arm nach vorne, den Ellbogen gestreckt und seine Hand gegen die ihre hält. Wenn sie das Kommando gibt: „Drücken Sie gegen meine Hand", wird sich der Patient in dem Bemühen, der Aufforderung nachzukommen, von den Hüften an nach vorne lehnen und die Rücken- und Halsextensoren anspannen. Bringt sie jedoch den Arm des Patienten in die gewünschte Position, legt seine Hand gegen ihre und sagt lediglich ruhig: „Bleiben Sie hier, Schulter vorwärts", dann wird die Qualität der Stabilisierung des Rumpfs durch die Bauchmuskeln und die Aktivität in den Extensoren des Ellbogens sofort verbessert.

*5. Gewichtskontrolle:* Es ist außerordentlich wichtig, daß der Patient nicht übermäßig an Gewicht zunimmt und daß, wenn Übergewicht schon ein Problem darstellt, ihm geholfen und er ermutigt wird, dies zu reduzieren. Caix et al. (1984) fanden eine eindeutige Korrelation zwischen Adipositas und Bauchmuskelaktivität bei gesunden Personen. „Es hat sich gezeigt, daß bei fettleibigen Menschen die Einwirkungsmöglichkeit der Bauchwand auf Tonus und Haltung erheblich reduziert und in bezug auf Bewegung praktisch Null war." Adipositas kann auch zu erhöhten Blutdruckwerten führen und das Reinfarktrisiko erhöhen (Truswell 1986). Auch aus ästhetischen Gründen wird der Patient es genießen, gut auszusehen und wieder modische Kleidung tragen zu können, wenn er an Gewicht abgenommen hat oder sein Normalgewicht hält.

Eine verbesserte Funktionsfähigkeit der oberen Extremitäten, eine bessere Qualität des Gehens und eine zuverlässige Balance bei allen Aktivitäten und in allen Situationen kann nur durch die Verbesserung selektiver Rumpfaktivität, insbesondere der Bauchmuskulatur erreicht werden. Ich bin davon überzeugt, daß der Schlüssel zur erfolgreichen Behandlung darin liegt, die adaptative Stabilisierung des Rumpfs sowie die Fähigkeit, einzelne Abschnitte isoliert zu bewegen, wiederzugewinnen.

7

# Teil I
# Theoretische Aspekte

# 1 Der Rumpf – entwicklungsgeschichtliche und anatomische Überlegungen

Als die Menschen die aufrechte Haltung annahmen und anfingen, auf zwei anstatt auf vier Beinen zu gehen, entwickelten sie ein ausgefeiltes Extensorensystem, um den Körper entgegen der Schwerkraft aufgerichtet zu halten. Die Wirbelsäule war – durch die veränderte Gewichtsverteilung und dadurch veränderte Muskelbeanspruchung – entsprechend veränderten Kräften ausgesetzt. Da die Basis, nur noch von zwei Beinen gebildet, jetzt viel kleiner war, wurde ein kompliziertes System von Gleichgewichtsreaktionen notwendig, wofür sich der Rumpf natürlicherweise als Angelpunkt anbot.

Die Hände erlangten, befreit von ihren gewichttragenden und balancehaltenden Aufgaben, immer mehr und immer feiner ausgebildete Fähigkeiten. Der Rumpf mußte mobil und dennoch stabil sein, um sie für ihre vielfältigen Tätigkeiten in alle erdenklichen Ausgangspositionen zu bringen und dort zu halten.

Die Beanspruchung des Rumpfs beim Gehen und Stehen auf zwei Beinen wurde dadurch vermindert, daß sich die unteren Wirbel zur Säule des Kreuzbeins verbanden, das sich wie ein Keil zwischen die beiden Beckenschaufeln einfügte, mit einem daran anschließenden kleinen dreieckigen Knochen, der aus den vier rudimentären letzten Wirbeln zusammengeschmolzen ist.

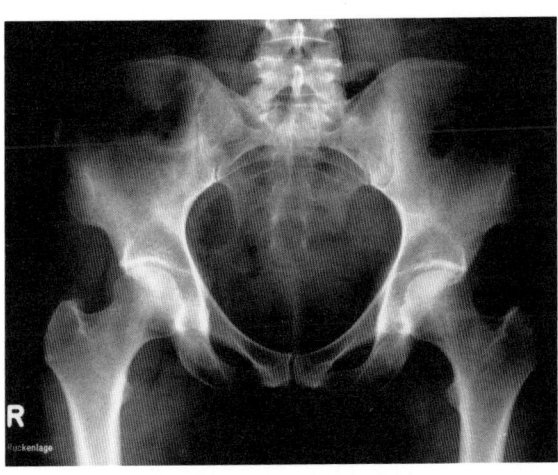

**Abb.1.1.** Röntgenaufnahme eines normalen Beckens. Die kompakte Konstruktion des Beckens hält Kompressionskräften stand und dient kräftigen Muskeln als stabiler Ursprung

11

Das Kreuzbein ist mit dem Becken zu einem massiv gebauten Knochengürtel verbunden, der Kompressionskräften und den Einwirkungen der Dynamik des Körpergewichts und mächtiger Muskulatur standhalten muß (Abb. 1.1). Das Iliosakralgelenk ist mit seiner äußerst eingeschränkten Beweglichkeit in sich fest, darüber hinaus noch durch starke Bänder stabilisiert. Diese vorwiegend stabilen Strukturen haben die gemeinsame Aufgabe, das Gewicht des Kopfs, des Rumpfs und der Arme auf die Beine zu übertragen. Das Becken bietet außerdem Ansatzflächen für die kräftigen Muskeln des Rumpfs und der unteren Extremitäten.

Der Beckengürtel als Ganzes bildet eine stabile Basis für den langen beweglichen Hebel des Rumpfs in aufrechter Haltung. Die Verbindung zwischen Rumpf und oberen Extremitäten dagegen ist ganz anderer Art. Das Schulterblatt gleitet in einer Muskelmanschette (Williams und Warwick 1980; Abb. 1.2) und gibt so der greifenden Hand eine große Bewegungsfreiheit.

Die Schulterblätter sind mit der Funktion der Hände eng verbunden; sie ermöglichen ihnen von früher Kindheit an, die Umwelt zu erforschen und zu begreifen. Unsere Schulterblätter „sind sozusagen unsere inneren Hände, den äußeren auch anatomisch ähnlich in Form und Größe" schreibt Middendorf (1987) (Abb. 1.3). Um im Bereich der Schultern noch mehr Bewegungsfreiraum zu gewinnen, veränderte sich die Ausrichtung der Scapulae, so daß die Fossae glenoidales nun weiter nach lateral gerichtet sind. Mit dieser Umorganisation der Schulter veränderte sich auch die Gestalt des Thorax, dessen maximaler Durchmesser jetzt transversal und nicht mehr dorsoventral liegt wie bei den Vierfüßlern. Der Schultergürtel hat im Gegensatz zum Beckengürtel keine direkte gelenkige Verbindung mit der Wirbelsäule und ist folglich auf ein komplexes Muskelsystem angewiesen, das den Bewegungen der Arme die notwendige Unterstützung gewährt (Abb. 1.4).

Gray's Anatomy stellt einen guten Vergleich zwischen den beiden knöchernen Gürteln auf:

| *Schultergürtel* | *Beckengürtel* |
|---|---|
| 1. Weichteile und endochondrale Anteile | 1. Durchweg endochondrale Anteile |
| 2. Zwei Komponenten: Clavicula und Scapula, die voneinander getrennt bleiben | 2. Drei Komponenten: Os pubis, Os ischiadicum und Os ilium, die zu einem einzigen Knochen, dem Os coxae, zusammenwachsen |
| 3. Keine gelenkige Verbindung mit der Wirbelsäule | 3. Artikuliert mit dem Os sacrum |
| 4. Keine unmittelbare ventrale Artikulation (die Claviculae sind nur durch das Lig. interclaviculare verbunden) | 4. Direkte ventrale Artikulation an der Symphyse |

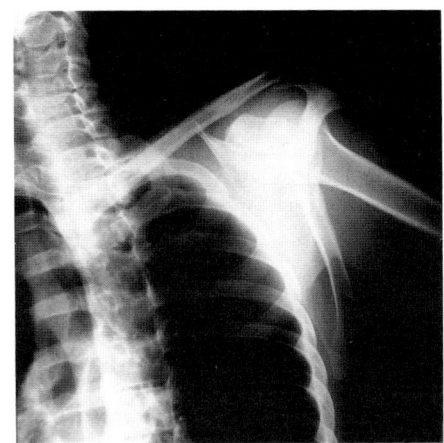

**Abb.1.2.** Röntgenaufnahme eines normalen Schultergürtels. Die frei bewegliche Scapula ist Voraussetzung dafür, daß die Hand in zahllosen Stellungen Aufgaben präzise ausführen kann

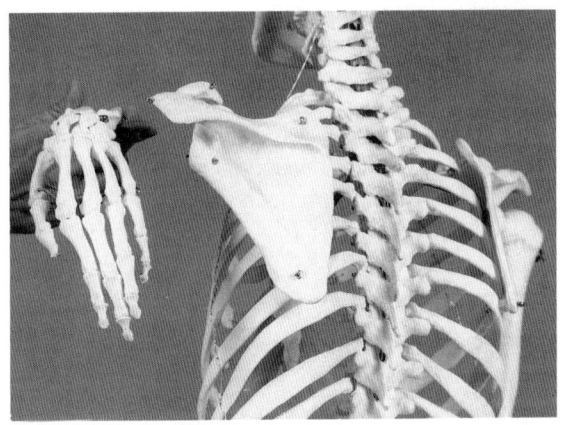

**Abb.1.3.** Hand und Scapula sind anatomisch in Gestalt und Größe ähnlich

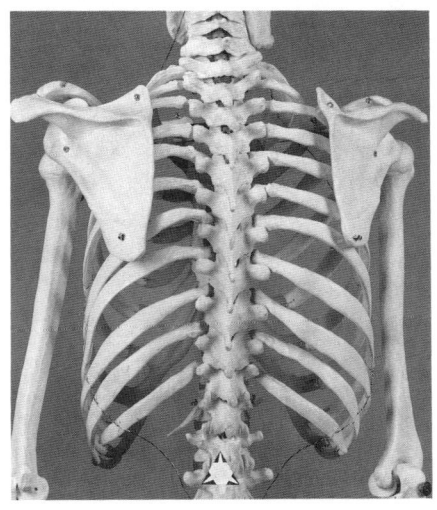

**Abb.1.4.** Der Schultergürtel ist mit der Wirbelsäule nicht direkt verbunden. Komplexe Muskelaktivität führt den Arm in der Bewegung

| 5. Die Artikulation mit dem Achsenskelett (Sternum) ist relativ kleinflächig, mobil und ventral gelegen | 5. Die Artikulationen der Ossa coxae mit dem Achsenskelett (Os sacrum) sind relativ großflächig, haben wenig Bewegungsspielraum und liegen dorsal |
|---|---|
| 6. Vergleichsweise leichte Bauweise im Sinne der Mobilität | 6. Massive Bauweise, weit mehr im Sinne des Widerhalts gegen Krafteinwirkungen als der Mobilität |
| 7. Federt Stoßkräfte ab | 7. Überträgt Stoßkräfte von der Wirbelsäule auf die Beine |
| 8. Flache Gelenkpfanne für die obere Extremität, somit große Bewegungsfreiheit | 8. Tiefe Gelenkpfanne für die untere Extremität, entsprechend eingeschränkte Bewegungsfreiheit |

Zwischen dem Schultergürtel und dem Beckengürtel ist der lange bewegliche Rumpf als Hebelarm. Ohne diese Mitte, die Halt gewährt, fänden die Muskeln der oberen Extremitäten keine Verankerung. Dasselbe gilt für die unteren Extremitäten, sobald ein Fuß vom Boden abgehoben wird; dann nämlich ist das Becken auf eine Stabilisation von kranial angewiesen. Gleichermaßen könnte das Gewicht des Kopfs bei Bewegungen nicht gegen die Schwerkraft gehalten werden, denn auch die Nackenmuskulatur setzt am oberen Rumpf an.

## 1.1 Die Wirbelsäule

Die Konstruktion der Wirbelsäule, welche aus einer Serie kurzer Hebel, die miteinander verbunden sind, besteht, ermöglicht die enorme Vielfalt der Bewegungen des Rumpfs. Die beweglichen Wirbelkörper sind durch die faserknorpeligen Bandscheiben jeweils fest miteinander verbunden und bilden zusammen eine durchgehend flexible Säule, die das Gewicht des Kopfs, der Arme und des Rumpfs hält. Die rein mechanische Konstruktion ist instabil und erst das komplizierte Muskelsystem ermöglicht die Kontrolle über die komplexen Bewegungen in den Gelenkserien der Zwischenwirbelgelenke.

### 1.1.1 Bewegungen der Wirbelsäule

Der Bewegungsspielraum zwischen zwei benachbarten Wirbeln ist relativ klein; er wird bestimmt durch die begrenzte Verformbarkeit der Bandscheibe und durch die Gestalt der Zwischenwirbelgelenkflächen. Die Wirbelsäule, als Ganzes betrachtet, verfügt jedoch über ein bemerkenswertes Bewegungsausmaß, das auf der Summierung dieser kleinen Bewegungen beruht. Die Wirbelsäule kann nach vorne, nach hinten, zur Seite gebogen oder gedreht wer-

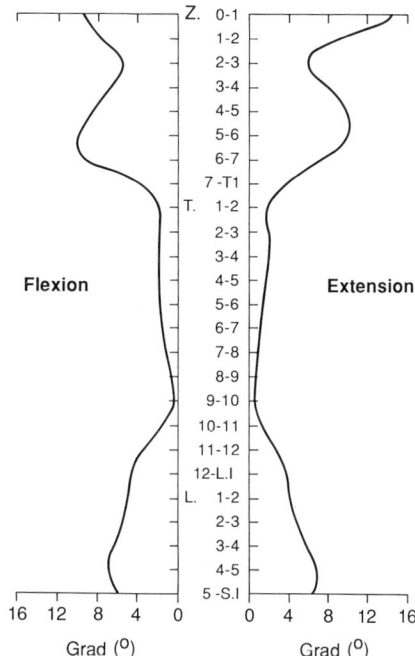

**Abb. 1.5.** Durchschnittliche segmentale Bewegungsfreiheit entlang der Wirbelsäule: Flexion und Extension. (Aus Grieve 1981)

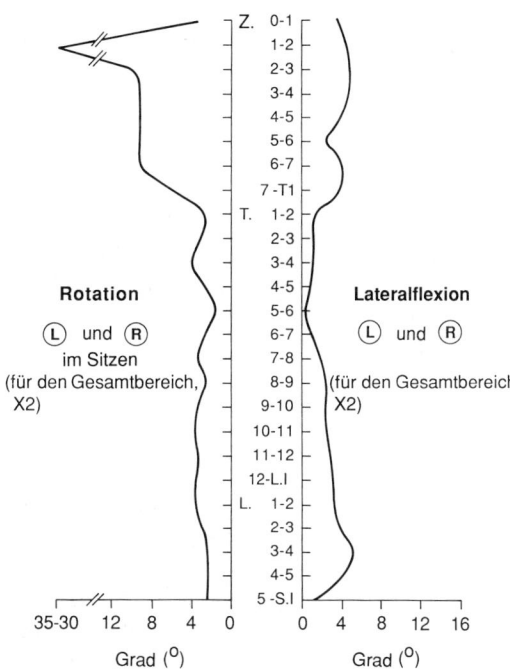

**Abb. 1.6.** Durchschnittliche segmentale Bewegungsfreiheit entlang der Wirbelsäule: Rotation und Lateralflexion (aus Grieve 1981). Die Rotationsfreiheit innerhalb der Brustwirbelsäule ermöglicht es, daß beide Hände zu jeder Seite in funktionelle Stellungen gebracht werden können

15

den, jedoch stellt Grieve (1981) fest: „Eine reine Bewegung in nur einer Ebene gibt es wahrscheinlich nicht." Bei erheblichen individuellen Unterschieden segmentaler Beweglichkeit stellt er Durchschnittswerte auf, die aus verschiedenen Quellen gewonnen sind (Abb. 1.5, 1.6). Die Bewegungsmöglichkeiten der thorakalen Wirbelsäule sind augenscheinlich begrenzter als die anderer Abschnitte, so daß die Atmung nur minimal behindert wird. Diese Beschränkung beruht nicht nur auf der Gestalt der Gelenke zwischen den Wirbeln selbst, sondern auch auf dem limitierenden Einfluß des Brustkorbs.

Die axiale Rotation ist jedoch trotz der Verbindungen mit den Rippen erstaunlich frei und erreicht normalerweise 60°–80° nach jeder Seite (Dvorak und Dvorak 1983), was die im lumbalen Wirbelsäulenabschnitt mögliche Rotation weit übertrifft. Diese Rotationsfreiheit im Berich der thorakalen Wirbelsäule ist notwendig, wenn die Hände in eine angemessene Ausgangsposition für funktionelle Aufgaben gebracht werden sollen.

Wenn die Wirbelsäule voll extendiert ist, können wir spüren, daß die Rotation sowohl in den oberen als auch unteren Anteilen der Brustwirbelsäule blockiert ist. Die klinische Erfahrung, daß Rotation durch Extension entscheidend limitiert wird, wird von Grieve (1986) bestätigt. Er schreibt über die kombinierte Bewegung Extension mit Lateralflexion nach rechts und Rotation nach rechts: „Diese Kombination bewirkt einen vollständigen blockierenden Schluß der Facettengelenke, verbunden mit einer Einengung der Foramina intervertebralia." Und weiter: „Als Begleiteffekt der Rotation neigt sich der jeweils obere Wirbel eines Bewegungssegments etwas nach vorne (Flexion)."

Ganz sicher verhindert Extension auf Höhe des thorakolumbalen Übergangs die Rotation gänzlich. „Der Übergang von den thorakalen zu den lumbalen Charakteristika kann in Höhe der Segmente Th 10/Th 11 oder Th 11/Th 12 oder Th 12/L1 liegen. Der Übergang ist ganz deutlich markiert durch die nur hier zu findende, einzigartige Konfiguration der Gelenkfortsätze eines bestimmten Wirbels. Dessen anatomische Besonderheit bewirkt bei Kompression oder Extension mit dem folgenden Wirbel einen Steckschloßeffekt; dies ist eines der ganz wenigen Beispiele eines kompletten „Knochenschlusses" unseres Körpers. In Extension verschließen sich die unteren Zwischenwirbelgelenksflächen des Übergangswirbels mit den oberen Zwischenwirbelgelenksflächen des ersten Wirbels vom lumbalen Typ; es ist dann außer Flexion keine andere Bewegung möglich" (Grieve 1981, S. 14).

Auch im Bereich der lumbalen Wirbelsäule ist die Rotation in Extension durch den Kontakt der Gelenkflächen miteinander limitiert, den Grieve mit „dem Spurkranz von Eisenbahnrädern" vergleicht.


### 1.1.2 Bewegungen des Brustkorbs

Die einzelnen Rippen haben ihren eigenen Bewegungsspielraum und ihre eigene Bewegungsrichtung. Zusammen ermöglichen sie die charakteristischen Atemexkursionen des Thorax. Jede Rippe kann einzeln als ein Hebel betrachtet werden mit dem Drehpunkt am jeweiligen kostotransversalen Gelenk. Wenn sich der Schaft der Rippe hebt, senkt sich der Hals und umgekehrt. Da die beiden Hebelarme sehr unterschiedlich lang sind, bewirkt eine kleine Auslenkung am vertebralen Ende eine größere Bewegung am ventralen Ende der Rippe. Die Rippenköpfchen artikulieren mit den Wirbelkörpern. Zwischen den Gelenkflächen ist durch die Bandführung nur eine kleine gleitende Bewegung möglich. In gleicher Weise verbinden kräftige Bänder Rippenhals und Tuberkel der Rippe mit dem Querfortsatz des Wirbels und erlauben so auch an den kostotransversalen Gelenken nur eine kleine gleitende Bewegung. Die Bewegung der Rippenköpfchen und der Tuberkel der Rippen erfolgen gleichzeitig und gleichsinnig, so daß der Rippenhals sich wie in einem einzigen Gelenk dreht. Wenn die Brustwirbelsäule gestreckt wird, richten sich die Rippenhälse nach unten und der vordere Brustkorb hebt sich entsprechend dem Effekt des langen Hebelarms ausladend. Bei normaler Inspiration jedoch wirkt der Extension der Brustwirbelsäule automatisch eine ventrale kompensatorische Muskelanspannung entgegen. Umgekehrt verhindern die Extensoren der Wirbelsäule während der Expiration deren Flexionsbewegung.

Wenn sich die dritten bis sechsten Rippen heben, tragen sie an ihrem ventralen Ende das Brustbein nach vorne und oben. Die Rippenknorpel der oberen drei Costae spuriae (Rippen 8–12) einschließlich der siebten Rippe sind knorpelig miteinander verbunden und schieben gemeinsam das untere Ende des Corpus sterni nach vorne und oben.

## 1.2 Schlußfolgerung

Obwohl der Rumpf notwendigerweise aufrecht und stabil gegen die Schwerkraft gehalten werden muß, soll er auch frei beweglich sein, so daß er in zahllose Positionen für ebenso zahllose Aktivitäten gebracht werden kann, die jedermann zur Erfüllung seiner Bedürfnisse und Wünsche im täglichen Leben für so selbstverständlich hält (Abb. 1.7 a, b). Haltung wurde treffend als „angehaltene Bewegung" in jedem Augenblick eines Bewegungsablaufs beschrieben (K. Bobath 1980), was vielleicht am ehesten einen Eindruck von der enormen Vielfalt der möglichen Stellungen von Rumpf und Extremitäten vermittelt.

„Es muß betont werden, daß die Haltung die Basis jeder Bewegung ist und daß alle Bewegung aus der Haltung ihren Anfang nimmt und in ihr endet" schreibt Samson Wright (1954). Jede Bewegung, die wir ausführen, und jede Stellung, die wir halten, erfordert, daß Muskelkraft der Schwerkraft kontrolliert entgegenwirkt – entweder, um die Bewegung gegen die Schwerkraft zu ermöglichen oder das Bewegungstempo in Richtung Schwerkraft zu steuern oder jegliche Bewegung trotz der Schwerkraft zu verhindern.

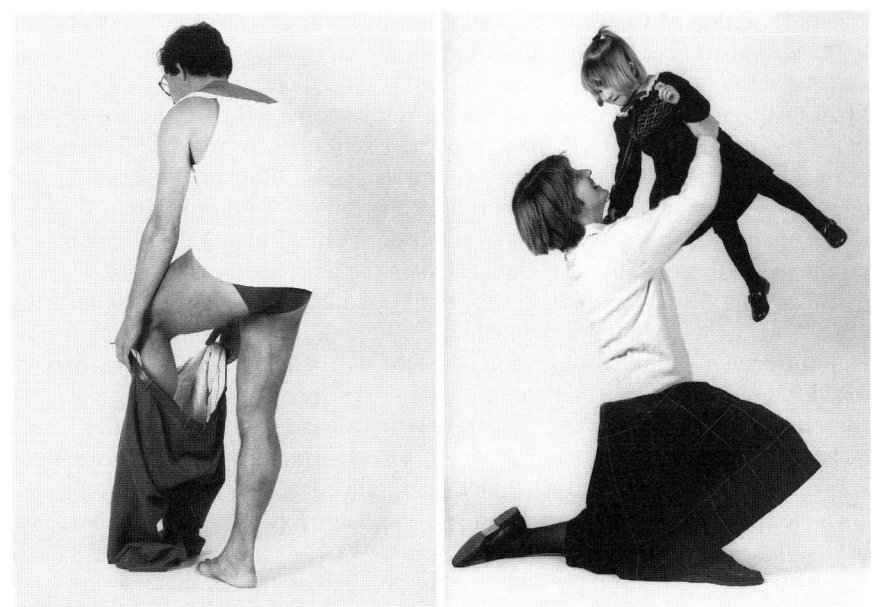

a                                                                                                          b

**Abb. 1.7a,b.** Der Rumpf ist die stabile und gleichzeitig dynamische Mitte für alle Bewegungen; **a** für die selbstverständliche Unabhängigkeit im Alltag, **b** für die Erfüllung persönlicher Wünsche

# 2 Aspekte der Rumpfkontrolle

Wird die Wirbelsäule als eine Aneinanderreihung kleiner Hebelarme betrachtet, in der sich jeder Wirbel in Beziehung zu dem nächstangrenzenden bewegt, wird es einsichtig, daß eine sehr fein koordinierte Muskelaktivität zur Bewegung oder Stabilisation der Wirbelsäule notwendig ist. Werden die Wirbelkörper mit Spielbauklötzchen verglichen, zeigt sich, daß es möglich ist, die Bausteine in perfekter Balance aufeinanderzusetzen. Die kleinste Bewegung eines Klötzchens oder der Auflage, auf der das unterste steht, würde jedoch den ganzen Turm zu Fall bringen.

Beim Menschen kann die absolute Balance nie vollständig, sondern nur nahezu erreicht werden – und auch nur vorübergehend und für kurze Augenblicke. Stendler (1955) zeigte, daß ein vollkommenes passives Gleichgewicht nicht möglich ist, weil die Schwerpunkte der einzelnen Glieder der Wirbelsäule und die Bewegungsschwerpunkte der einzelnen Gelenke nicht genau mit der allgemeinen Schwerkraftlinie übereinstimmen. Ein Patient mit einer kompletten Querschnittslähmung unterhalb C4 oder C5 kann im Sitzen passiv so sorgfältig ausbalanciert werden, daß die Therapeutin ihre Hände wegnehmen kann und er dennoch aufrecht und im Gleichgewicht bleibt. Ändert der Patient jedoch nur die Kopfstellung oder hebt einen Arm nach vorne, dann wird auch er umfallen, da die gelähmten Muskeln nicht für die notwendigen Anpassungsreaktionen sorgen. Auch wir können beim entspannten Stehen oder Sitzen eine Position finden, in der unsere Muskelaktivität auf ein Minimum reduziert ist. Die Gestalt der Wirbelkörper und der unterstützende Bandapparat vermindern dann die sonst notwendige stabilisierende Kontrolle durch die Muskeln. In dem Moment jedoch, in dem der Schwerpunkt des Körpers verlagert wird, bedarf es der Muskelaktivität, um ihn wieder in die ursprüngliche Position zurückzubringen oder in der neuen Position zu halten. Murray et al. (1975) konnten zeigen, daß innerhalb eines relativ großen Umkreises Gewicht verlagert und von normalen Individuen gehalten werden kann.

Bei allen Bewegungen der Wirbelsäule ist Muskelaktivität gegen die Schwerkraft notwendig. Sobald der Körper hinter oder vor die Linie der Schwerkraft oder nach seitwärts von ihr bewegt wird, müssen Muskeln aktiv werden. Welche Muskeln eingesetzt werden müssen, um das Fallen oder die Falltendenz in eine bestimmte Richtung zu verhindern, wird oft nicht richtig beurteilt. Es ist jedoch sehr wichtig, daß die Therapeutin den Mechanismus exakt versteht, denn sie sollte die Aktivitäten so wählen, daß, indem sie den

19

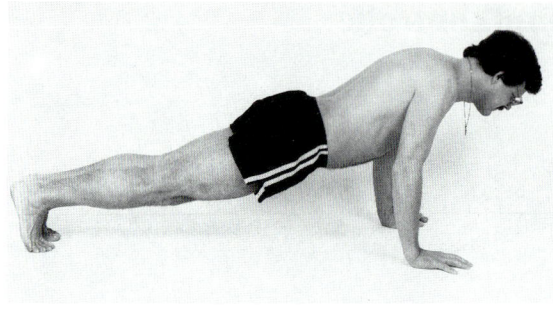

**Abb. 2.1.** Liegestütz. Der Brückenbogen wird von den Muskeln an seiner Unterseite gehalten (gesunder Proband)

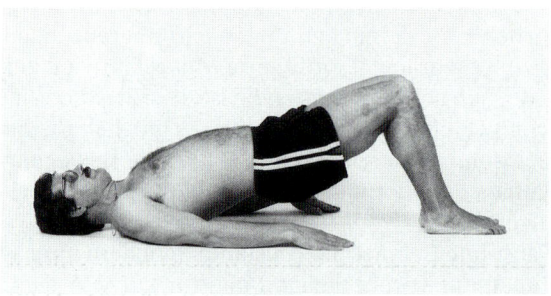

**Abb. 2.2.** „Bridging". Die Rücken- und Hüftextensoren halten den Brückenbogen (gesunder Proband)

Patienten gegen die Schwerkraft bewegt, bestimmte Rumpfmuskeln selektiv aktiviert werden. Die von Klein-Vogelbach (1990) benutzten Bilder einer „Brücke" und eines „Tentakels" helfen bei der Analyse des Muskelzusammenspiels.

## 2.1 Die Brücke

Eine „Brücke" wird gebildet, wenn zwei oder mehr Teile des Körpers Bodenkontakt haben und den zwischen ihnen gelegenen Teil des Körpers von der Basis weghalten. Der Bogen einer solchen Brücke wird durch Muskelanspannung an dessen Unterseite gehalten.

*Beispiel 1.* Beim Liegestütz bilden die Arme und Beine die Säulen der Brücke, der Rumpf und das Becken den Brückenbogen (Abb. 2.1). Die Muskeln, die den Bogen spannen, sind die an dessen Unterseite gelegenen, in diesem Fall die Bauchmuskeln und Hüftflexoren, während die unteren Rückenextensoren entspannt bleiben (Pauly und Steele 1966).

*Beispiel 2.* Wenn eine Person auf dem Rücken liegt, Hüften und Knie gebeugt, dann das Gesäß von der Unterlage abhebt („Brückemachen"), halten die Rücken- und Hüftextensoren den Brückenbogen (Abb. 2.2).

20

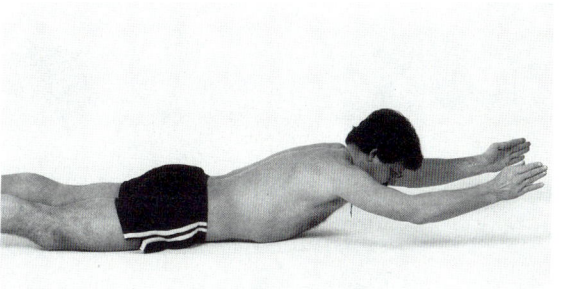

**Abb. 2.3.** In Bauchlage Kopf und Arme vom Boden abheben. Das „Tentakel" wird von den Muskeln an dessen Oberseite gehalten (gesunder Proband)

## 2.2 Das Tentakel

Ein „Tentakel" ist ein Teil des Körpers, der mit freiem distalem Ende, d. h. ohne Abstützung, gegen die Schwerkraft bewegt wird. Sobald dieser Teil nicht absolut vertikal gehalten wird, werden die Muskelgruppen an der Oberseite des „Tentakels" (in bezug auf die Schwerkraft) angespannt, sie wirken also der Schwerkraft entgegen.

*Beispiel 1.* In Bauchlage werden Kopf, Schultern und Arme von der Unterlage angehoben. Es sind die Rücken- und Nackenextensoren, die das „Tentakel" halten (Abb. 2.3).

*Beispiel 2.* Im Sitzen wird der Rumpf nach hinten verlagert, die Füße auf dem Boden. Hier bilden Rumpf und Kopf das „Tentakel", das von den Muskeln an dessen Oberseite gehalten wird, nämlich von den vorderen Halsmuskeln, den Bauchmuskeln und den Hüftflexoren (Abb. 2.4 a, b). Umgekehrt treten in dem Moment, in dem der Rumpf nach vorne gebeugt wird, die Extensoren des Nackens und des Rückens in Aktion (Abb. 2.4 c). Entsprechendes gilt im Stehen: wenn der Körper nach rückwärts oder vorwärts verlagert wird, werden die Muskeln an der jeweiligen Oberseite beider Beine und des Rumpfs, also entgegen der Richtung der Schwerkraft, aktiviert. Brooks (1986) registrierte beim Experiment auf der kippbaren Plattform beim Schaukeln nach vorwärts Muskelaktivität in der paravertebralen Muskulatur, den ischiokruralen Muskeln und im M. gastrocnemius und beim Schwanken nach hinten in den Bauchmuskeln, im M. rectus femoris, in den Mm. vastus medialis und lateralis und im M. tibialis anterior. In diesem Beispiel bildet die ganze Länge des Körpers das Tentakel.

## 2.3 Das Brückententakel

Bei bestimmten Bewegungsabläufen sind Brücke und Tentakel miteinander kombiniert, dementsprechend ändert sich das Aktivitätsmuster. In diesem Fall treten auch die Muskeln an der Oberseite der Brücke in Aktion, um das

21

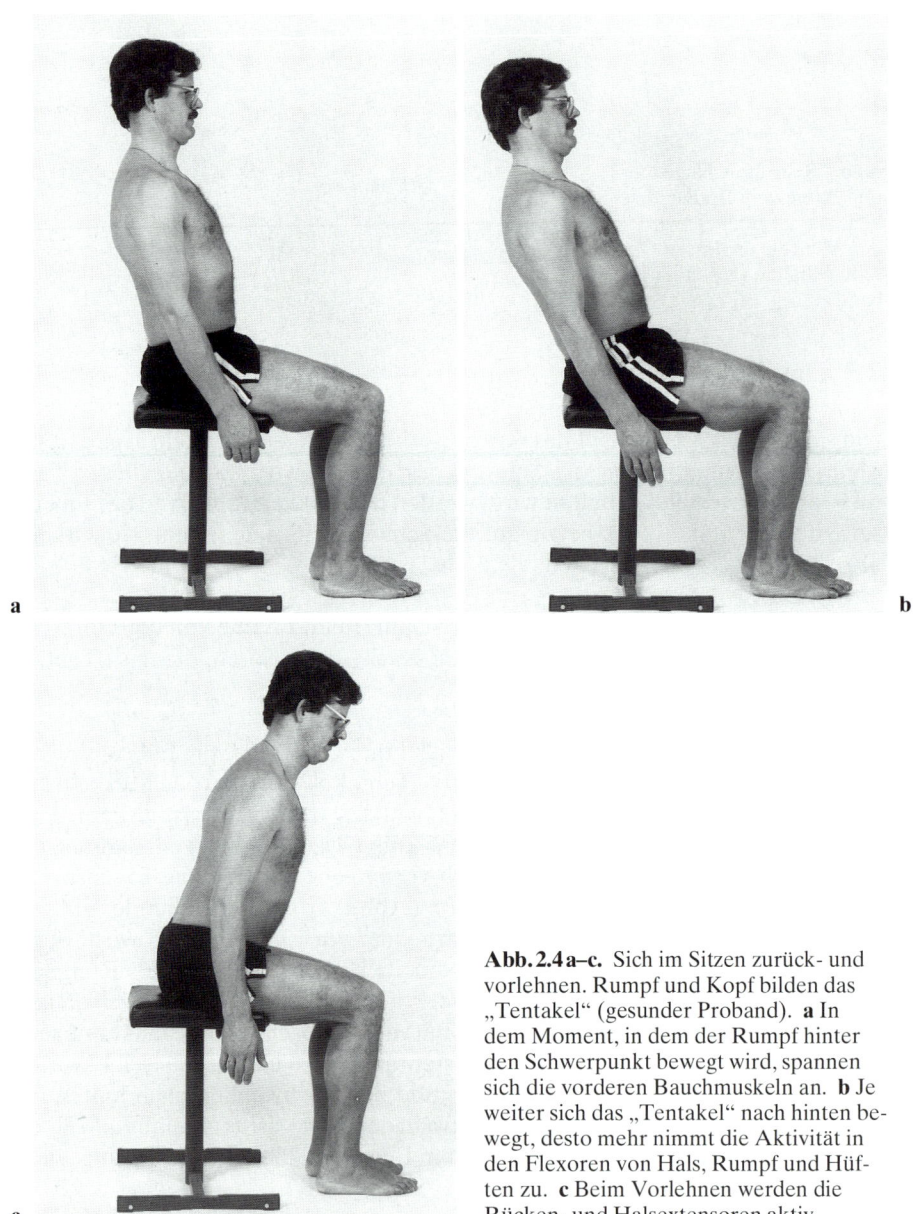

a

b

c

**Abb. 2.4 a–c.** Sich im Sitzen zurück- und vorlehnen. Rumpf und Kopf bilden das „Tentakel" (gesunder Proband). **a** In dem Moment, in dem der Rumpf hinter den Schwerpunkt bewegt wird, spannen sich die vorderen Bauchmuskeln an. **b** Je weiter sich das „Tentakel" nach hinten bewegt, desto mehr nimmt die Aktivität in den Flexoren von Hals, Rumpf und Hüften zu. **c** Beim Vorlehnen werden die Rücken- und Halsextensoren aktiv

von ihm entspringende Tentakel zu verankern. Beim „Brückemachen" z. B. wird das Gesäß von der Unterlage abgehoben; der Brückenbogen wird von den Muskelzügen an seiner Unterseite gespannt. Wird nun ein Fuß hoch genommen, verwandelt sich das ganze Bein in ein Tentakel an der Brücke, das von den Muskeln an der Oberseite des Bogens, in diesem Fall von den schrä-

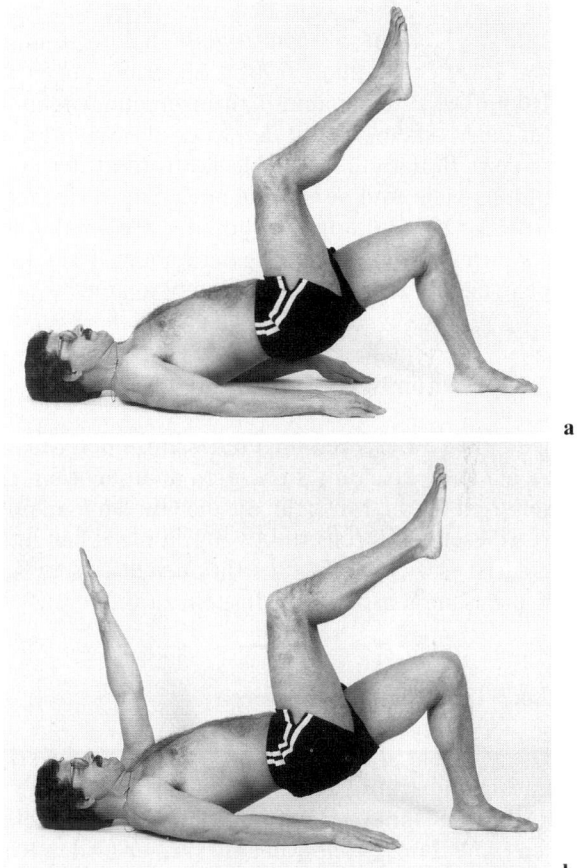

**Abb. 2.5 a, b.** „Bridging" mit einem Bein in der Luft (normaler Proband). **a** Die Muskeln auf der Oberseite der Brücke spannen sich an, um das „Brückententakel" zu halten. **b** Wird auch der Arm angehoben, nimmt die Bauchmuskelaktivität zu

gen Bauchmuskeln (Abb. 2.5 a), gehalten wird. Hebt der Patient zusätzlich einen Arm, so wird der Aktivierungsimpuls noch gesteigert (Abb. 2.5 b).

## 2.4 Die Muskulatur des Rumpfs

Der Rumpf kann flektiert, extendiert, lateralflektiert und rotiert werden; zwei oder mehrere dieser Richtungen können in der Bewegung oder Haltung kombiniert sein. Auch hierfür treffen die Prinzipien der „Brücke" und des „Tentakels" zu.

Zwei Muskelgruppen sind hauptsätzlich für die Bewegung oder Kontrolle des Rumpfs verantwortlich: die Rückenextensoren und die Muskeln, die die Bauchwand bilden. Die Bauchmuskeln haben auf Grund ihrer anatomischen Anordnung und möglicherweise ihrer multiplen segmentalen Innervation eine besondere Fähigkeit: sie können sich, anders als die meisten anderen Muskeln des Körpers, abschnittsweise und nicht nur als Ganzes anspannen (Platzer 1984; Spaltenholz 1901). So ermöglichen sie die enorme Vielfalt der Rumpfbewegungen und -haltungen und sorgen für eine stabile Verankerung für die Muskeln, die auf den Kopf, die Schultern und die Hüften einwirken.

Wie Bobath (1971) erklärt, erfordert der normale Haltungsreflexmechanismus viele und verschiedene Grade reziproker Innervation. „Dies ist sowohl für die Haltungsfunktion der proximalen Körperabschnitte notwendig, als auch für die Regulierung der reibungslosen Interaktion zwischen den Muskeln, die die distalen Abschnitte bewegen."

### 2.4.1 Anatomische Betrachtungen

Detaillierte Beschreibungen der einzelnen Muskeln des Rumpfs sind in den vielen zur Verfügung stehenden anatomischen Lehrbüchern zu finden. Dasselbe gilt für die Muskeln, die die Gliedmaßen mit dem Rumpf verbinden und von diesem für ihren effektiven Einsatz abhängig sind. Für die Therapeutin jedoch ist es wichtig, die Illustrationen in diesem Kapitel in bezug auf das jeweilige Zusammenspiel der Muskeln zu studieren.

### 2.4.2 Die Rückenextensoren

Die Muskeln, die den Rumpf gegen die Schwerkraft extendieren, sind großflächig und kräftig, entsprechend ihrer Aufgabe, das Gewicht des Kopfs und die langen Hebel der Arme während ihrer zweckgerichteten Aktivität zu halten (Abb. 2.6 a). Viele von ihnen setzen an den Rippen an. So bewirken sie fast alle direkt oder indirekt über die Extension der Wirbelsäule eine Senkung der Rippenhälse posterior, entsprechend ein Anheben der Rippenschäfte anterior (Abb. 2.6 b, c). Eine kleine senkende Bewegung am vertebralen Ende der Rippen bewirkt eine ausladende Hebung des Brustkorbs aufgrund der großen Differenz der Hebelarme einer jeden Rippe. Umgekehrt wird die Wirbelsäule tendenziell extendiert, wenn bei der Einatmung die Rippen anterior steigen. Jedoch wirkt sowohl der Ausdehnung des Brustkorbs bei Extension der Wirbelsäule als auch der Extension der thorakalen Wirbelsäule als Folge der Rippenhebung die korrigierende, adaptive Anspannung der Bauchmuskeln entgegen.

### 2.4.3 Die Muskulatur des Schultergürtels

Da der Schultergürtel nicht direkt mit der Wirbelsäule artikuliert, ist er auf ein komplexes Zusammenwirken von Muskeln angewiesen, um eine gleichzeitig stabile und doch voll dynamische Verankerung für die Bewegung der Arme zu gewährleisten. „Der M. serratus anterior, der zusammen mit dem

M. pectoralis minor das Schulterblatt nach vorne zieht, ist der Hauptmuskel für alle nach etwas greifenden, etwas reichenden, schiebenden und stoßenden Bewegungen" (Gray 1980). Auch ist er sowohl an der Auf- als auch Abwärtsdrehung der Skapula wesentlich beteiligt.

Beide Muskeln, der M. serratus anterior und der M. pectoralis minor, setzen am Brustkorb an. Ihre Effizienz hängt von der Stabilisierung des Thorax ab (Abb. 2.7 a, b), da sonst die Kontraktion dieser beiden Muskeln die Rippen heben würde anstatt das Schulterblatt zu fixieren oder zu bewegen. Auch der breite M. pectoralis major, der an so vielen Bewegungen des handelnden Arms beteiligt ist, entspringt nicht nur von den vorderen Aspekten der Clavicula und des Sternums, sondern auch von den Knorpelanteilen nahezu aller oberen Rippen (Costae verae) und von der Aponeurosis des M. obliquus abdominis externus (Abb. 2.8). Der M. pectoralis würde unweigerlich den Brustkorb heben, wenn dieser nicht von kaudal fixiert würde.

Um die Effizienz dieser Muskeln zu garantieren, müssen jene der Bauchwand so viel Spannung aufbieten, daß sie die Rippen unten halten. Die geniale Anordnung der schrägen Bauchmuskeln, insbesondere des M. externus obliquus, der mit dem M. serratus anterior verzahnt ist, ermöglicht eine solche optimale gegenläufige Fixierung der Rippen, zu der auch der M. rectus abdominis beiträgt (Abb. 2.9). Ohne dieses Muskelsystem würde der Brustkorb unweigerlich bei jeder Extension der Wirbelsäule oder bei jeder Aufwärtsbewegung der Arme gehoben werden (Abb. 2.10). Alle Muskeln, die auf die Schulter einwirken und deren mannigfaltige und komplexe Bewegungen ermöglichen, sind auf die proximale Verankerung am Schultergürtel angewiesen, der seinerseits von einer effizienten thorakalen Stabilisierung abhängt. Eine solche dynamische Haltefunktion verlangt eine dauernde und sich subtil anpassende Interaktion zwischen den Flexoren und den Extensoren des Rumpfs.


## 2.4.4 Die Bauchmuskeln

Den Bauchmuskeln dienen wechselweise das Becken, der Thorax oder die zentrale Aponeurose als stabiler Ursprung, je nachdem welcher Teil des Rumpfs bewegt wird; da ihr Ursprung und Ansatz in der Bewegung kontinuierlich alternieren, sind diese Bezeichnungen anatomisch schwer strikt festzulegen. Das Becken wird im Liegen, Sitzen und Stehen von den Hüftmuskeln stabilisiert, im Sitzen und Liegen zusätzlich durch das Gewicht der Beine. Die Stabilisierung des Thorax als Ursprung für die Bauchmuskeln, um das Becken zu bewegen oder dessen Bewegung zu verhindern, verlangt selektive Extension der thorakalen Wirbelsäule. Die Bauchmuskeln, insbesondere die schrägen Bauchmuskeln, verlieren ihre Effizienz, wenn ihr Ursprung und Ansatz nahe zusammen rücken, beispielsweise bei übermäßiger thorakaler Kyphose.

Die Bauchmuskeln werden oft nur im Bereich des vorderen Aspekts des Rumpfs wahrgenommen, vielleicht weil sie „Bauchmuskeln" heißen oder wegen der Gewohnheit, auf diesen Teil des Körpers zu klopfen, wenn man sich

26

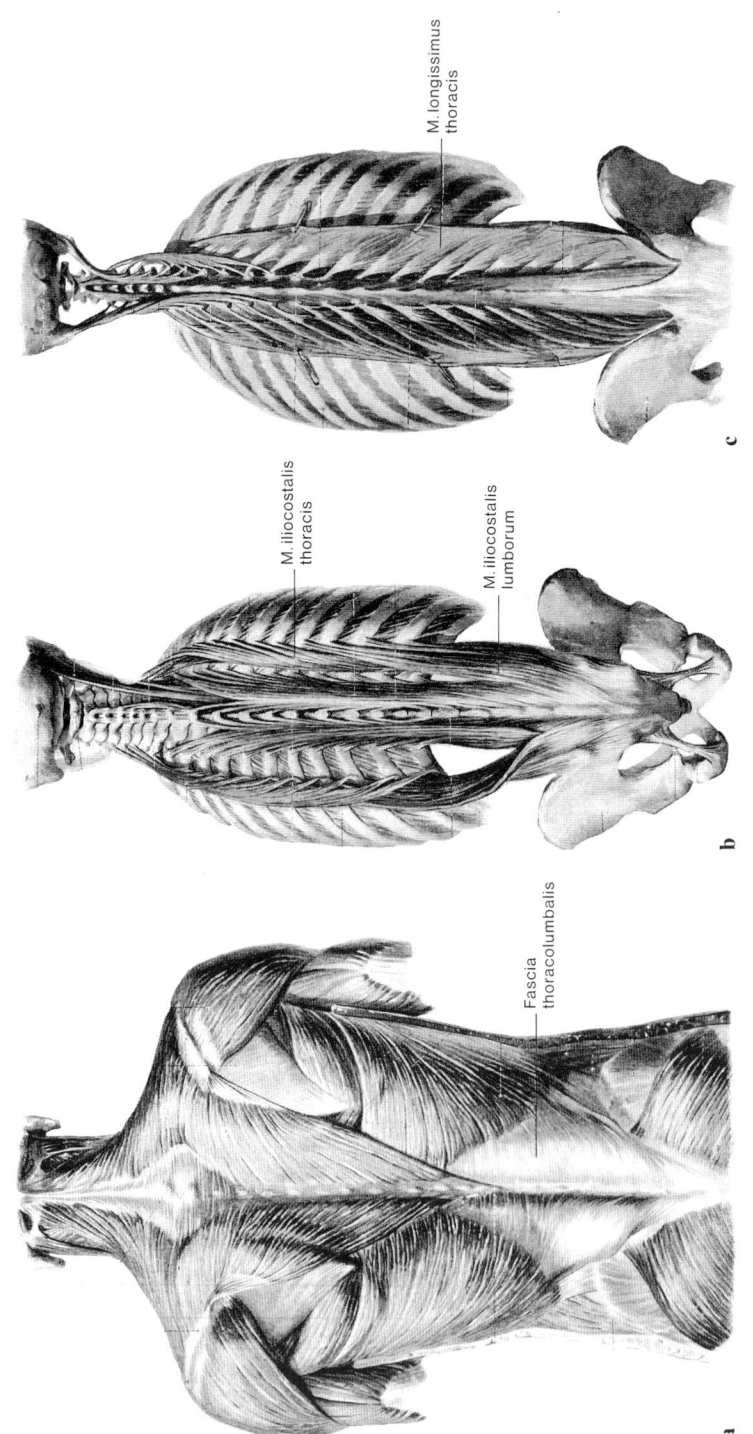

M. longissimus
thoracis

M. iliocostalis
thoracis

M. iliocostalis
lumborum

Fascia
thoracolumbalis

c

b

a

**Abb. 2.6a–c.** Kräftige Muskeln halten den Rumpf gegen die Schwerkraft aufrecht. **a** Die breiten Muskelplatten des Rückens (oberflächliche Schicht). **b** Die langen Rückenmuskeln (erste Schicht). **c** Die langen Rückenmuskeln (zweite Schicht). Viele lange Muskeln setzen an den Rippenwinkeln an

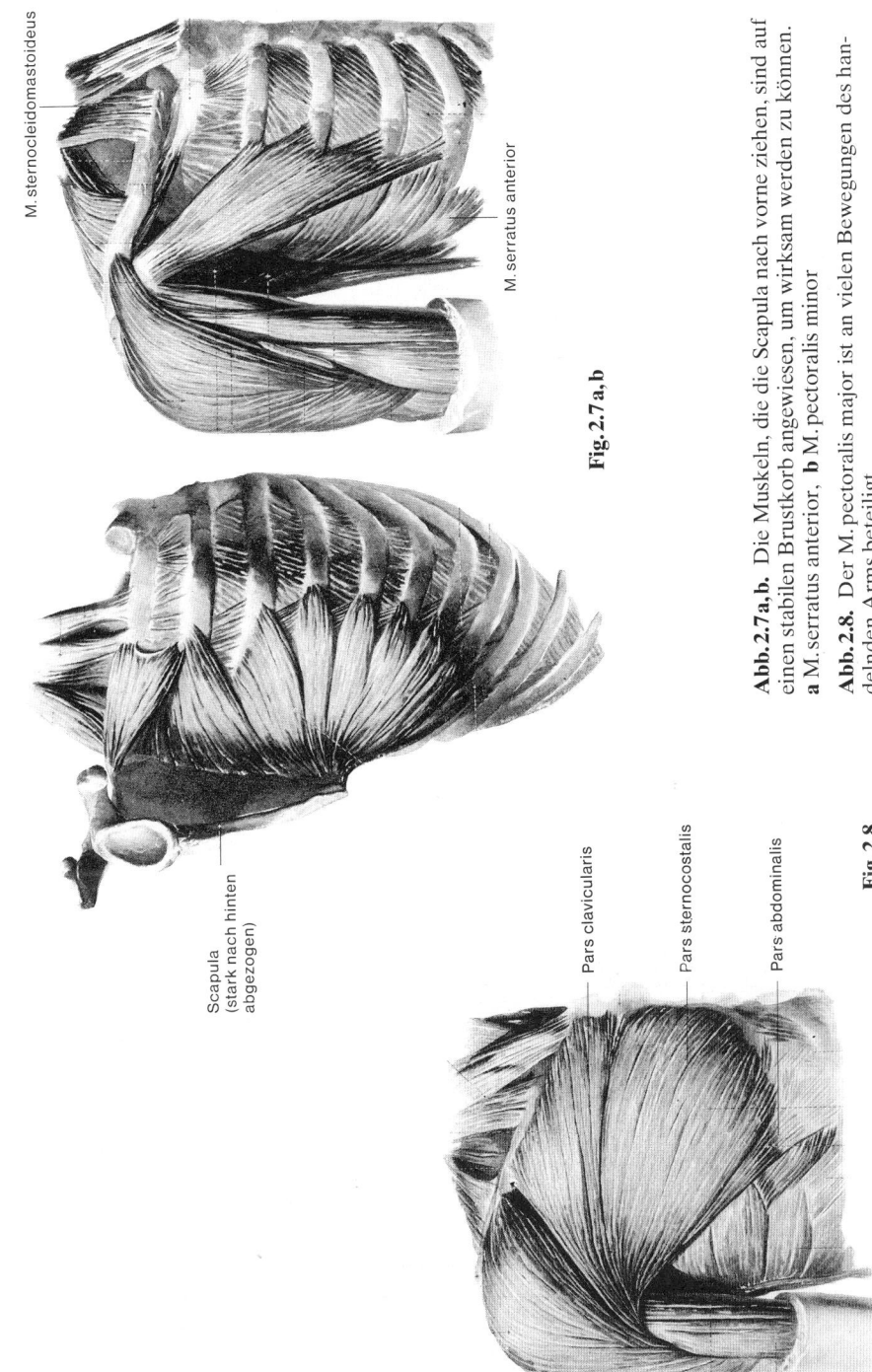

M. sternocleidomastoideus

M. serratus anterior

**Fig. 2.7 a, b**

Scapula
(stark nach hinten
abgezogen)

Pars clavicularis

Pars sternocostalis

Pars abdominalis

**Fig. 2.8**

**Abb. 2.7a,b.** Die Muskeln, die die Scapula nach vorne ziehen, sind auf einen stabilen Brustkorb angewiesen, um wirksam werden zu können. **a** M. serratus anterior, **b** M. pectoralis minor

**Abb. 2.8.** Der M. pectoralis major ist an vielen Bewegungen des handelnden Arms beteiligt

27

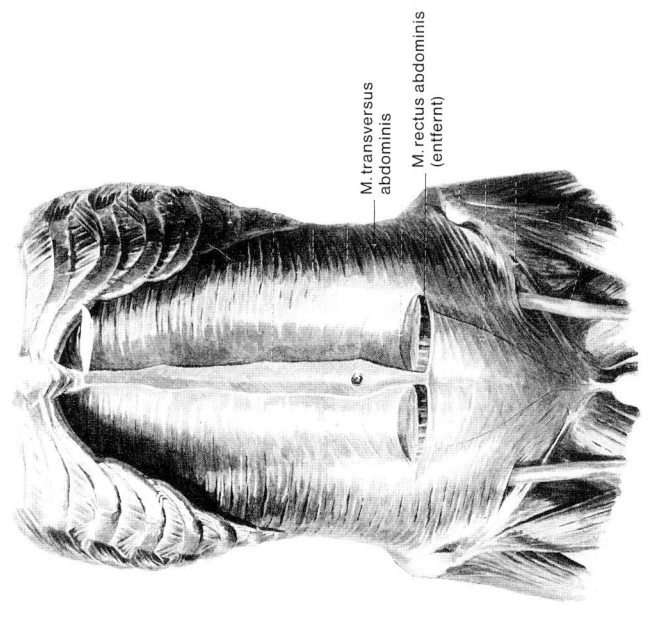

**Abb. 2.10.** Ohne das Gegenspiel der Bauchmuskeln würde der Brustkorb unweigerlich lateral angehoben

M. transversus abdominis

M. rectus abdominis (entfernt)

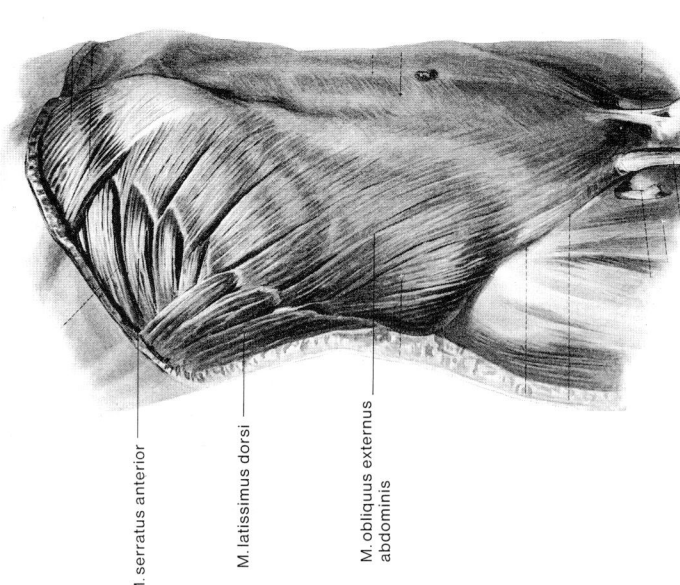

**Abb. 2.9.** Die Verzahnung des M. obliquus externus mit dem M. serratus anterior gewährleistet die gegenläufige Fixation der Rippen

M. serratus anterior

M. latissimus dorsi

M. obliquus externus abdominis

28

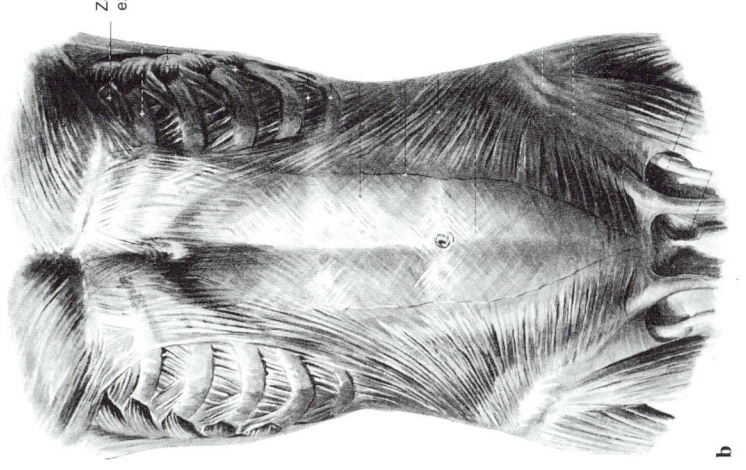

Zacke des M. obliquus
externus abdominis

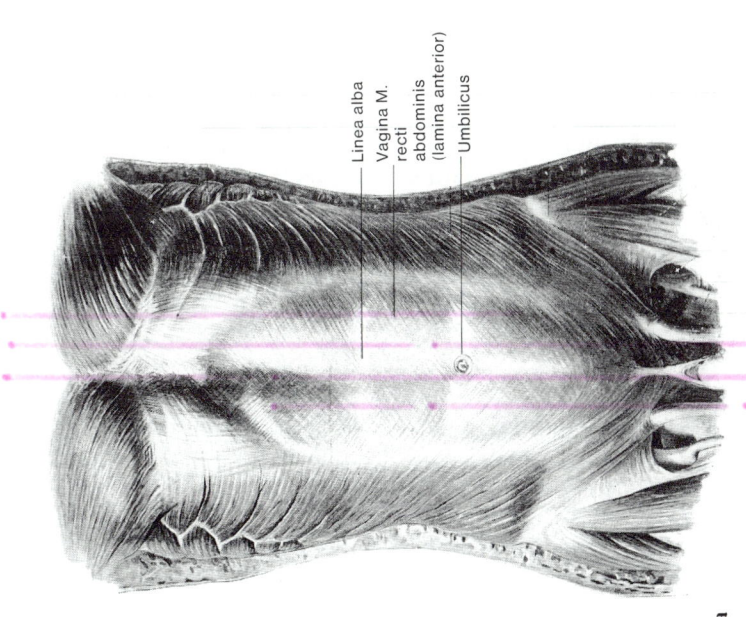

Linea alba

Vagina M.
recti
abdominis
(lamina anterior)

Umbilicus

**Abb. 2.11 a, b.** Die Mehrzahl der Muskelfasern der schrägen Bauchmuskeln gehen in die zentrale Aponeurose über und setzen nicht an knöchernen Strukturen an. **a** M. obliquus abdominis externus, **b** M. obliquus abdominis internus

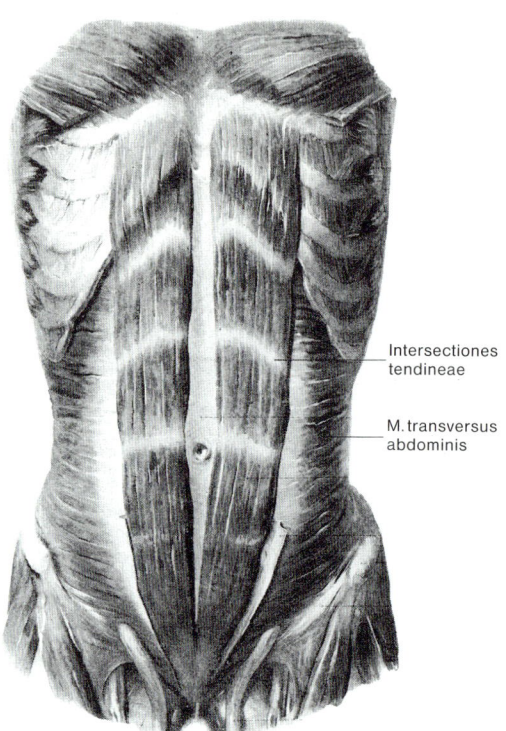

Intersectiones
tendineae

M. transversus
abdominis

**Abb. 2.12.** M. rectus abdominis
mit Zwischensehnen. Oberer und
unterer Anteil des Muskels können jeweils isoliert verkürzt werden

mit guter athletischer Kondition brüstet! Anatomisch jedoch liegen die Muskeln ebenso auch seitlich und hinten wie vorne, Fasern einiger Muskeln
erstrecken sich rund um die Bauchwand nach hinten bis zur Fascia thoracolumbalis, die ihrerseits mit den Lendenwirbeln verbunden ist. Bei den Bezeichnungen Ursprung und Ansatz besteht die Tendenz, die Muskelfaserrich-
tung vom Becken zum Thorax zu definieren. Wichtig ist allerdings auch die
Tatsache, daß ein großer Prozentsatz der Muskelfasern nicht an Knochen,
sondern an der Aponeurose ansetzt, die medial in der Linea alba mit der Aponeurose der gegenseitigen Muskulatur verflochten ist und mit dieser ein Kon-
tinuum bildet (Abb. 2.11 a, b). Die Muskeln der einen Seite der Bauchwand
können deshalb nur dann effizient sein, wenn die der anderen Seite die entsprechende Fixation oder Verankerung gewährleisten, insbesondere bei allen
Aktivitäten, die eine Rotation des Rumpfs erfordern.
    Die Rotation des Rumpfs wird durch die schrägen Bauchmuskeln bewirkt.
Deren Aktivität erfordert den statischen Gegenhalt der kontralateralen Muskeln, die die Aponeurose stabilisieren und so den Agonisten ermöglichen,
sich zu verkürzen, um das Becken oder den Thorax nach vorne zu drehen.
Schulz (1982) erklärt dazu: „Die Drehbewegung ist überwiegend eine Funktion der schrägen Bauchmuskeln, wobei die verschiedenen Abschnitte der
Mm. obliqui etwa den gleichen Beitrag leisten. Die Fasern des M. erector spi-

nae sind bei maximaler Drehbewegung im Sinne der Rotation beteiligt, obwohl sie keine eigentlichen Rumpfrotatoren darstellen, ungeachtet dessen, was in den Lehrbüchern zu lesen ist. Sie kontrahieren sich, um die Flexions- und Lateralflexionsbewegung abzufangen, die notwendigerweise durch die Kontraktion der Bauchmuskeln begleitend eingeleitet wird."

Es wurde die Theorie aufgestellt, daß Rumpfrotation das Ergebnis unilateraler Rückenextensoraktivität sei. In einer elektromyographischen (EMG) Studie axialer Rumpfrotation (Donisch und Basmajian 1972) jedoch zeigten alle Versuchspersonen in den tiefen thorakalen autochtonen Rückenmuskeln bilaterale Aktivität, obwohl die größte Rotationsbewegung im thorakalen Bereich stattfindet. Die bilaterale Rückenextensoraktivität stützt offenbar die Hypothese, daß die schrägen Bauchmuskeln die primären Rumpfrotatoren darstellen und die Extensoren der Brustwirbelsäule den Thorax für deren effizienten Einsatz stabilisieren.

Der M. rectus abdominis seinerseits zieht im wesentlichen von Knochen zu Knochen oder Knochenknorpel und ist ein primärer Flexor des Rumpfs. Er ist so konstruiert, daß seine Muskelzüge von fibrösen Bändern bzw. Zwischensehnen, den Intersectiones, unterteilt sind. Er kann sich abschnittsweise kontrahieren, so daß sich z.B. die unteren Abschnitte verkürzen, während die oberen unverkürzt verharren oder umgekehrt (Abb. 2.12).

## 2.4.5 Die Atemmuskulatur

Sowohl die Extensoren als auch die Flexoren des Rumpfs stehen in direkter Beziehung zur Atmung; Einatmung ist verbunden mit Extension, Ausatmung mit Flexion. Die Wirbelsäule bewegt sich jedoch dabei nicht, dank der entsprechenden reziproken Anspannung antagonistischer Muskelgruppen. Eine exzessive Kyphosierung der Brustwirbelsäule mit entsprechender Kompression des Brustkorbs würde das verfügbare Lungenvolumen reduzieren. Die Extensoren der thorakalen Wirbelsäule garantieren die Volumenkapazität des Brustkorbs und sorgen für eine stabile Ursprungsbasis für den wirksamen Einsatz der Bauchmuskeln während der Atmung.

Drei Muskelgruppen sind für die Atmung verantwortlich: das Zwerchfell, die Interkostal- und Atemhilfsmuskeln und die Bauchmuskeln. Jede der drei Gruppen ist sowohl an der Einatmung als auch an der Ausatmung beteiligt; sie arbeiten komplex und koordiniert zusammen. Die Bauchmuskeln, dazu gehören die Mm. rectus und transversus abdominis und die Mm. obliqui interni und externi, werden üblicherweise als Muskeln der Ausatmung beschrieben, die die passive Retraktion der Lunge fördern, besonders während forcierter Exspiration oder tiefer Atmung.

„Die Muskeln der vorderen und seitlichen Bauchwand sind die wichtigsten Muskeln für die Ausatmung" (Campbell 1955). Jedoch weisen Luce et al. (1982) darauf hin, daß „die Bauchmuskeln auch eine fazilitierende Rolle bei der Inspiration spielen, dergestalt, daß ihre Kontraktion tendenziell eine Dehnung des Zwerchfells und eine Verkleinerung des Kuppelradius bewirkt und so eine größere Spannung aufzubauen ermöglicht . . .". De Troyer (1983) beschreibt, wie die Bauchmuskeln die Aufgabe des Zwerchfells, Unterdruck zu erzeugen, begünstigen und führte dazu aus: „Da die Bauchmuskeln, wenn sie sich kontrahieren, das Zwerchfell in den Thorax hinein verlagern, verlängern sie praktisch dessen Muskelfasern und bringen sie in einen günstigeren Bereich ihrer Länge/Spannungs-Relationskurve." Dazu Sharp (1980): „Die Bauch- und Hilfsmuskeln wirken auch als Fixatoren oder Haltemuskeln, die die Konfiguration des Brustkorbs und des Bauchs für die Effizienz des Diaphragmas optimieren." Obwohl das Zwerchfell primär als Inspirationsmuskel angesehen wird, spielt es auch für fast den gesamten weiteren Atemzyklus eine wesentliche Rolle. „Studien am Diaphragma während passiver Exspiration zeigten kontinuierliche elektromyographische Aktivität von der Inspiration bis zur Exspiration. In einigen Fällen war Aktivität während 98% der Exspirationszeit nachweisbar" (Murphy et al. 1959). Weiter schreibt Murphy dazu: „Der Nachweis elektrischer Aktivität während passiver Exspiration läßt jedoch eher auf eine Bremsfunktion des Muskels schließen, die den normalen elastischen Kräften der Lunge entgegen wirkt, als auf eine echte exspiratorische Kraft." Die Bauchmuskeln spielen also für die normale Atmung eine wesentliche Rolle.

## 2.5 Wirkungsprinzipien der Muskeln

Das Muskelsystem des Rumpfs wirkt nach drei unterschiedlichen Prinzipien: 1. Es bewirkt eine der Schwerkraft entgegengesetzte Bewegung (konzentrische Muskelaktivität). 2. Es verhindert Bewegungen, die den Gesetzen der Gravitation oder anderen auf den Körper einwirkenden Kräften folgen würden (isometrische Muskelaktivität). 3. Es steuert das Tempo einer der Schwerkraft gleichsinnigen Bewegung durch eine Art Bremsaktion bzw. kontrolliertes Nachgeben (exzentrische Muskelaktivität).

*1. Konzentrische Muskelaktivität:* Sowie wir morgens aufstehen, verändern wir unentwegt unsere Haltung; d.h., wir bewegen unseren Rumpf in vielen Variationen gegen die Schwerkraft. Wir drehen uns im Bett um, wir setzen uns auf, wir stellen uns hin, den ganzen Tag über ergreifen wir Gegenstände und heben sie auf. In der Bewegung gegen die Schwerkraft verkürzen sich die Muskeln an der Oberseite des „Tentakels" oder an der Unterseite der „Brükke", um den Rumpf von der Erde wegzubewegen. Das Bewegungstempo bestimmt den erforderlichen Kraftaufwand. Grundsätzlich gilt: je langsamer die Bewegung, desto größer ist die Muskelaktivität. Im täglichen Leben wird der Rumpf sehr oft nach dem Prinzip eines „Tentakels" bewegt. Wir ändern seine Haltung ständig, um die Hände, den Kopf oder die Beine in die gewünschte Position zu bringen, z.B. wenn wir die Schuhe anziehen, aufstehen und irgendwohin gehen. Oft wird diese Muskelaktivität im Zusammenhang mit Flexion oder Extension des Rumpfs beschrieben, die normalen Bewegungsabläufe sind jedoch in aller Regel mit Rotation und/oder Lateralflexion kombiniert.

Basmajian (1979) gibt zu bedenken, daß „des Menschen sogenannte Anti-Schwerkraft-Muskeln nicht so sehr der Haltung beim normalen Sitzen oder Stehen dienen, als vielmehr der Kraftentfaltung für den Positionswechsel vom Liegen zum Sitzen und zum Stehen". Weiter führt er aus: „Der Mensch agiert zwar ständig gegen die Schwerkraft in einer Vielfalt von Körperstellungen, erhebliche Kraft braucht er aber jeweils nur, um diese zu erlangen."

*2. Isometrische Muskelaktivität:* Jede Körperhaltung erfordert eine entsprechende Muskelaktivität, die die Falltendenz des Rumpfes verhindert, und diese Aktivität ist die Grundlage vieler Gleichgewichtsreaktionen. Wenn die Arme gehoben werden, muß der Rumpf dem Gewicht der langen Hebelarme zuverlässig Widerhalt geben; jeder in der Hand gehaltene Gegenstand bedeutet zusätzliches Gewicht. Gleichgewichtsreaktionen des Kopfs, der Arme oder der Beine erfordern ausgleichende Halteaktivität des Rumpfs. Bei der Atmung wirken die Rumpfmuskeln als Ankerkräfte und Stabilisatoren, die den Kräften der Atembewegungen Widerstand leisten.

*3. Exzentrische Muskelaktivität:* Im täglichen Leben müssen wir uns oft gezielt bücken oder vorbeugen, zurücklehnen oder zur Seite neigen, um nach etwas zu greifen oder etwas abzustellen. Die Muskeln an der der Schwerkraft entgegengesetzten Seite des Rumpfs kontrollieren sowohl das Tempo als auch das Ausmaß der Bewegungen – sie geben nach oder wirken wie eine Bremse. Dasselbe gilt auch, wenn wir unseren Körper oder einen Teil davon in eine andere Lage bringen, z. B. uns ins Bett legen, den Kopf nach vorne nehmen um zu essen oder zu trinken oder um ein Kind zu küssen. Bei der Atmung kontrolliert der Bremseffekt des Zwerchfells und der Bauchmuskeln den Strom der Ausatmungsluft und ermöglicht es uns, normal lange Sätze in einem Fluß zu sprechen.

Die Extensoren und die Bauchmuskeln ändern unaufhörlich ihre Interaktionsweise entsprechend der augenblicklichen Handlung oder eingenommenen Haltung. Interessanterweise haben Caix et al. (1984) anhand histochemischer Analysen quergestreifter Muskeln und kinesiologischer elektromyographischer Untersuchungen drei funktionell verschiedene Muskelfasertypen und drei Kategorien motorischer Aktivität in den Muskeln der Bauchwand gefunden. Er und seine Koautoren stellen folgende Hypothese auf: „Die drei Kategorien der aufgezeichneten motorischen Aktivität entsprechen Kontraktionen der drei verschiedenen Muskelfasertypen: langsamen Fasern, schnellen ermüdungsarmen Fasern (schnelle Widerstandsfasern) und schnellen rasch ermüdbaren Fasern." Sie postulieren, daß die Muskelaktionspotentiale mit der längsten Dauer den langsamen Fasern mit tonischer Funktion entsprechen, die Muskelaktionspotentiale mit der kürzesten Dauer den schnellen, rasch ermüdbaren Fasern mit phasischer Funktion und daß die Muskelaktionspotentiale von mittlerer Dauer von den schnellen Widerstandsfasern für die Körperhaltung stammen.

## 2.6 Schlußfolgerung

„Der Mensch vermag nur dadurch zu wirken, daß er sich bewegt und das bedarf immer einer Muskelaktion, ganz gleich, ob er eine Silbe flüstert oder einen Baum fällt" (Sherrington 1947).

Jede Aktion in der Umwelt, Reaktion auf die Umwelt oder Interaktion mit der Umwelt ist nur möglich, wenn sich ein Muskel kontrahiert (Kesselring 1989). Die Rumpfmuskeln sind bei allen Bewegungen gegen die Schwerkraft beteiligt und ohne eine stabile Mitte sind Extremitätenbewegungen nur in Massensynergismen möglich. Die reziproke Innervation ist für die selektive Bewegung der Gliedmaßen unerläßlich und hängt von der Effektivität der dynamischen Fixation ab, die proximal sowohl von den Flexoren als auch den Extensoren des Rumpfs geleistet wird.

# 3 Probleme, die durch den Verlust selektiver Rumpfaktivität bei Hemiplegie auftreten

Hemiplegie ist, unabhängig von der Ursache, durch den Kontrollverlust über eine Körperseite gekennzeichnet. Die typische Unfähigkeit, Arm und Bein der betroffenen Seite zu bewegen, die Entwicklung von Spastizität in Massenmustern und von Bewegungen in stereotypen Synergien sind gut dokumentiert (B. Bobath 1978; Brunstrom 1970; Charness 1986; Davies 1985; Perry 1969). Entscheidend wirkt sich jedoch zusätzlich der Verlust selektiver Aktivität der den Rumpf kontrollierenden Muskeln aus, insbesondere der Muskeln, die für die Flexion, Rotation und Lateralflexion verantwortlich sind.

Hemiplegische Patienten sind zunächst mit einem schwierigen Problem konfrontiert, nämlich den Rumpf gegen die Schwerkraft oder in Richtung der Schwerkraft aktiv zu bewegen oder zu halten. Die Bauchmuskeln zeigen einen auffallenden Aktivitäts- und Tonusverlust: in Rückenlage werden die Rippen nach oben und außen gezogen und der Schultergürtel liegt beidseits in Elevation, so daß der Hals verkürzt erscheint (Abb. 3.1). Der Nabel ist zur nicht betroffenen Seite verzogen. Die gesamte Bauchwand sieht schlaff aus; die palpierende Hand spürt den Hypotonus, tastet keinerlei Widerstand gegen die Dehnung (Abb. 3.2). Im Sitzen wölbt sich die laterale Bauchwand auf der hemiplegischen Seite über dem Becken nach außen; die normale Kontur der Taille ist mehr oder weniger aufgehoben (Abb. 3.3). Von hinten betrachtet ist sowohl im Sitzen als auch im Stehen der Abstand von der Wirbelsäule zur lateralen

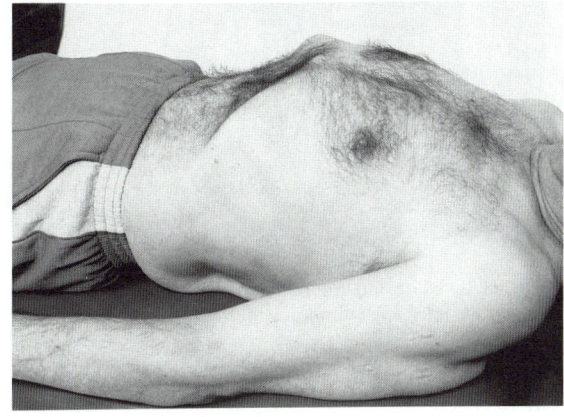

**Abb. 3.1.** In Rückenlage wird der Brustkorb nach oben und außen gezogen. Der Schultergürtel liegt in Elevation, der Hals sieht verkürzt aus (linksseitige Hemiplegie)

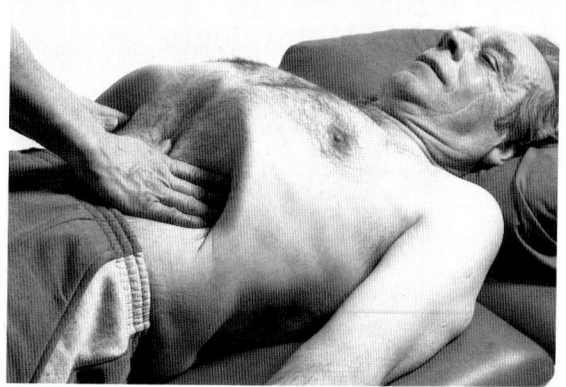

**Abb. 3.2.** Bilateraler Hypotonus der Bauchmuskeln ohne Widerstand gegen Dehnung (linksseitige Hemiplegie)

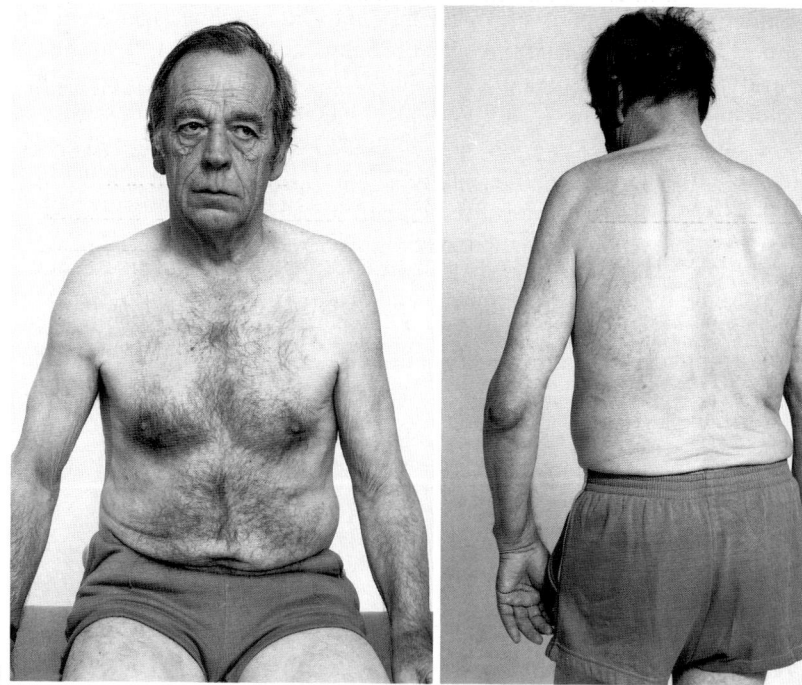

3.3
3.4

**Abb. 3.3.** Die laterale untere Bauchwand wölbt sich auf der betroffenen Seite, die Konturen der Taille sind verschwunden (linksseitige Hemiplegie)

**Abb. 3.4.** In aufrechter Position ist der Abstand von der Wirbelsäule bis zur lateralen Rumpfkontur auf der betroffenen Seite größer als auf der gesunden (linksseitige Hemiplegie)

36

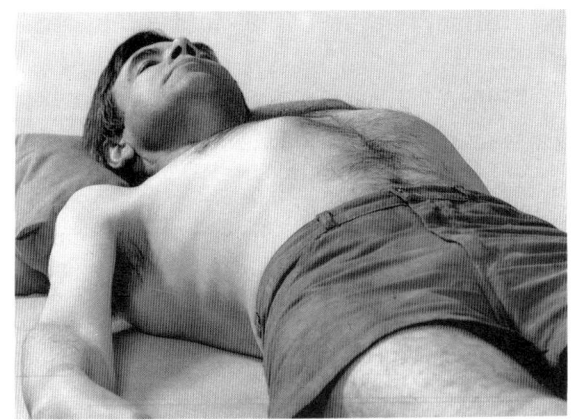

**Abb. 3.5.** Noch 14 Jahre
nach dem Schlaganfall sieht
man bei dem Patienten im
Liegen die Elevation des
Brustkorbs und Hyperaktivi-
tät der Rückenextensoren
(rechtsseitige Hemiplegie)

Rumpfwand auf der betroffenen Seite größer als auf der gesunden (Abb. 3.4).
Der daraus resultierende Verlust über die Rumpfkontrolle hat weitreichende
Bedeutung und ist in gewissem Maß entscheidender für die Behinderung als
die Lähmung von Arm und Bein, wie die Behendigkeit von Kindern mit Glied-
maßenlähmungen nach Polio zeigt. Fehlt die proximale Stabilisierung, so beeinträchtigt das den Gebrauch der Gliedmaßen wesentlich: Arm und Bein können nur in spastischen Synergien bewegt werden. Versucht der Patient, sich
gegen die Schwerkraft zu bewegen und die mangelnde Fixation durch Anstrengung zu kompensieren, so erhöht sich die distale Spastizität zusätzlich.

Es ist eine interessante Beobachtung, daß offensichtlich die Unfähigkeit
der Patienten zu selektiver Rumpfaktivität weitgehend normalen Entwick-
lungsstadien der Rumpfkontrolle gesunder Säuglinge und Kleinkinder entspricht. Dies läßt vermuten, daß ein Patient in Folge der Hemiplegie auf eine
frühere Stufe motorischer Entwicklung zurückgeworfen wird.

Im Verlauf der normalen Entwicklung geht die Extensorenkontrolle des
Rumpfs der Flexorenkontrolle voraus. Auch ein Patient kann bereits in einem
frühen Stadium nach dem auslösenden Ereignis den Rumpf aktiv strecken.
Wird er nicht sorgfältig und sachgerecht behandelt, so behält er fortan diese
primitivere, d.h. frühere Extensorenaktivität für alle Bewegungen bei und
wird die Flexorenkontrolle nicht wieder erlernen. Er gerät in eine sich selbst
verstärkende Situation: je mehr Extension der Patient einsetzt, destoweniger
wird die Aktivität der Bauchmuskeln stimuliert. Oft kann noch zehn oder
mehr Jahre nach dem Schlaganfall die mangelnde Flexorenkontrolle beobachtet werden (Abb. 3.5).

## 3.1 Bilateraler Aktivitäts- und Tonusverlust der Bauchmuskeln

Folgende Überlegungen können zur Erklärung herangezogen werden:

1. Mit Ausnahme des M. rectus abdominis inserieren alle anderen Muskeln der Bauchwand mit mehr als der Hälfte ihrer Fasern an der Aponeurose, die in der Linea alba mit der Aponeurose der Gegenseite verflochten ist. Beide Seiten der Bauchwand können nur in Abhängigkeit voneinander wirksam werden und demzufolge sind beim halbseitig gelähmten Patienten beide Seiten beeinträchtigt. Er beginnt im frühen Stadium der Behinderung kompensatorische Muskelgruppen zu nutzen, um sich überhaupt zu bewegen. Gewöhnlich sind dies die Rückenextensoren mit entsprechender Veränderung der Hüftstellung.
„Gelähmte Muskeln verlieren oft ihre Rolle in einem etablierten Bewegungsmuster. Nur durch spezifisches Training der Kontrolle und Koordination werden diese Muskeln wieder in das normale Handlungsmuster eingebunden" (Kottke 1982 a, b). Ohne dieses besondere Training bleiben sie inaktiv und eine ständig wiederkehrende Hemmung kann eine „sich selbst steuernde Inhibition von Motorneuronen" initiieren.
Gewöhnlich sind also auch die Muskeln der nichtgelähmten Seite beeinträchtigt, wenn auch weniger drastisch, da die Aponeurose keinen stabilen Ansatz bietet. Perkins u. Kent (1986) erklären die Wirkungsweise der Mm. transversi und obliqui abdominis so: „Da alle diese Muskeln funktionell paarweise zusammen gehören, ziehen sie bei ihrer Kontraktion nach Art des Tauziehens an je gegenüberliegenden Seiten der Aponeurose".
Beim Versuch der Anspannung gibt die kontralaterale Seite der Bauchwand nach und bietet den sich kontrahierenden Muskeln keinen Halt. Jedoch kann der Patient in der Lage sein, den M. rectus abdominis als Ganzes in einem totalen Flexionsmuster anzuspannen, z. B. beim Aufsitzen vom Liegen, da dessen Ursprung und Ansatz an Knochen fixiert sind, nämlich am Schambein unten und an den Knorpeln der Costae spuriae und am Proc. xiphoideus sterni oben.

2. In den frühen Stadien der Hemiplegie ist der Patient darauf angewiesen, die primitivere Extension des Rumpfs zu nutzen, um seinen Körper überhaupt bewegen zu können. Die Rückenstrecker sind daher im Zustand dauernder Aktivität und sogar Überaktivität, was möglicherweise zur reziproken Hemmung der Antagonisten führt (Kottke 1975 a, b). Brooks (1986) erklärt, bezogen auf die unteren Gliedmaßen bei hemiplegischen Patienten: „Die hyperaktiven Extensoren (der supraspinalen Kontrolle entzogen) hemmen tonisch die physiologischen Flexoren, die folglich weniger spastisch und schwächer sind". Der gleiche Mechanismus könnte ebenso für die Rumpfflexoren zutreffen.

3. Der hemiplegische Patient sitzt gewöhnlich mit leicht gestreckter Hüfte und kompensatorisch passiv gebeugter Brustwirbelsäule; so fängt er sein Gewicht ab, das sonst hinter die Linie der Schwerkraft fallen würde. In dieser Position können die Bauchmuskeln keine Wirkung entfalten, da

ihr Ursprung und Ansatz bereits zu nahe beieinander liegen (Klein-Vogelbach 1989, persönliche Mitteilung).

Auch beim Stehen und Gehen nimmt der Patient diese kyphotische Haltung der Wirbelsäule ein, um nicht nach hinten zu fallen.

## 3.2 Verlust selektiver Aktivität

### 3.2.1 Bei Bewegung des Rumpfs

Die Unfähigkeit zu selektiver Aktivierung der verschiedenen Muskelgruppen des Rumpfs bedeutet, daß der Patient die Brustwirbelsäule nicht in Extension stabilisieren kann, wenn er gleichzeitig, z. B. beim Gehen, die unteren Bauchmuskeln (Flexoren) anspannen muß. Auch kann er die Extension nicht aufrechterhalten, wenn er die Bauchmuskeln einseitig anspannt, um den Rumpf zu einer Seite zu neigen oder eine Seite nach vorne zu rotieren.

### 3.2.2 Bei gleichzeitigem Einsatz der Muskeln des Rumpfs und der Gliedmaßen

Der hemiplegische Patient kann seine Gliedmaßen nicht isoliert bewegen, d.h. ohne daß am Rumpf ein gleichsinniges Bewegungsmuster aktiviert wird, oder umgekehrt den Rumpf bewegen, ohne daß an den Gliedmaßen eine entsprechende Bewegung ausgelöst wird. Wenn er sich z. B. vom Liegen aufsetzt, beugen sich auch die Beine, so daß die Bewegung erschwert, wenn nicht unmöglich wird. Hebt er ein Bein aktiv vor die Senkrechte, so wird auch der Rumpf gebeugt; streckt er das Bein hinter die Senkrechte, so wird sich sein Rumpf strecken.

## 3.3 Verlust normaler Bewegungsmuster

Der erwachsene hemiplegische Patient fällt in Abhängigkeit von der Schwere der Behinderung auf eine frühere motorische Entwicklungsstufe zurück. Zumindest in den ersten Tagen nach dem Schlaganfall fühlt er sich „hilflos wie ein Baby", wie viele Patienten es ausdrücken. Er kann sich im Bett nicht alleine umdrehen, sich nicht ohne Hilfe aufsetzen, Gehen ist ihm oft völlig unmöglich. Diese Regression betrifft nur die motorischen Funktionen; keinesfalls jedoch darf der Patient wie ein Kind betrachtet oder behandelt werden. Er ist ein denkender, fühlender Erwachsener, mit einer Menge erworbener Erfahrungen und Fähigkeiten und sollte jederzeit entsprechend behandelt und respektiert werden. Der Vergleich zwischen den motorischen Möglichkeiten des Patienten mit denen eines normalen Kinds hilft jedoch dem Rehabilitationsteam, die vorhandenen motorischen Probleme mit mehr Verständnis und größerem Erfolg zu analysieren und zu behandeln.

## 3.4 Die häufigsten Probleme im Vergleich zur normalen motorischen Entwicklung

Hemiplegische Patienten haben während der Rehabilitationsphase als Folge des Verlusts der Rumpfkontrolle bei den unten genannten Aktivitäten mehr oder weniger Schwierigkeiten. Diese kommen bei bestimmten Haltungen oder bei bestimmten Bewegungssequenzen besonders deutlich zum Ausdruck und werden im folgenden unter entsprechenden Überschriften beschrieben. Jedes einzelne Problem, das bei einer Bewegung oder Haltung beobachtet wird, wirkt sich auch bei allen anderen Aktivitäten aus. Schwierigkeiten beim Atmen werden den Patienten natürlich im gesamten Rehabilitationsprogramm behindern.

### 3.4.1 Schwierigkeiten beim Atmen und Sprechen

Wenn der Brustkorb in Inspirationsstellung ist, die Bauchmuskeln schlaff und inaktiv sind (Abb. 3.6), können die Atemmuskeln verständlicherweise nicht effizient sein. Die Überaktivität der Wirbelsäulenextensoren bewirkt, daß die Rippen mit ihren vorderen langen Hebelarmen, und mit ihnen das Sternum, angehoben werden. Diese Tendenz wird noch verstärkt durch einen sich früh entwickelnden Hypertonus der Pektoralismuskelgruppen, die ihrerseits zusätzlich aktiviert werden, wenn der Patient in einem totalen Massenextensionsmuster versucht, den gelähmten Arm zu bewegen.

Die Bauchmuskeln können die Rippen nicht von unten her halten. So resultieren aus der Veränderung der Thoraxkonfiguration abnorme Bewegungen des Brustkorbs. Kolb und Kleyntyens (1937) zeichneten die Bewegungen

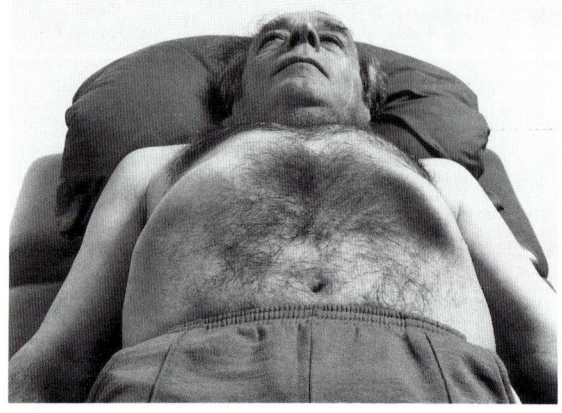

**Abb. 3.6.** Der Brustkorb wird in Inspirationsstellung gehalten, die Atemmuskeln können so nicht effizient arbeiten (linksseitige Hemiplegie)

40

des Brustkorbs mit einem Kymographen auf und fanden, ohne ihre Befunde erklären zu können „bei Hyperventilation überproportional verstärkte Bewegungen auf der betroffenen Seite im Vergleich zur normalen Seite. Die forcierte Bewegung hält auf der betroffenen Seite sowohl bei spastischer als auch bei schlaffer Hemiparese länger an". Die Ursache liegt so gut wie sicher in der Insuffizienz der Bauchmuskeln, „die Rippen unten zu halten", was nach Spaltenholz (1901) ihre hauptsächliche Funktion ist.

Der Patient kann bei ruhiger Atmung nicht passiv ausatmen, da sich der angehobene Brustkorb der normalen elastischen Rückführung widersetzt. Bei der Aufforderung auszuatmen, wird er in der Regel die Luft zwischen den zusammengepreßten Lippen ausstoßen – die Expiration erfolgt aktiv gegen Widerstand. Fugl-Meyer et al. (1983) fanden bei ihren Studien, „daß beim Schlaganfall mit resultierender Hemiplegie oder Hemiparese die Exspirationskapazität immer vermindert war" und in einer späteren Untersuchung (Fugl-Meyer u. Griemby 1984) daß „bei forcierten Ausatmungsmanövern die elektromyographisch nachweisbare Aktivität der Bauchmuskeln konstant vermindert zu sein schien".

Sogar Patienten, die vor dem Schlaganfall nachweislich sehr gute Lungenfunktionswerte hatten und keine anamnestischen Hinweise auf irgendwelche Lungenerkrankungen bieten, werden schon bei vergleichsweise leichter Anstrengung kurzatmig. Alle von Haas et al. (1967) in einer Studie untersuchten Patienten zeigten verminderte respiratorische Funktionswerte und es wird postuliert, daß diese Beeinträchtigung zu der Müdigkeit beiträgt, die so oft die Rehabilitation hemiplegischer Patienten erschwert.

Die Inspirationsqualität leidet unter dem Verlust der normalerweise stabilisierend wirkenden Bauchmuskeln. Da die Bauchwand schlaff ist, wird „die Atemmechanik durch die paradoxe Einwärtsbewegung des oberen Thorax, als Folge der Kontraktion der oberen interkostalen Muskeln, bei der Einatmung gestört" (Luce et al. 1982). Weder das Zwerchfell noch die äußeren Interkostalmuskeln können effizient arbeiten, da die Rippen bereits nach oben gezogen und zusammengerückt sind. „Nach dem Diaphragma sind die Mm. intercostales externi die wichtigsten Muskeln für die Inspiration". Sie „wirken gleichsinnig zusammen wie ein Muskelblatt, das die unteren Rippen in Richtung der ersten Rippe zieht" (Perkins u. Kent 1986).

Bei Untersuchungen an 20 Patienten mit im Frühstadium schlaffer Hemiplegie fanden De Troyer et al. (1981) folgendes: „Bei den meisten Patienten konnte auf der Seite der Lähmung eine auffällige Reduktion der Aktivität sowohl der Zwischenrippenmuskeln als auch des Zwerchfells beobachtet werden". „Bei hemiplegischen Patienten sind außerdem die forcierten Inspirations- und Exspirationsvolumina und die maximale Atemkapazität signifikant vermindert" (Fugl-Meyer und Griemby 1984).

Als Folge der reduzierten Atemfunktion ermüden die Patienten nicht nur rascher, sie können auch Mühe haben, normal zu sprechen. Das Stimmvolumen ist reduziert, sie können nur sehr kurze Sätze sprechen, in einer Art Telegrammsprache. Manche müssen sogar nach jedem Wort Atem schöpfen,

z. B. wenn wir sie auffordern, zu zählen oder die Wochentage aufzusagen. Für normale Satzlängen muß ein Ton ohne Mühe ungefähr 12–15 s gehalten werden können. Die Patienten erreichen bei dieser Übung oft nur 5 s.

### 3.4.1.1 Die veränderte Konfiguration des Brustkorbs

Die fixierte Stellung der Rippen oder gar die Kontraktur des Brustkorbs wirken sich direkt auf die Rumpfbewegungen aus, besonders auf die kombinierte Flexion und Rotation der oberen Rumpfpartie. Flexion/Rotation der thorakalen Wirbelsäule ist eine häufige Bewegungskombination bei vielen Funktionen, z. B. wenn Gegenstände aufgenommen werden oder zur Seite oder nach vorne seitlich gelegt werden. Die Rippen würden diese Bewegung blockieren, hätten sie nicht „die elastische Eigenschaft, sich bei der Rotation eines Wirbels zu verdrehen" (Blair 1986).

Wenn die Rippen von kranial in fixierter Stellung gehalten werden, wird die ihnen eigene Flexibilität, wie sie von Schultz et al. (1974) beschrieben wird, behindert – und damit die notwendige physiologische Verformung des Brustkorbs bei Flexion, Rotation und Lateralflexion der Brustwirbelsäule. Sowohl aktive als auch passive Bewegungen fühlen sich dann bei allen Ausgangspositionen während der Therapie blockiert an.

### 3.4.2 Schwierigkeiten im Liegen

In Rückenlage ist der Schultergürtel angehoben, da der Brustkorb in Inspirationsstellung steht. Der Hals erscheint kurz. Der Nabel ist zur gesunden Seite verzogen (Abb. 3.7 a). Wenn der Patient das gelähmte Bein anbeugt oder die Therapeutin das Bein in Flexion plaziert, wird das Hüftgelenk in Außenrotation und Abduktion, das Knie in Flexion und der Fuß in Supinationsstellung sein (Abb. 3.7 b).

K. Bobath und B. Bobath (1977) haben beschrieben, daß hemiplegische Patienten ihre Muskeln auf der gelähmten Seite nur in ein oder zwei Massensynergien aktivieren können. Diese Synergien sind funktional inadäquat und gleichen den Bewegungen von Säuglingen. Der Patient kann z. B. mit gebeugtem Hüftgelenk weder das Bein adduzieren noch andere Teile des Beins selektiv bewegen. Für die Adduktion im Hüftgelenk in Rückenlage müßte er über die Bauchmuskeln verfügen, um das Becken zu stabilisieren. Auch der Säugling hat typischerweise einen sehr kurzen Hals, die unteren Rippen sind nach außen angehoben, er beugt seine Beine in einem ähnlichen Muster (Abb. 3.7 c). Wenn der Patient sein gelähmtes Bein gebeugt hält, streckt er die Lendenwirbelsäule und versucht, das Becken durch forcierte Extension des gesunden Beins, die Ferse fest auf die Unterlage niedergepreßt, zu stabilisieren (Abb. 3.8 a). Wenn er beide unteren Extremitäten gleichzeitig bewegt, wird die Lendenwirbelsäule extendiert und der Bauch wölbt sich nach vorne (Abb. 3.8 b). Ein 9–10 Monate alter Säugling nimmt dieselbe Haltung ein (Abb. 3.8 c). Manche Patienten blähen den Bauch besonders kräftig voll Luft und versuchen so, die fehlende stabilisierende Bauchmuskelspannung zu kompensieren.

Im frühen Stadium kann ein Patient, wenn er im Liegen zunächst Hüfte und Knie anbeugt, die Wirbelsäule und Hüftgelenke strecken und das Gesäß zur „Brücke" anheben (Abb. 3.9a). Bei einem Säugling ist im Alter von 6 Mo-

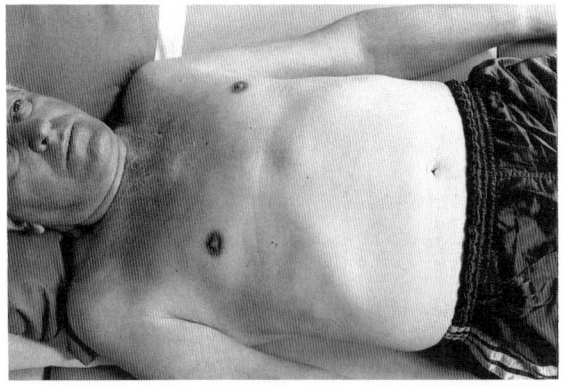

a

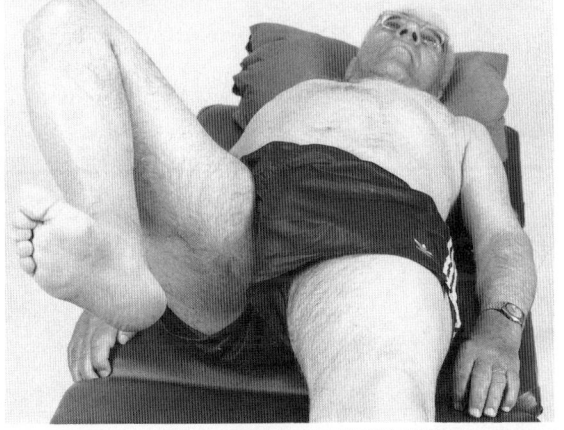

b

**Abb. 3.7. a** Der Nabel ist zur gesunden Seite verzogen (rechtsseitige Hemiplegie). **b** Das Bein wird bei Flexion außenrotiert und abduziert, der Fuß supiniert (rechtsseitige Hemiplegie). **c** Ein gesunder 3 Monate alter Säugling zeigt ein ähnliches Flexionsmassenmuster der Beine. In typischer Weise ist der untere Brustkorb weitgestellt, der Schultergürtel angehoben, der Hals erscheint sehr kurz

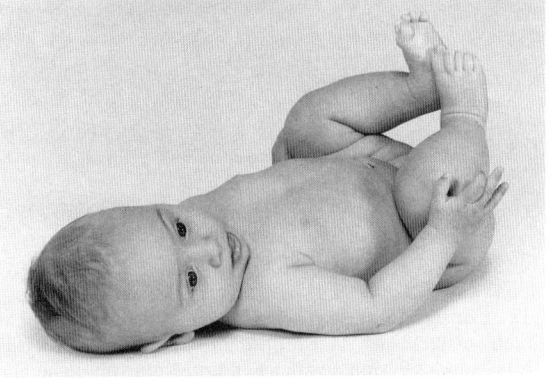

c

43

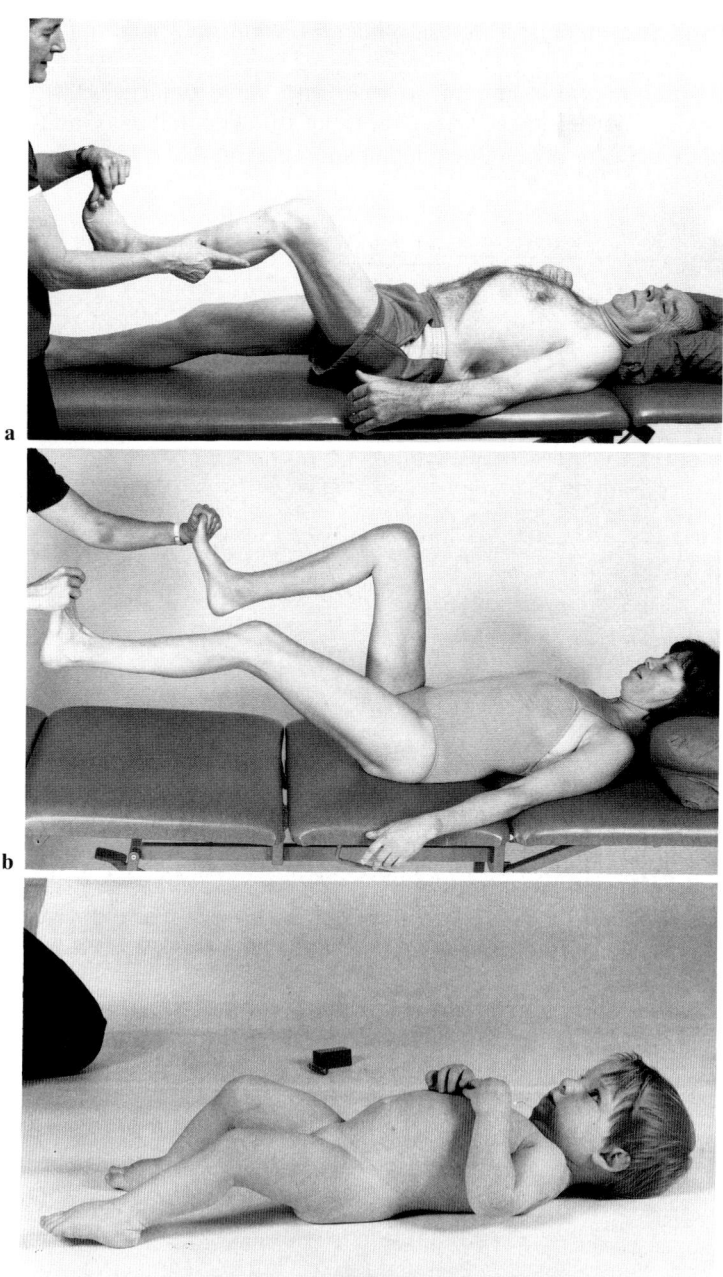

a

b

c

**Abb. 3.8 a–c.** Beugung im Hüftgelenk mit Extension der Lendenwirbelsäule. **a** Wenn der Patient das Hüftgelenk aktiv beugt, preßt er das gesunde Bein auf die Unterlage, um das Becken zu stabilisieren (linksseitige Hemiplegie). **b** Bei aktiver Flexion in beiden Hüftgelenken verstärkt sich die Lordose und der Bauch wölbt sich vor (rechtsseitige Hemiplegie). **c** Ein gesundes 9 Monate altes Kind zeigt eine ähnliche Haltung

44

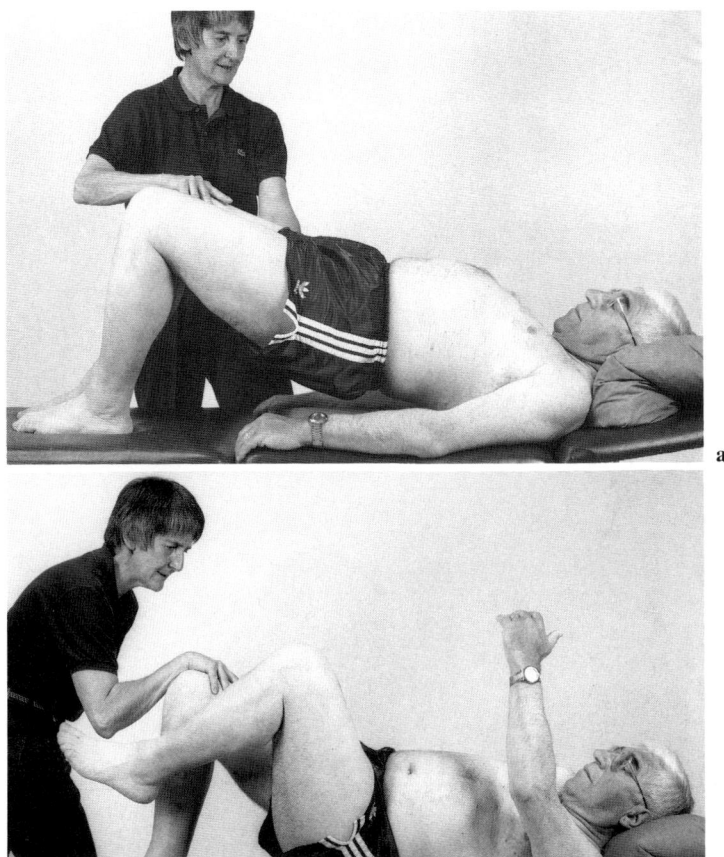

**Abb. 3.9. a** Der Patient streckt Hüfte und Wirbelsäule, um eine Brücke zu machen. **b** Wenn er den gesunden Fuß anhebt, sinkt das Becken auf der gleichen Seite auf Grund der ungenügenden Bauchmuskelaktivität ab (rechtsseitige Hemiplegie)

naten dieselbe Bewegung oft zu beobachten, wenn er, auf dem Boden liegend, mit dem Popo auf- und abfedert. Sobald der Patient jedoch den Fuß der gesunden Seite in die Luft hält, wird das Bein zum „Tentakel", das durch die Bauchmuskeln gehalten werden müßte. Das Becken kann nicht in der Schwebe gehalten werden und sinkt auf der gesunden Seite ab (Abb. 3.9 b). Ohne ausreichenden Tonus und adäquate Anspannung können die schrägen Bauchmuskeln die Brücke nicht von oben her stabilisieren.

Dreht sich der Patient auf die Seite, kann er seinen Kopf nicht ausreichend gegen die Schwerkraft anheben, die Kopfstellreaktion bleibt ungenügend. Denn die Lateralflexion des Halses, durch die das Gewicht des Kopfes als Voraussetzung für eine adäquate Ausrichtung übernommen wird,

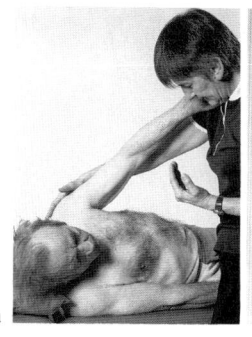
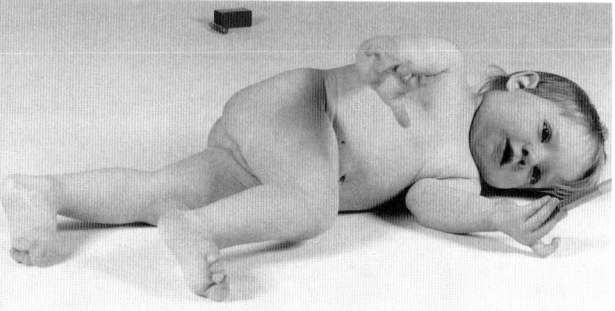

a

b

**Abb. 3.10. a** Dreht sich der Patient auf die gesunde Seite, werden die Rippen – bei fehlender Fixation durch die Bauchmuskeln – nach oben gezogen, anstatt daß der Kopf angehoben wird (linksseitige Hemiplegie). **b** Ein 9 Monate altes Kind läßt seinen Kopf noch auf dem Boden liegen, wenn es sich umdreht, um nach etwas zu greifen

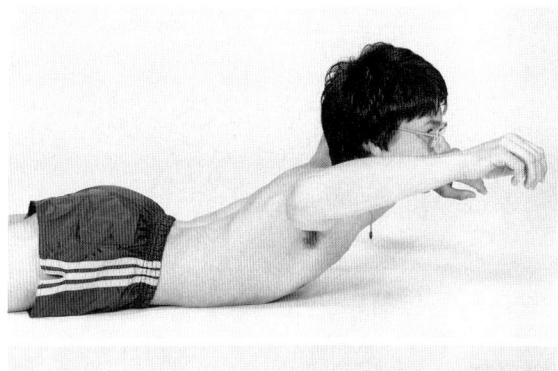

a

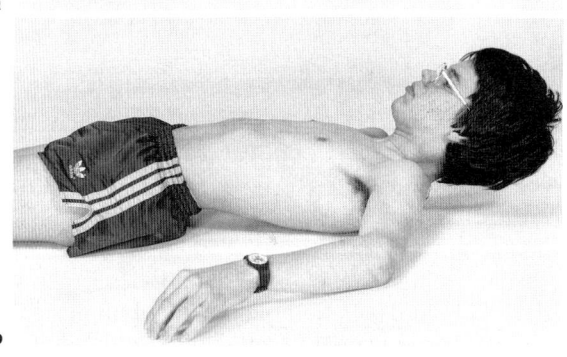

b

**Abb. 3.11. a** In Bauchlage kann der Patient Kopf und Schultern mit Hilfe der Extensoren anheben (linksseitige Hemiplegie). **b** In Rükkenlage jedoch kann er den Rumpf nicht beugen, um sich aufzusetzen (linksseitige Hemiplegie)

hängt von einer stabilen Verankerung am Thorax ab. Ohne Gegenhalt von seiten der Bauchmuskeln werden jedoch die Rippen nach oben gezogen und nicht der Kopf angehoben (Abb. 3.10a). Wenn der Säugling sich auf die Seite zu drehen beginnt, um einen Gegenstand zu ergreifen, wird sein Kopf anfangs noch aus demselben Grund auf dem Boden liegen bleiben (Abb. 3.10b).

46

### 3.4.3 Schwierigkeiten, vom Liegen zum Sitzen zu kommen

Auf der Basis der primitiven, d.h. entwicklungsgeschichtlich frühen Extensoraktivität gelingt es dem Patienten, aus der Bauchlage Kopf und Schultern ohne Zuhilfenahme der Arme von der Unterlage abzuheben (Abb. 3.11 a). Aus der Rückenlage jedoch können sich viele Patienten nicht ohne Hilfe zum Sitzen aufrichten (Abb. 3.11 b).

Auch ein Säugling kann den im Verhältnis zu seinem Körper großen und schweren Kopf und die Schultern schon sehr früh anheben (Abb. 3.12 a); er vermag dies sogar, ohne sich auf die Ellbogen zu stützen (Abb. 3.12 b). Dagegen kann er sich nicht aufsetzen. Die Schwierigkeit liegt darin, daß er den Kopf noch nicht gegen die Schwerkraft gebeugt halten kann (Abb. 3.12 c). Es dauert einige Jahre, bis er das Bewegungsmuster eines Erwachsenen voll entwickelt hat.

Wenn der Patient sich mit Hilfe einer Therapeutin, die seine Hände hält, aufrichtet, hebt er die Arme, um so die besser verfügbaren Rückenextensoren

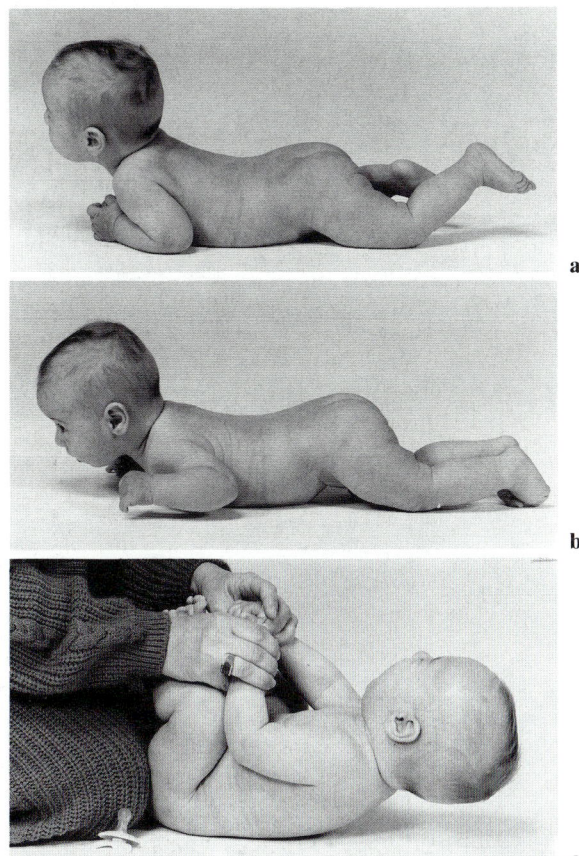

**Abb. 3.12 a–c.** In der normalen Entwicklung geht die aktive Extensorenkontrolle des Rumpfs der aktiven Flexorenkontrolle lange voraus. **a** Ein 3 Monate alter Säugling hebt den Kopf in Bauchlage. **b** Er kann Kopf und Schultern ohne Zuhilfenahme der Arme anheben. **c** Er kann jedoch den Rumpf nicht beugen, um sich hinzusetzen und die Beine nicht selektiv strecken

a

b

c

zu nutzen (Abb. 3.13 a). Er hat Mühe, das gelähmte Bein – als Gegenhalt – ausgestreckt liegenzulassen. Ebenso wird ein 10 Monate altes Baby die Arme hochnehmen, denn auch es hat eine bessere Kontrolle über die Rumpfextensoren als über die Rumpfflexoren. Auch seine Beine heben sich vom Boden ab, da es noch nicht über eine voneinander unabhängige Aktivierung von Rumpf und Gliedmaßen verfügt (Abb. 3.13 b).

Es fällt dem Patienten leichter, vom Stuhl aufzustehen, als sich vom Liegen aufzusetzen. Beim Aufstehen kann er die besser verfügbare Extensoraktivität des Rumpfs und der unteren Extremitäten einsetzen, für das Aufsetzen braucht er jedoch selektive Rumpfflexion (Abb. 3.14 a). Ein 9 Monate altes Kind umgeht oft das mühsame Sichaufsetzen an der Hand der Mutter; stattdessen zieht es die Beine an, streckt sich und stellt sich direkt auf (Abb. 3.14 b, c).

Ohne selektive Aktivierung von Rumpfflexion und gleichzeitiger Beinextension werden die Beine nicht am Boden liegen bleiben und der Patient kann sich auch mit Hilfe nicht aufsetzen (Abb. 3.15 a). Mit 10 Monaten kann das Kind zwar den Kopf anheben und halten, aber noch immer beugen sich

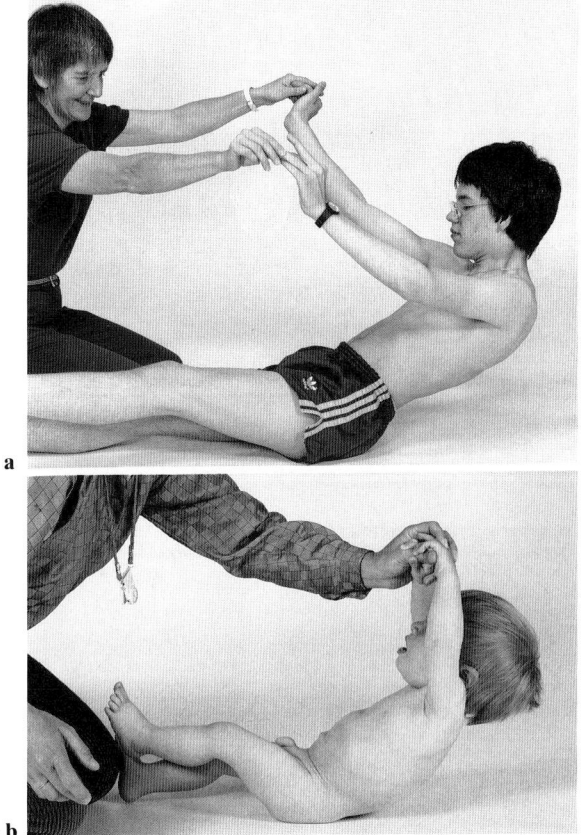

a

b

**Abb. 3.13 a, b.** Sich mit wenig Hilfe aufsetzen. **a** Die Therapeutin hält nur leicht die Hände des Patienten, um etwas Unterstützung zu geben. Die Arme werden übermäßig angehoben, da der Patient seine Extensoren aktiviert. Sein gelähmtes Bein hebt sich vom Boden ab (linksseitige Hemiplegie). **b** Auch ein 10 Monate altes Kind, dem die Mutter hilft, hebt seine Arme und kann seine Beine nicht auf dem Boden behalten

48

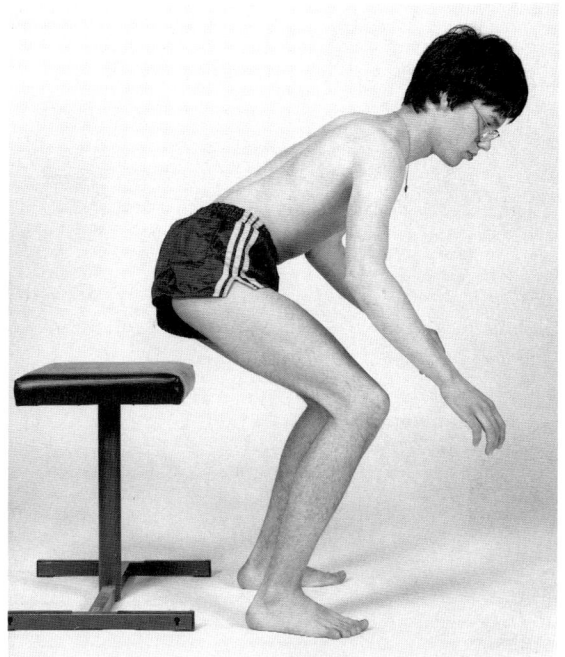

a

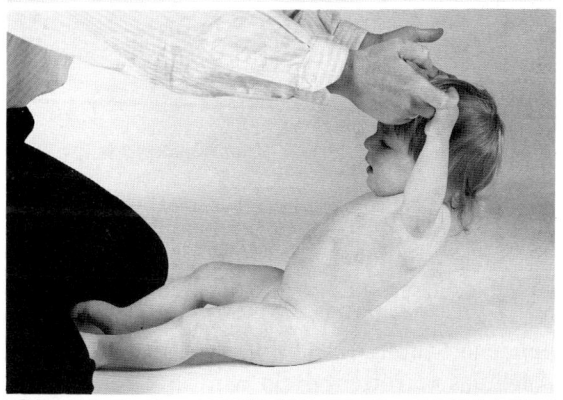

b

**Abb. 3.14 a–c.** Die Extensionsaktivität ist verfügbar, nicht jedoch die Flexionsaktivität. **a** Der Patient kann vom Sitzen aufstehen, hauptsächlich mit Hilfe der Rumpf- und Beinextensoren (vgl. mit Abb. 3.11 b; linksseitige Hemiplegie). **b** Das 9 Monate alte Mädchen versucht vergebens, sich mit Flexion aufzusetzen. **c** Sie stellt schnell die Beine an und kommt mit Hilfe ihrer Extensoren zum Stehen

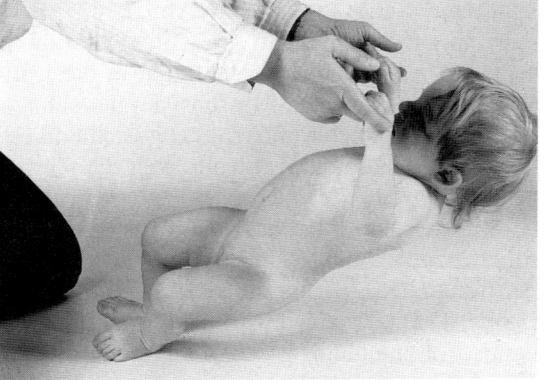

c

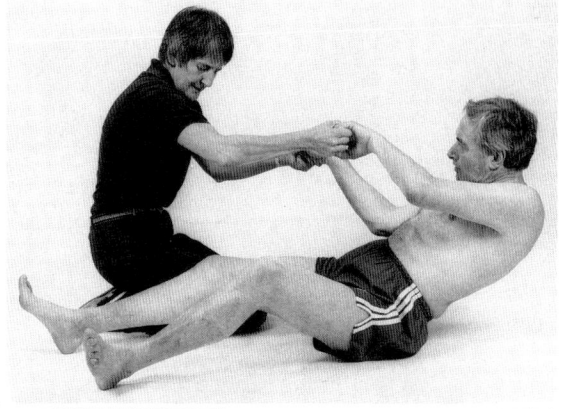

a

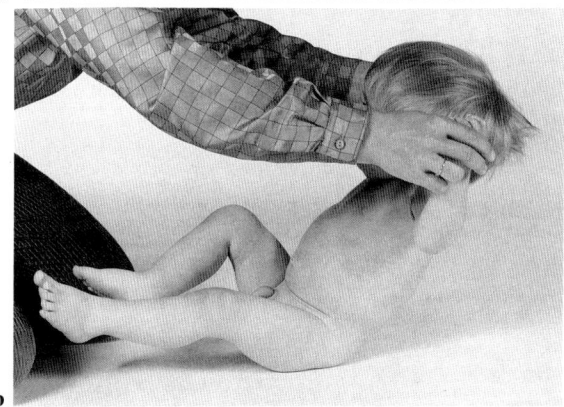

b

**Abb. 3.15. a** Dem Patienten fällt das Aufsetzen auch dann schwer, wenn die Therapeutin an seinen Armen zieht. Er kann das gelähmte Bein nicht selektiv strecken, während er den Rumpf beugt (linksseitige Hemiplegie). **b** Ein 10 Monate altes Kind hat dieselben Schwierigkeiten

die Beine und heben vom Boden ab (Abb. 3.15 b). Versucht der Patient, sich so aufzusetzen, daß er mit der hemiplegischen Seite die Rotation einleitet, dann zieht der Arm kräftig in das spastische Beugemuster und die damit verbundene Schulterretraktion wirkt widersinnig auf die Rotationsbewegung. Auch das betroffene Bein wird in Flexion gezogen und manchmal von der Unterlage völlig abgehoben (Abb. 3.16 a). Ein 20 Monate altes Kind setzt sich in der Regel nicht über die Rotation auf. Wenn es dies dennoch versucht, werden auch seine Beine in die Luft gehoben und manchmal ist eine der spastischen Massensynergie sehr ähnliche Stellung zu sehen (Abb. 3.16 b). Auch sein Arm beugt sich und es kann die Schulter nicht nach vorne bringen, da die Kontrolle über die schrägen Bauchmuskeln noch nicht genügend entwickelt ist.

Sogar wenn der Patient beim Aufsitzen mit der gesunden Seite nach vorne rotiert, tendiert das gelähmte Bein dazu sich zu beugen, trotz der bewußten Anstrengung, das Knie gestreckt und den Fuß auf der Unterlage zu halten (Abb. 3.17 a). Diese Schwierigkeit persistiert auch dann noch, wenn der Patient schon unabhängig gehen kann; das Gangmuster zeigt nach wie vor die

50

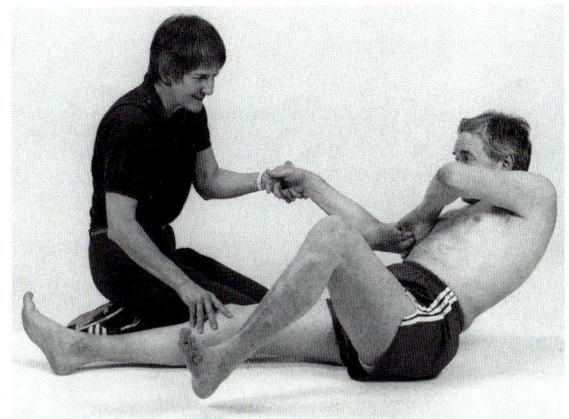

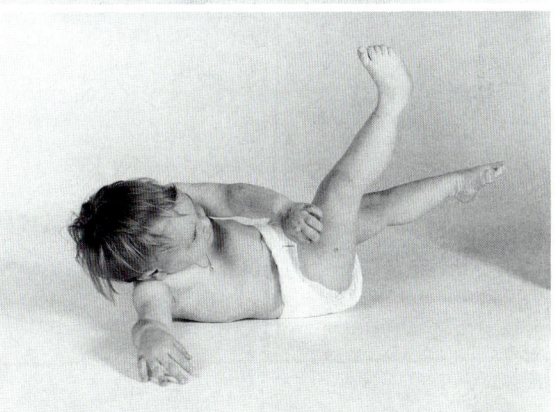

**Abb. 3.16 a, b.** Rumpfflexion mit Rotation ist noch schwieriger. **a** Der Patient kann seinen Rumpf nicht beugen und zur gesunden Seite drehen, wenn er sich vom Liegen aufzusetzen versucht. Sowohl der Arm als auch das Bein der paretischen Seite ziehen kräftig in Flexion (linksseitige Hemiplegie). **b** Auch einem gesunden 20 Monate alten Kind gelingt diese Bewegung noch nicht. Die Beine zeigen totale synergistische Muster

abnormen Züge. Ein 3jähriges Kind kann seine Beine nicht gestreckt und flach auf dem Boden halten, wenn es sich über die Rotation aufrichtet (Abb. 3.17 b). Es sei daran erinnert, daß es in diesem Alter zwar schon umherrennen kann, daß es aber erst mit 7 Jahren das Gangbild des Erwachsenen entwickelt hat (Okamoto 1973).

Bei einem Patienten, dem es Schwierigkeiten bereitet, sich über die Rotation aufzusetzen und gleichzeitig das Bein selektiv zu strecken, sind mit Sicherheit auch beim Gehen Probleme entsprechender Art zu beobachten (Abb. 3.18 a, b).

### 3.4.4 Schwierigkeiten beim Sitzen

Der Patient sitzt gewöhnlich mit mehr oder weniger rundem Rücken, den Nacken überstreckt (Abb. 3.19 a). Diese Haltung ist nicht, wie oft irrtümlich angenommen wird, Ausdruck einer Rumpfextensorenschwäche (Abb. 3.19 b); vielmehr nimmt der Patient ohne adäquate Bauchmuskelaktivität und mit ex-

51

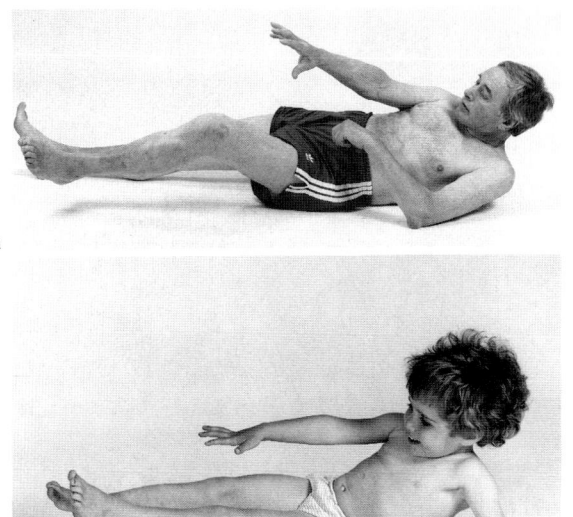

a

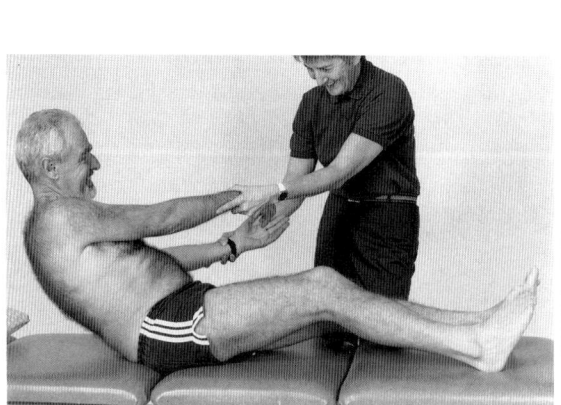

b

**Abb. 3.17. a** Selbst wenn
der Patient zur hemiplegischen Seite rotiert, kann er
sich nicht aufsetzen; er kann
nicht gleichzeitig das gelähmte Bein strecken und
den Rumpf beugen (linkssei-
tigen Hemiplegie). **b** Ein gesundes 3jähriges Kind kann
sich nicht mit Rotation aufsetzen, ohne die Arme zu
Hilfe zu nehmen

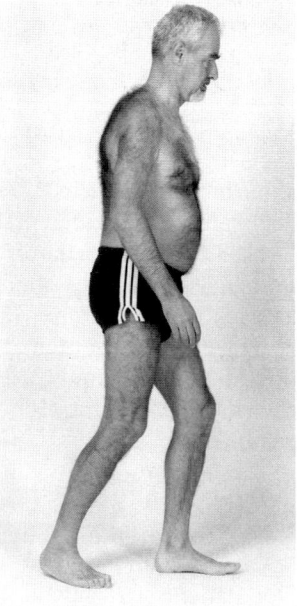

a                                                    b

**Abb. 3.18. a** Ein Patient, der bereits lange Strecken ohne Hilfen gehen kann, hat immer
noch Schwierigkeiten, seinen Rumpf zu beugen und zur gesunden Seite zu rotieren (rechtsseitige Hemiplegie). **b** Sein Gangbild zeigt ähnliche Probleme

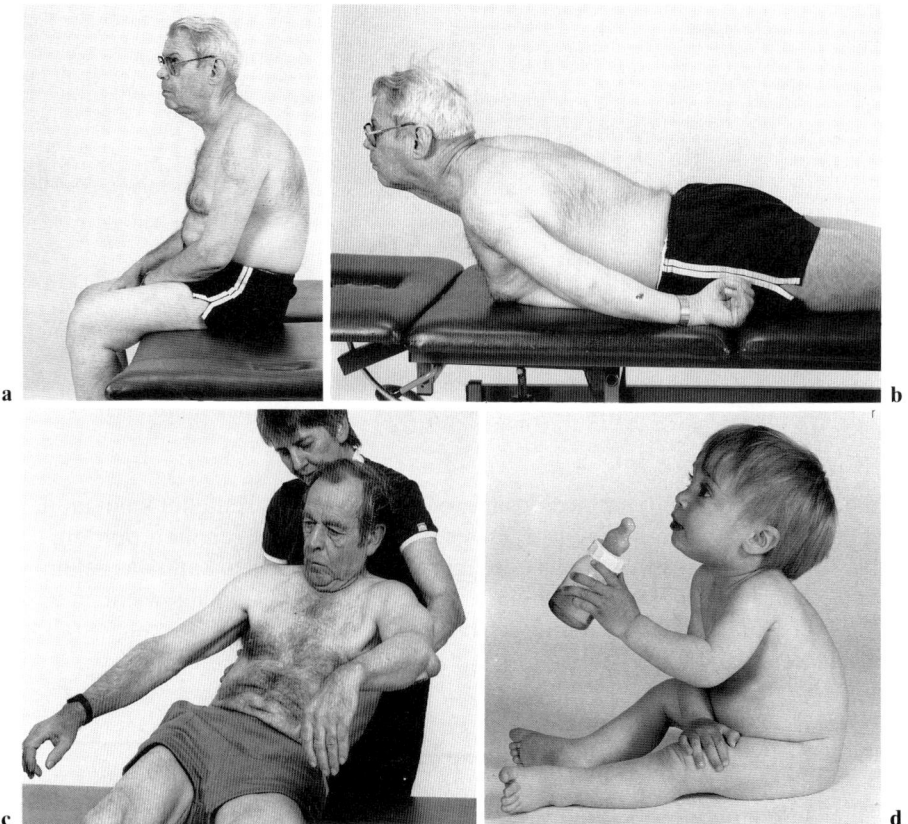

a

b

c

d

**Abb. 3.19 a–d.** Typische Sitzhaltung. **a** Der hemiplegische Patient sitzt mit Extension in den Hüftgelenken, kyphotischem Rücken und überstreckter Halswirbelsäule (linksseitige Hemiplegie). **b** Es wäre ein Irrtum anzunehmen, daß seine Rumpfextensoren zu schwach seien. **c** Die kyphotische Haltung verhindert, daß er nach hinten fällt (linksseitige Hemiplegie). **d** Ein 10 Monate altes Kind nimmt dieselbe Haltung ein, damit es nicht nach hinten umfällt, da es noch zu wenig Bauchmuskelkontrolle hat

tendierter Hüfte im Sitzen diese Ausgleichshaltung ein, um nicht nach hinten zu fallen, was er sonst unweigerlich tun würde (Abb. 3.19 c).

Mit 10 Monaten sitzt auch ein Kind mit rundem Rücken, obwohl es in diesem Alter prächtige Rückenextensoren hat (Abb. 3.19 d); auf diese Weise bringt es sein Gewicht nach vorne. Denn es verfügt weder über genügend Bauchmuskelaktivität, die verhindern würde, daß es nach rückwärts fällt, noch über die protektive Armextension nach hinten, wenn es fallen würde. Es kann aber auch die Beine so placieren, daß diese eine stabile Basis bilden, auf der es sich, ohne Gefahr umzufallen, aufrichten kann (Abb. 3.20).

Durch den Verlust der selektiven Rumpfkontrolle sind alle Gleichgewichtsreaktionen im Sitzen beeinträchtigt. Wird das Gewicht des Patienten zur Seite verlagert, kann er den Kopf nicht ausrichten, da die Bauchmuskeln

53

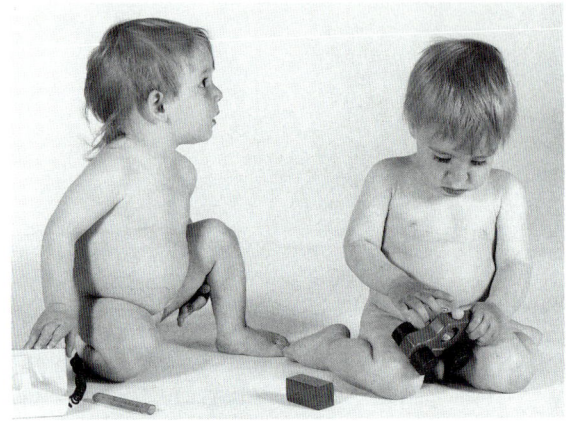

**Abb. 3.20.** Kinder im Alter von 9 und 10 Monaten finden Stellungen, die es ihnen ermöglichen, aufrecht zu sitzen ohne umzufallen

die Rippen nicht unten halten können. Der Rumpf als Tentakel kann an der dem Zug der Schwerkraft entgegengesetzten Seite nicht gehalten werden, da bei Lateralflexion alle Bauchmuskeln involviert sind. Auch kann das gelähmte Bein nicht abduziert und extendiert werden, um als Gegengewicht zu wirken, da ihm das Becken ohne die fixierenden Bauchmuskeln keine stabile Verankerung bietet.

### 3.4.5 Schwierigkeiten, vom Sitzen aufzustehen

Der Bewegungsablauf beim Aufstehen ist unphysiologisch, da der Patient nicht über die erforderliche selektive Aktivität von Bein und Rumpf verfügt (s. Abb. 7.4, 7.5 u. 7.9). Zwangsläufig geht er dann auch die folgenden ersten Schritte nicht normal (Davies 1985).

### 3.4.6 Schwierigkeiten beim Stehen

Hat der Patient keine oder ungenügende Bauchmuskelkontrolle, um den langen Hebelarm des Rumpfs gegen die Schwerkraft zu halten, würde er ohne Hilfestellung nach hinten fallen, wenn er den Rücken und die Hüften gleichzeitig streckt (Abb. 3.21 a). Ein 9 Monate altes Baby hält sich beim Stehen aus demselben Grund an etwas (Abb. 3.21 b) oder an jemandem fest. Es ist interessant zu sehen, daß in diesem Entwicklungsstadium die Knie noch überstreckt werden. Um das Becken aufzurichten und die Hüften zu strecken, bedarf es der Bauchmuskelaktivität. Beim Kind sorgt die verstärkte Lordose der Lendenwirbelsäule dafür, daß der Schwerpunkt vorne bleibt.

Der Patient muß, um sein Gewicht genügend weit nach vorne zu bringen, eine abnorme Haltung einnehmen. Oft beugt er Hüften und Knie, was auch

54

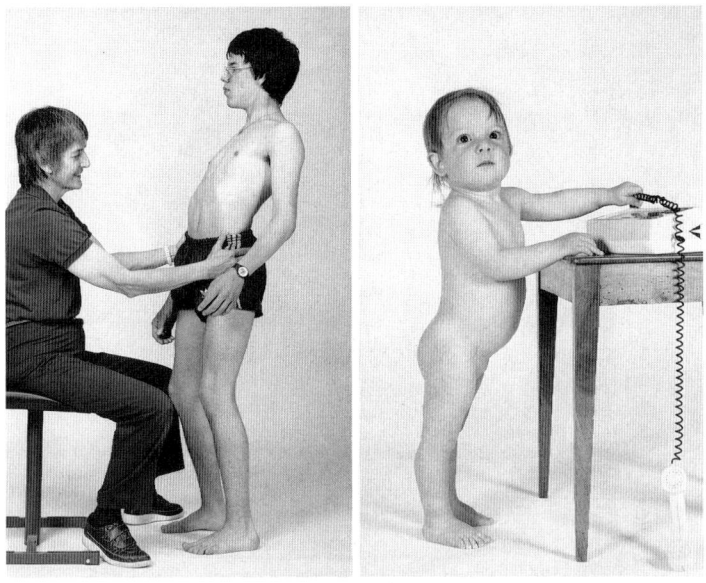

a                                                                    b

**Abb. 3.21 a, b.** Hüftextension erfordert Anspannung der unteren Bauchmuskeln. **a** Ein Patient mit geringer Bauchmuskelkontrolle. Er streckt die Hüftgelenke, fiele aber nach hinten, wenn er nicht gehalten würde (linksseitige Hemiplegie). **b** Ein 9 Monate altes Kind steht nur, wenn es sich irgendwo festhalten und sein Gewicht vorne abfangen kann. Die Knie sind überstreckt

bei einem 10–11 Monate alten Kind zu sehen ist, wenn es sich nicht festhält oder gehalten wird (Abb. 3.22 a, b). Wird die mangelnde Bauchmuskelkontrolle durch „etwas, an dem man sich festhalten kann" kompensiert, dann ist beim Patienten und beim Kleinkind die Hyperextension im Kniegelenk zu beobachten, wobei dann der Rumpf etwas mehr aufgerichtet werden kann (Abb. 3.22 c, d).

Alternativ ist beim Patienten im Stehen und vor allem beim Gehen eine kompensatorisch verstärkte Kyphose der Brustwirbelsäule (Abb. 3.23 a) zu erkennen. Mit derart nach vorn gebeugter thorakaler Wirbelsäule gerät das Gewicht nicht so weit hinter das Zentrum der Schwerkraft. Normalerweise „liegt das Zentrum des Auflagedrucks im Stehen leicht variierend etwas vor der vertikalen Projektion des Schwerpunkts (Murraye et al. 1975). Hellebrandt (Hellebrandt 1938; Hellebrandt et al. 1938, 1940; Hellebrandt und Braun 1939) berichtete, daß die vertikale Projektion des Schwerpunkts im Mittel 5 cm vor dem lateralen Malleolus liegt. Beim Patienten gerät jedoch der Schwerpunkt üblicherweise zu weit nach hinten, entweder bedingt durch den Hypertonus der Plantarflexoren des Fußes oder durch die aktive Plantarflexion des Fußes als Teil der Extensionssynergie im Bein bei Übernahme des Gewichts oder durch die Furcht, nach vorne zu fallen, weil er nicht über adäquate Schutzreaktionen verfügt. Ein Kind von 3 Jahren steht in ähnlicher Weise: die BWS in verstärkter Kyphose, die LWS in verstärkter Lordose

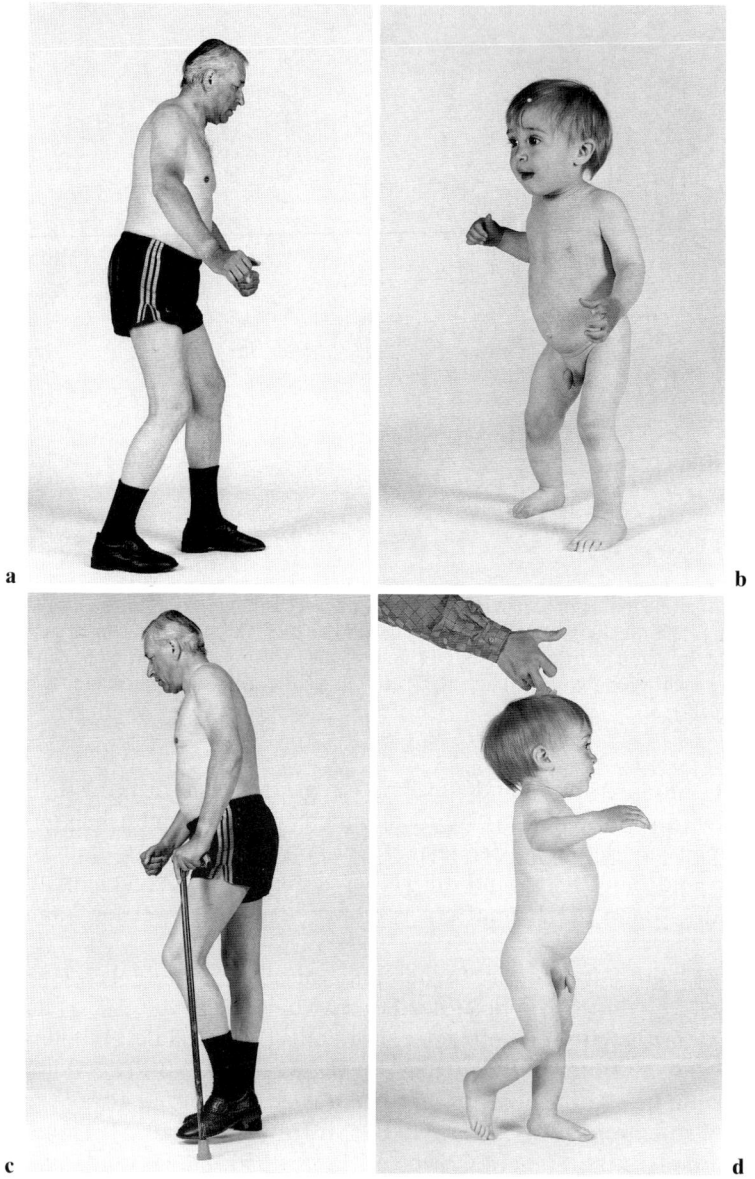

a                                                           b

c                                                           d

**Abb. 3.22 a–d.** Gehen ohne ausreichende Rumpfkontrolle. **a,b** Um nicht nach hinten zu fallen, beugen sowohl der Patient (**a**) (rechtsseitige Hemiplegie) als auch ein 11 Monate altes Kind (**b**) die Knie- und Hüftgelenke. Beide beugen Arme und Hände, um die ungenügende Rumpfstabilität zu kompensieren. **c** Mit Unterstützung ist mehr Extension möglich (rechtsseitige Hemiplegie), **d** dem kleinen Jungen genügt ein Finger als Halt

56

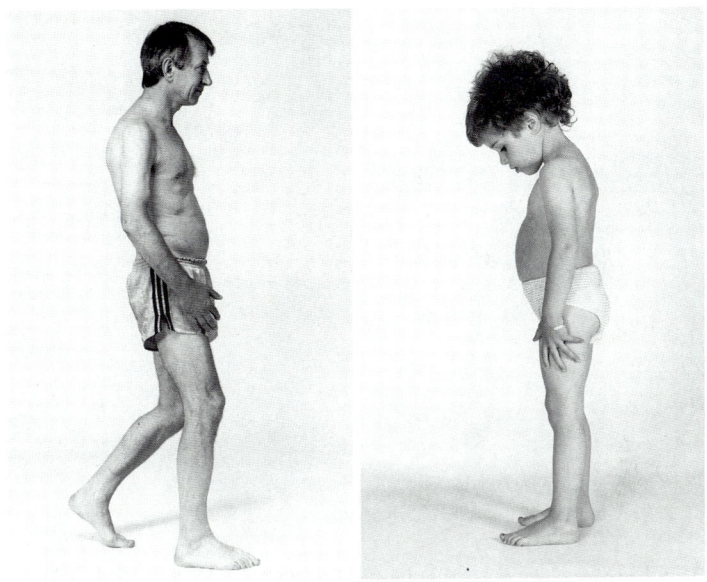

**Abb. 3.23 a, b.** Flexion der Brustwirbelsäule hält das Gewicht vorne. **a** Der Patient geht mit typischer Kyphose (rechtsseitige Hemiplegie). **b** Ein 3jähriges Mädchen in ähnlicher Haltung

(Abb. 3.23 b). Die Hyperlordosierung verschwindet im allgemeinen erst, wenn viele Jahre später die Bauchmuskelaktivität voll entwickelt ist.

### 3.4.7 Schwierigkeiten beim Gehen

#### 3.4.7.1 Die Standphase

Der Patient kann sein Gewicht nicht weit genug über das hemiplegische Bein verlagern. Er macht deshalb mit dem gesunden Bein einen ziemlich schnellen, kurzen Schritt und kommt mit dem Fuß deutlich seitwärts versetzt auf, gleichsam als protektiven Schritt, um die Balance wiederzugewinnen (Abb. 3.24 a). Ein 9 Monate altes Kind, das vergnügt an der Hand geht, hat ein ähnliches Gangmuster (Abb. 3.24 b).

Ein Patient mit inaktiven unteren Bauchmuskeln wird die Knie überstrekken, da das Becken nicht aufgerichtet und die Hüfte nicht gestreckt wird (Abb. 3.25 a). Dasselbe geschieht bei einem 9 Monate alten Kind, wenn es mit Unterstützung steht oder geht (Abb. 3.25 b). Wenn die Aktivierung der unteren Bauchmuskeln nicht sorgfältig und exakt zusammen mit selektiver Extension der unteren Gliedmaßen trainiert wird, muß das Knie bei Übernahme des Gewichts, z. B. in der Standphase des Gehens, überstreckt werden. In der von Knutsson und Richards (1979) durchgeführten Studie wurde „bei allen hemiplegischen Patienten, mit nur einer Ausnahme, die Überstreckung des Kniegelenks beim Gehen beobachtet".

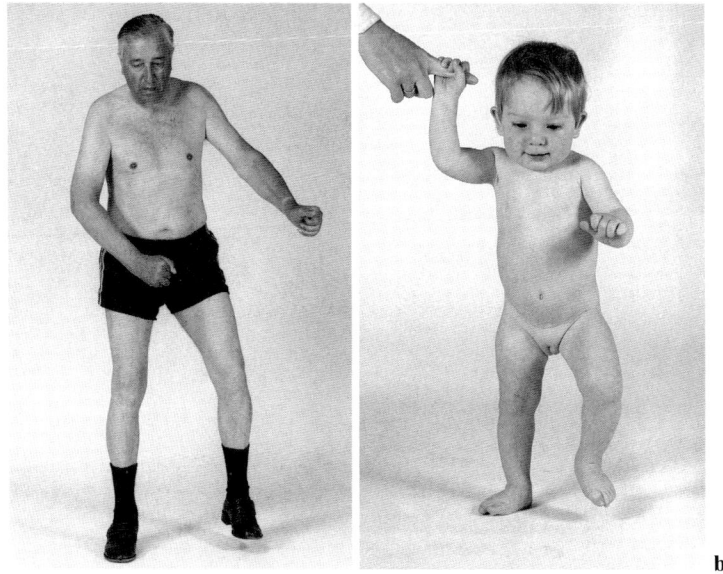

a                                                          b

**Abb. 3.24 a, b.** Das Gewicht kann nicht seitlich verlagert werden. **a** Der Patient macht mit dem gesunden Bein einen schnellen kurzen Schritt zur Seite. **b** Ein 9 Monate altes Kind muß sich noch festhalten und geht auch etwas breitspurig. Arme und Hände werden gebeugt

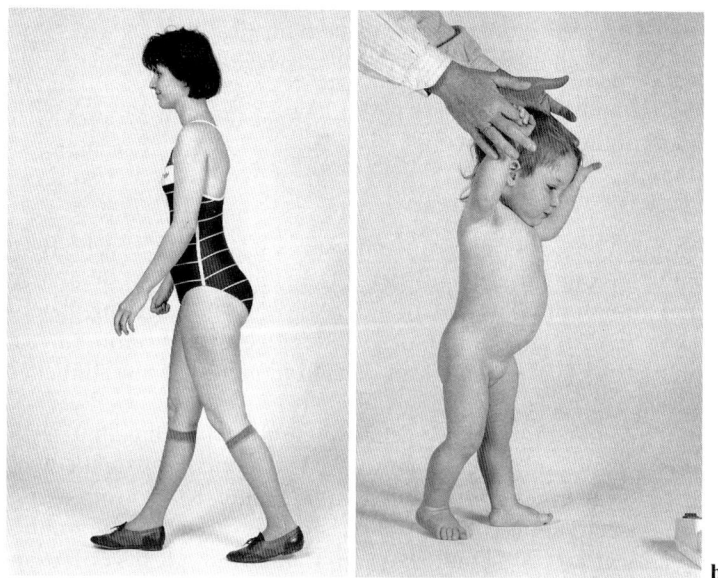

a                                                          b

**Abb. 3.25 a, b.** Das Knie wird in der Standphase auf Grund unzureichender Funktion der unteren Bauchmuskeln überstreckt. **a** Das Becken bleibt nach vorne gekippt, die Hüfte wird nicht gestreckt (rechtsseitige Hemiplegie). **b** Typisches Gangmuster im Alter von 9 Monaten

58

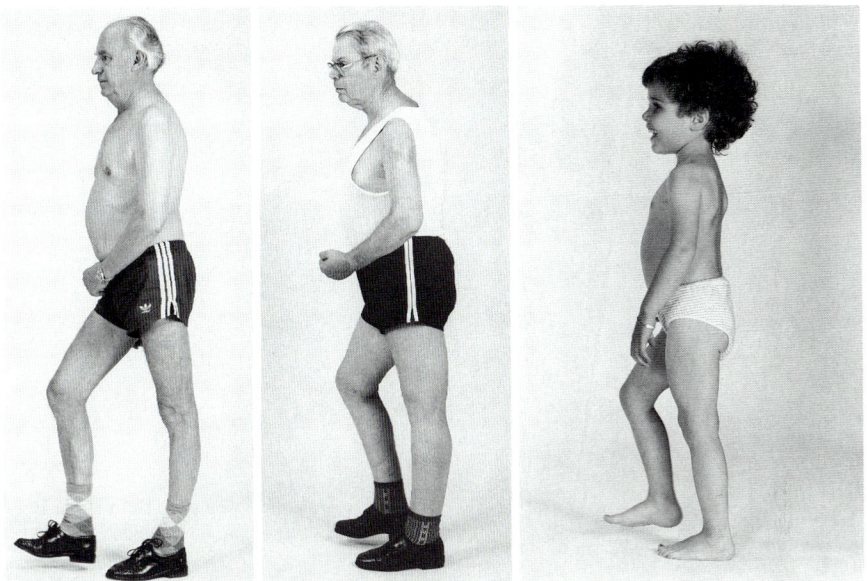

a                                                  b, c

**Abb. 3.26 a–c.** Das gesunde Bein schwingt nicht reaktiv nach vorne, wenn das Gewicht zu weit hinten bleibt. **a** Überstrecktes Knie auf der hemiplegischen Seite mit Plantarflexion des Fußes (linksseitige Hemiplegie). **b** Das gesunde Bein wird aktiv in die Schwungphase gehoben (linksseitige Hemiplegie). **c** Das 3jährige Kind hebt sein Bein aktiv für den Schritt nach vorne

Dieses Problem ist häufig auch bei Patienten zu beobachten, die unabhängig und sicher ohne irgendeine Art von Hilfsmittel gehen. Bei überstrecktem Knie wird das Fußgelenk nie voll dorsalflektiert, wodurch fast unvermeidlich der Hypertonus in den Plantarflexoren verstärkt wird. Daraus kann leicht eine Verkürzung der Achillessehne resultieren. Als Folge der Rückwärtsbewegung des Knies in der Standphase muß die Schwungphase des gesunden Beins, die beim normalen Gehen reaktiv folgt, aktiv eingeleitet werden. Der Patient muß die Hüfte und das Knie beugen, um den Fuß nach vorne zu bringen, die Schrittlänge ist erheblich verkürzt, der Energieaufwand erhöht (Abb. 3.26 a, b). Da mit dem Knie auch die Hüfte in die Rückwärtsbewegung einbezogen ist, bringt der Patient sein Becken nicht über das betroffene Bein nach vorne; das Gewicht verharrt hinter dem Standbein, anstatt nach vorne verlagert zu werden. Ein 3jähriges Kind zeigt ein ähnliches Gangbild ohne Abstoßreaktion und mit aktiv eingeleiteter Schwungphase (Abb. 3.26 c).

### 3.4.7.2 Die Schwungphase

Sobald das Becken auf der hemiplegischen Seite nicht mehr durch das Bein von unten gestützt wird, sinkt es seitlich ab, da es nicht von oben, von den Lateralflexoren des Rumpfs gehalten wird.

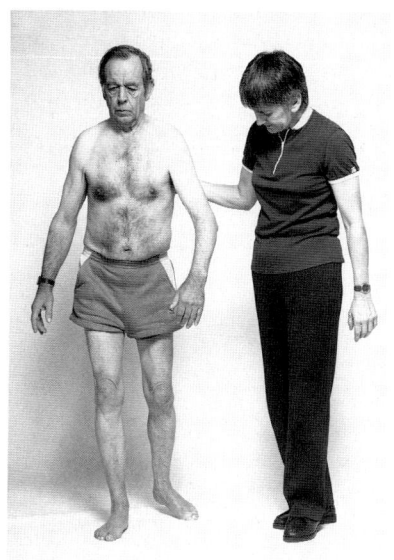

**Abb. 3.27.** Das hemiplegische Bein ist zu Beginn der Schwungphase noch belastet (linksseitige Hemiplegie)

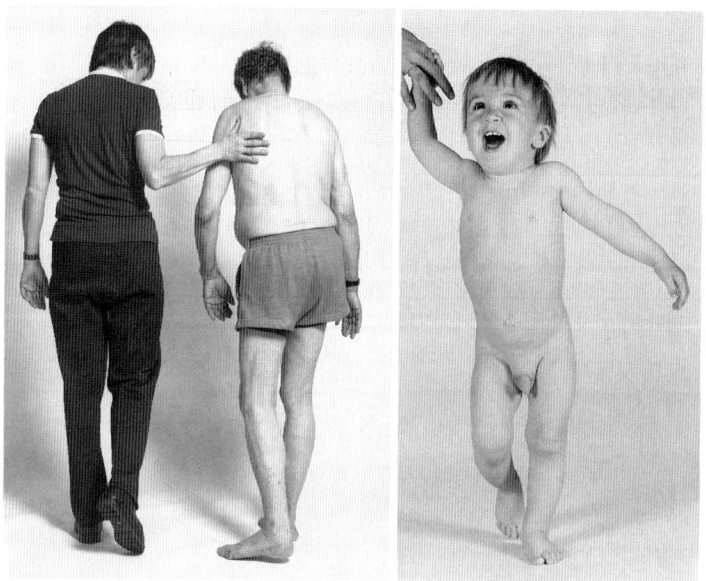

a                                                                          b

**Abb. 3.28 a, b.** Seitliche Verschiebung des Beckens über das belastete Bein, um die ungenügende Lateralflexion des Rumpfs zu kompensieren. **a** Ein Patient unmittelbar vor dem Schritt mit dem betroffenen Bein (linksseitige Hemiplegie). **b** Ein 10 Monate altes Kind

Das Bein erscheint zu lang und trägt bei der Einleitung der Schwungphase noch Gewicht (Abb. 3.27). Oft wird zusätzlich der Extensortonus durch eine positive Stützreaktion verstärkt, was die initiale Hüft- und Knieflexion erschwert, wenn nicht unmöglich macht. Der Patient wird zwangsläufig kompensatorische Mechanismen einsetzen, um das gelähmte Bein nach vorne zu bringen:

–  Er verschiebt das Becken seitlich zu weit über das gesunde Bein und adduziert folglich bei der Vorwärtsbewegung (Abb. 3.28a). Auch ein 10 Monate altes Kind verschiebt das Becken noch seitlich (Abb. 3.28b).
–  Entsprechend der Schwierigkeit, die thorakale Wirbelsäule zu stabilisieren, kann der Patient das Gewicht nicht über das gesunde Bein transferieren; er benutzt folglich ein Massenflexionsmuster, um mit dem hemiplegischen Bein einen Schritt vorwärts zu machen. Der Rumpf beugt sich bei seinem Bemühen, das Becken hochzuziehen, begleitet von einer Retraktion der gelähmten Seite und er zirkumduziert die Hüfte, um das Bein nach vorne zu bringen (Abb. 3.29a). Ein 9 Monate altes Kind benutzt ein ähnliches Manöver, um seinen Fuß vom Boden zu heben, ohne das Gewicht über das Standbein zu bringen (Abb. 3.29b).
–  Manche Patienten stellen sich auf der gesunden Seite auf die Fußspitze, um für das gelähmte Bein Höhe zu gewinnen. Weder die fehlende aktive Dorsalflexion im Fußgelenk, noch die fehlende Kniebeugung machen das

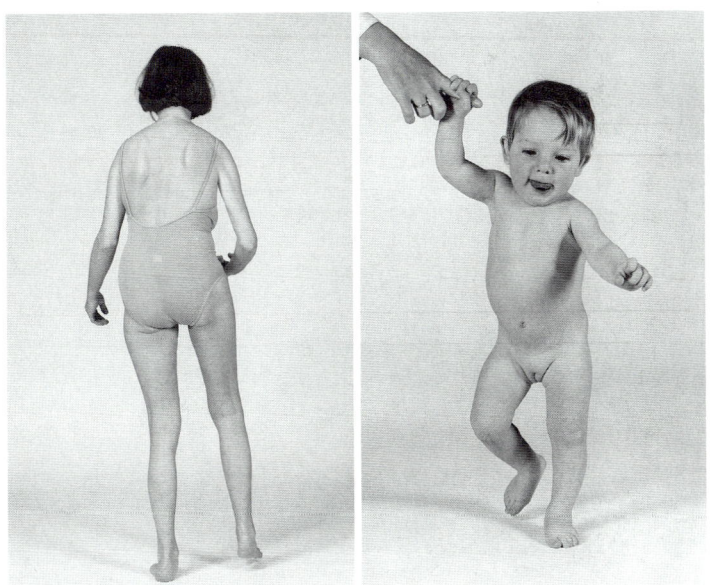

a                                                   b

**Abb. 3.29 a, b.** Das Becken wird hoch- und zurückgezogen, die Hüfte zirkumduziert. **a** Eine Patientin, die ihr gelähmtes Bein nach vorne bringt (rechtsseitge Hemiplegie). **b** Ein 9 Monate altes Kind mit dem gleichen Muster

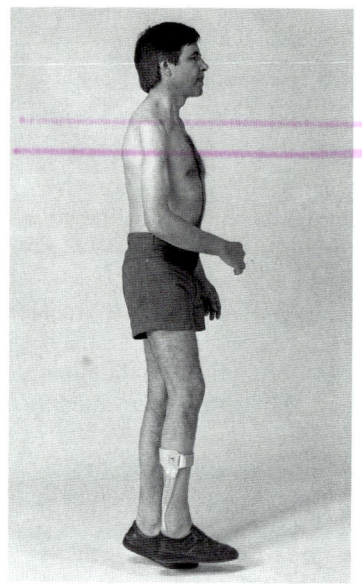

**Abb. 3.30.** Der Patient hebt sich auf der gesunden Seite auf die Fußspitze, um den gelähmten Fuß vom Boden abheben zu können (rechtsseitige Hemiplegie)

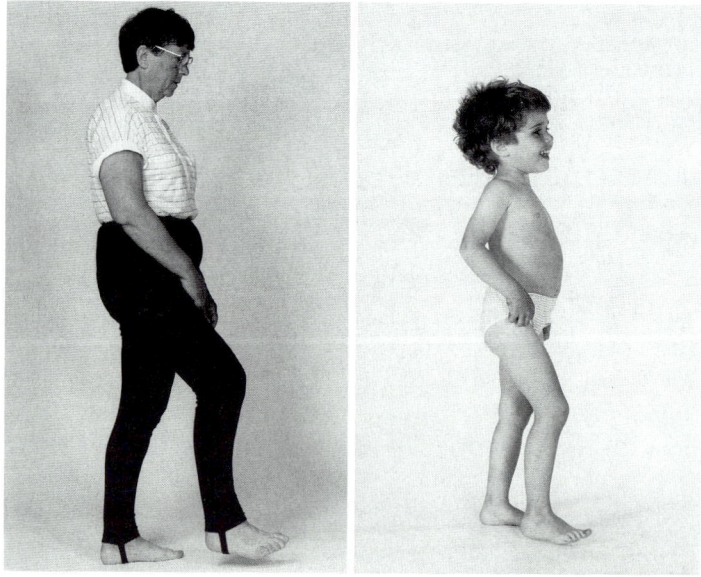

a                                                                                      b

**Abb. 3.31 a, b.** Aktive Flexion des Beins in der Schwungphase. **a** Die Patientin setzt ihr Bein im totalen Flexionsmuster nach vorne und kann folglich am Ende dieser Schwungphase das Knie nicht strecken (rechtsseitige Hemiplegie). **b** Ein 3jähriges Kind beugt noch das Bein aktiv für den Schritt nach vorne

Bein „zu lang", sondern es liegt am Becken, das auf der betroffenen Seite absinkt und von den als Lateralflexoren wirkenden Bauchmuskeln nicht von oben gehalten wird (Abb. 3.30).

– Durch die Anstrengung, das Bein aktiv anzuheben, um es vorwärts zu bewegen, zieht der Arm in das spastische Flexionsmuster. Während aktiver Beugung des Beins in einer Massensynergie kann der Patient am Ende der Schwungphase das Knie nicht strecken, um die Ferse weit genug für eine normale Schrittlänge nach vorne zu bringen. Oft ist als Komponente des totalen Flexionsmusters die Supination des Fußes zu beobachten, was die Gefahr in sich birgt, daß der Patient sich das Fußgelenk verstaucht (Abb. 3.31 a). Ein Kind geht noch im Alter von 3 Jahren mit aktiver Schwungphase (Abb. 3.31 b).

### 3.4.7.3 Langsames, angestrengtes und breitbeiniges Gehen

Der Patient geht breitbasig, da eine schmale Spurbreite viel mehr stabilisierende Rumpfaktivität erfordert. Dementsprechend ist die Geschwindigkeit der Vorwärtsbewegung reduziert, da der Fuß zur Seite anstatt vorwärts gesetzt wird. „Verglichen mit normalen Personen gleichen Alters geht der Hemiplegiker langsamer, da er kürzere Schritte in der Längsrichtung und weniger Schritte in der Minute macht" (Dettmann et al. 1987).

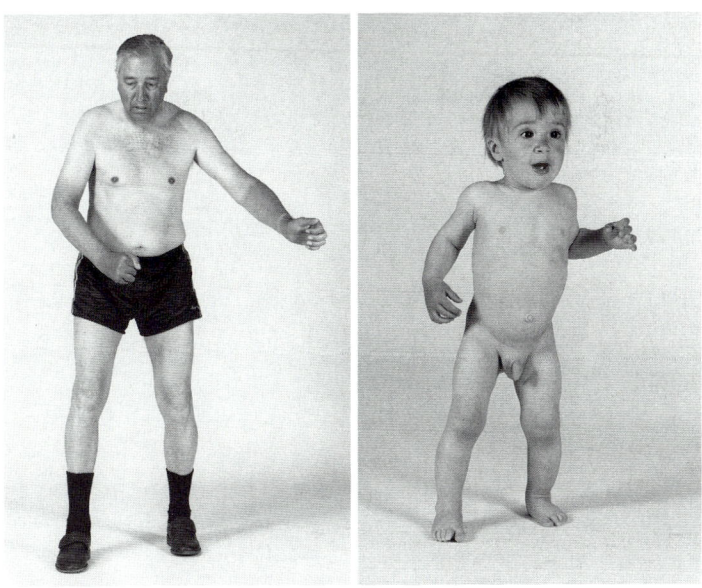

a                                                                                    b

**Abb. 3.32 a, b.** Breitbasiger Gang. **a** Der Patient setzt den Fuß mehr zur Seite als nach vorne; die Schrittlänge ist erheblich verkürzt (rechtsseitige Hemiplegie). **b** Ein 11 Monate altes Kind, das die ersten selbständigen Schritte macht, geht ebenso breitbeinig. Beide kompensieren mit den Armen die mangelnde Rumpfstabilität

63

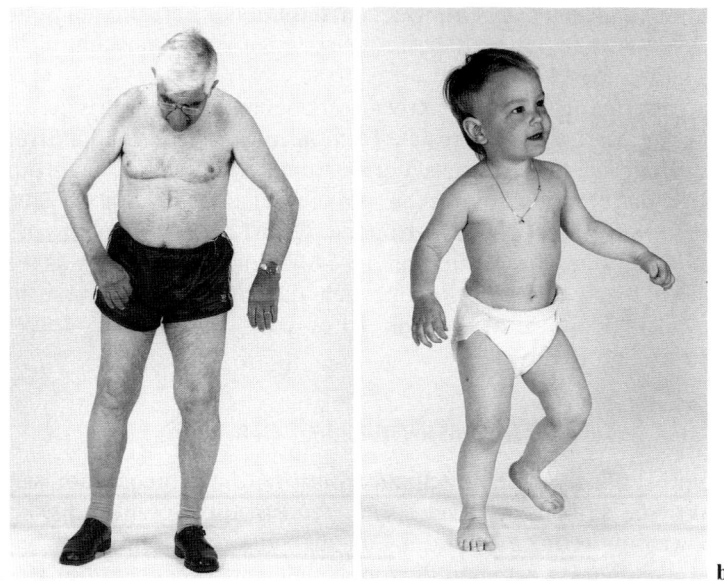

a      b

**Abb. 3.33 a, b.** Kopf und Schultern werden zum Ausgleich für die unzureichende Rumpf-kontrolle fixiert gehalten. **a** Der Patient zieht die Schultern hoch und sieht vor sich auf den Boden. **b** Auch das 20 Monate alte Kind spannt seine Schultern und Arme an

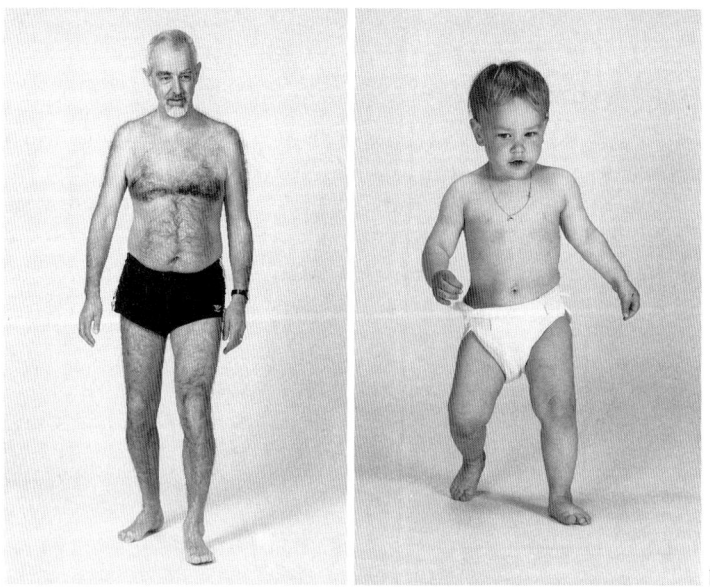

a      b

**Abb. 3.34 a, b.** Weniger offensichtliche Schwierigkeiten. **a** Der Patient geht frei, aber im-mer noch mit größerer Schrittbreite und reduzierter Schrittlänge. Er drückt sich nicht ab, die Arme sind etwas angespannt. **b** Das 21 Monate alte Kind zeigt das gleiche Muster

64

Der breitere Gang, die verminderte Geschwindigkeit und die für eine gegebene Strecke zusätzlich erforderliche Anzahl von Schritten machen das Gehen sehr anstrengend und unsicher (Abb. 3.32 a). Wenn ein Kind anfängt, ohne Unterstützung zu gehen, erlebt es die gleichen Schwierigkeiten und setzt sich oft, nach wenigen Schritten, plötzlich hin (Ab. 3.32 b). Es fühlt sich ebenso wackelig wie der Patient, trotz der breiten Basis.

Wenn ein Kind die ersten Schritte macht, wird es für seinen Mut und sein Geschick gelobt, wohingegen der Patient oft dafür getadelt wird, daß er dauernd einen Stock benutzt oder überhaupt nicht gehen möchte. Es sollte nie vergessen werden, daß ein Patient mit einer Halbseitenlähmung die gleichen Schwierigkeiten durchläuft wie ein Kind in seinem normalen Entwicklungsprozeß. Beiden fehlt (plötzlich wieder bzw. noch) die adäquate selektive Rumpfkontrolle und nicht die Motivation.

Auch wenn ein Patient gute Fortschritte macht und ohne Hilfen gehen kann, neigt er immer noch dazu, breitbasiger und langsamer als normal zu gehen. Die Anstrengung und sein Bemühen, die unzureichende Rumpfaktivität zu kompensieren, sind deutlich an der Haltung der Arme abzulesen (Abb. 3.33 a); zudem tendiert er dazu, den Kopf fixiert zu halten und vor sich auf den Boden zu sehen. Auch ein 20 Monate altes Kind stabilisiert den Rumpf hilfsweise, indem es die Schultern und Arme anspannt (Abb. 3.33 b). In fortgeschritteneren Stadien der Gehfähigkeit können diese Schwierigkeiten noch daran erkannt werden, daß die Arme etwas angespannt gehalten werden, weniger mitschwingen, der Gang breiter und die Schritte kürzer sind und die Gehgeschwindigkeit vermindert ist (Abb. 3.34 a). Das gleiche gilt für ein Kind in einer beunruhigenden Situation (Abb. 3.34 b).

### 3.4.7.4 Assoziierte Reaktionen der Arme

Immer, wenn ein Patient für eine Bewegung noch nicht über die nötige Muskelkontrolle verfügt und er sich anstrengen muß, treten vor allem in der oberen Extremität assoziierte Reaktionen auf. Besonders das Gehen stellt eine hohe Koordinationsleistung dar, in die nahezu alle Muskeln des Körpers miteinbezogen sind. Wenn der Patient eine gewisse Strecke ohne Assistenz geht, wird der Arm meist zunehmend spastisch, er zieht gewöhnlich in das spastische Flexionsmuster. Natürlich irritiert es den Patienten, wenn er wahrnimmt, wie er mit seinem angewinkelten Arm aussieht. Zudem behindert ihn der erhöhte Tonus im Arm noch zusätzlich, frei und schwungvoll zu gehen (Abb. 3.35 a–c).

Die Tonussteigerung im Arm ist wie ein Barometer, das der Therapeutin den Mangel an proximaler Stabilität und selektiver Aktivität anzeigt. Ein 20 Monate altes Kind zeigt in einem Moment der Anspannung ein ähnliches Muster (Abb. 3.35 d).

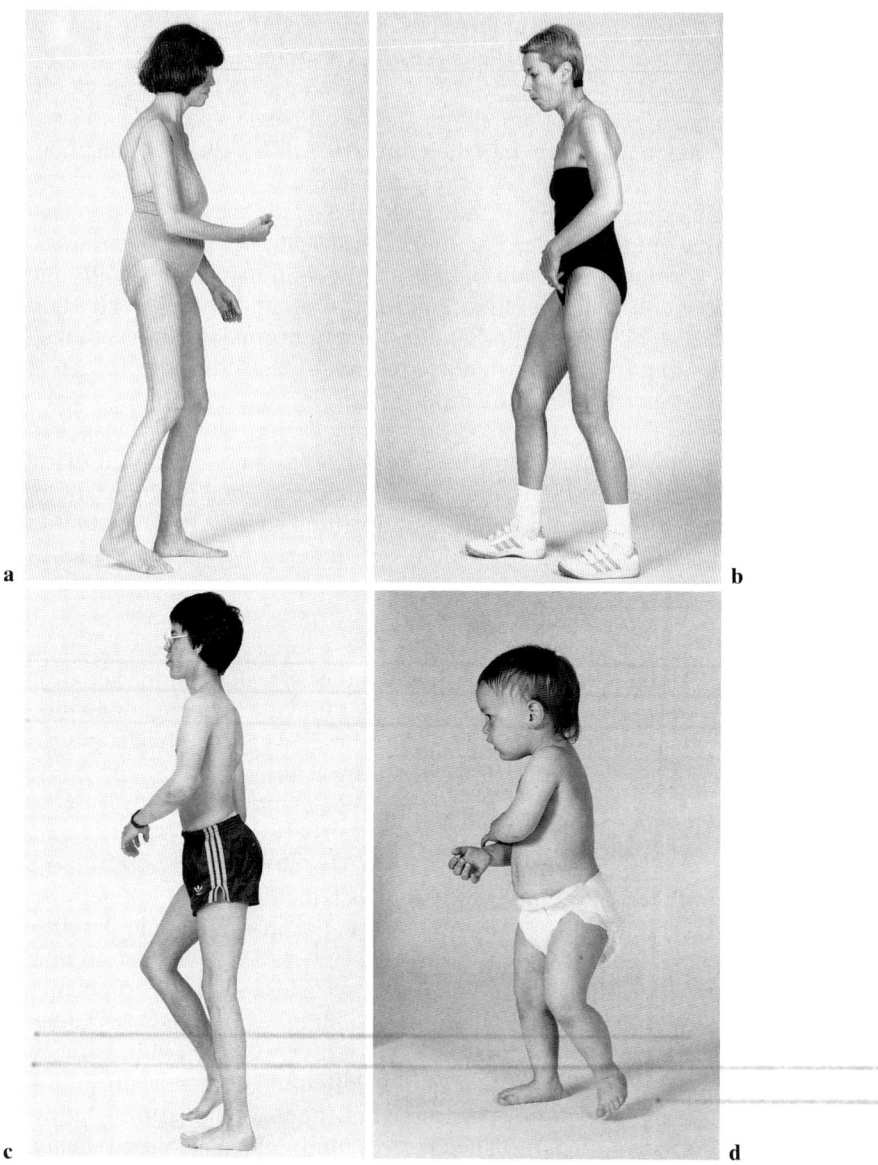

**Abb. 3.35 a–d.** Assoziierte Reaktionen im Arm als Ausdruck der Anstrengung oder Angst. Vermehrte Beugespastizität. **a** Zu Beginn der Schwungphase (rechtsseitige Hemiplegie). **b** Am Ende der Standphase (linksseitige Hemiplegie). **c** Beim Anheben des gesunden Beins (linksseitige Hemiplegie). **d** Ein beunruhigtes Kind, 20 Monate alt, das die Mutter sucht

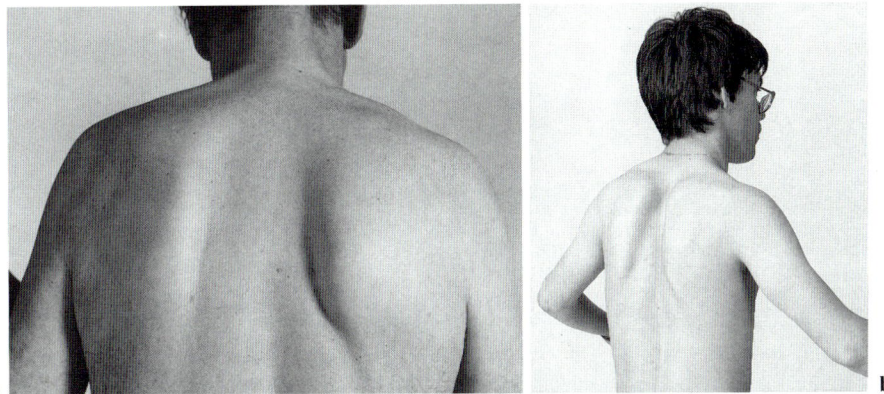

a        b

**Abb.3.36a,b.** Typisches Abstehen beider Schulterblätter. **a** Im Sitzen mit ruhenden Armen (linksseitige Hemiplegie). **b** Beim aktiven Anheben beider Arme (linksseitige Hemiplegie)

### 3.4.8 Schwierigkeiten, den Arm zu bewegen

Der Arm und die Hand können nur dann funktionell gebraucht werden, wenn die Scapula und die Schulter aktiv und kontrolliert in die jeweils notwendige Position gebracht und dort gehalten werden können. Proximale Kontrolle ist jedoch von selektiver Rumpfaktivität abhängig. Das Schulterblatt kann nur dann muskulär sicher gehalten werden, wenn die thorakale Wirbelsäule und die Rippen den relevanten Muskelgruppen eine adäquate Verankerung bieten.

Der Patient hat Schwierigkeiten, die Stellung der Scapula zu kontrollieren (Abb.3.36a, b). Der mediale Rand der Scapula hebt sich in allen Ausgangspositionen auf beiden Seiten von der Brustwand ab.

Wenn der Patient den gelähmten Arm bewegt, versucht er, die Scapula durch einen kompensatorischen Mechanismus zu stabilisieren. Das gelingt ihm oft dadurch, daß er das Schulterblatt oder den Arm der kontralateralen Seite in einer bestimmten Position fixiert (Abb.3.37). Eine solche Fixation behindert jedoch den normalen bilateralen Gebrauch der Arme für die angestrebte Tätigkeit. Der Patient kann in der Regel seinen Arm in Rückenlage besser bewegen, da dann die Scapula durch das Körpergewicht gegen die Unterlage stabilisiert wird. Er kann jedoch den Arm nur mit Innenrotation der Schulter strecken, da für die Außenrotationsbewegung die Rippen durch Bauchmuskelaktivität nach kaudal gehalten werden müssen (Abb.3.38).

Bohannon und Andrews (1987) schreiben, daß manche Muskelgruppen der Schulterregion stärker betroffen seien als andere; z.B. seien die Außenrotatoren und Abduktoren schwächer als ihre Antagonisten. Sowohl Außenrotation als auch Abduktion erfordern Brustkorb/Schulterblattfixation. Wenn der Patient seinen Arm in Abduktion hebt, verlängert sich die hemiplegische Seite, die Rippen werden auf dieser Seite nach oben gezogen. Trotz aktiver

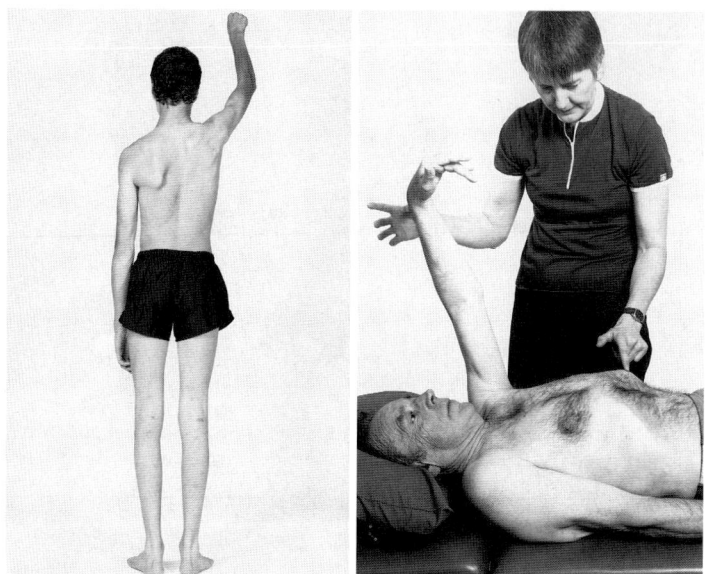

3.37                                                                                            3.38

**Abb. 3.37.** Die Scapula wird durch kompensatorische Fixation des Schulterblatts auf der gesunden Seite stabilisiert (rechtsseitige Hemiplegie)

**Abb. 3.38.** Der Arm kann nur in einer Massensynergie gestreckt werden, mit gleichzeitiger Adduktion und Innenrotation im Schultergelenk (linksseitige Hemiplegie)

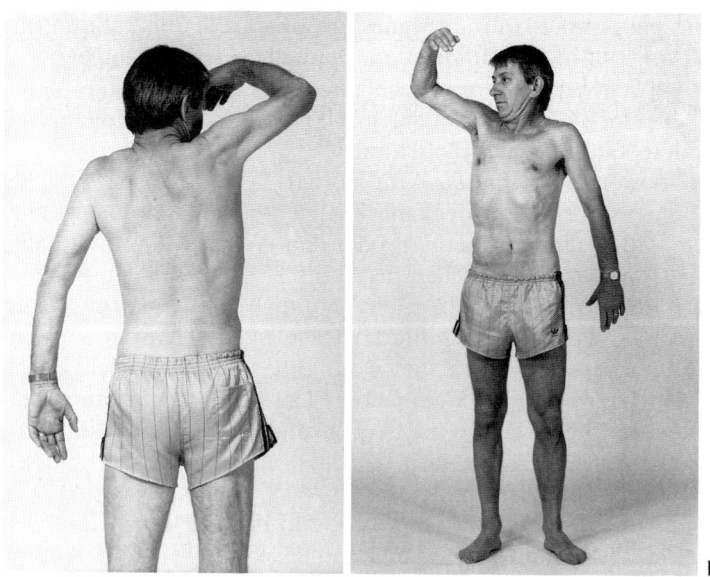

a                                                                                               b

**Abb. 3.39 a, b.** Abduktion des Arms in einer Massenflexionssynergie (rechtsseitige Hemiplegie). **a** Die Abduktoren des Schultergelenks funktionieren, aber die Rippen werden nicht von kaudal fixiert. **b** Ohne stabile Verankerung der Scapula kann der Arm nicht nach vorne geführt und funktionell eingesetzt werden

68

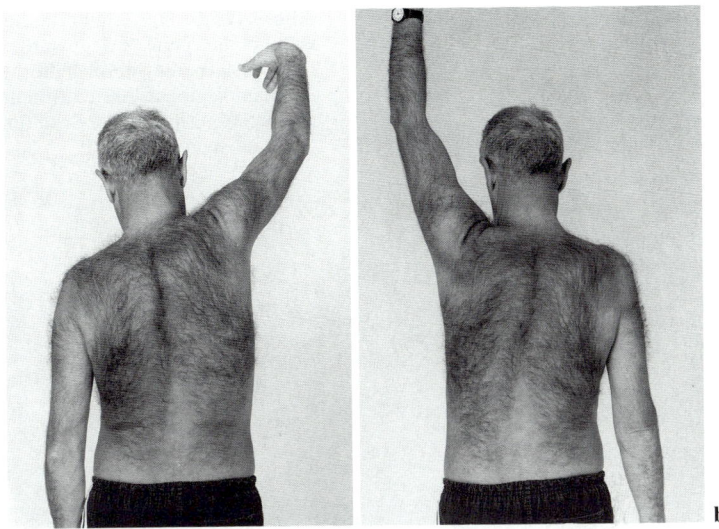

**Abb. 3.40 a, b.** Die Verankerung der Scapulae ist auf beiden Seiten beeinträchtigt. **a** Der Schultergürtel wird gleichzeitig mit dem gelähmten Arm angehoben (rechtsseitige Hemiplegie). **b** Die Rumpfmuskeln der hemiplegischen Seite geben keinen adäquaten Gegenhalt, wenn der gesunde Arm hochgehoben wird

Kontraktion können die Abduktoren der Schulter den Arm nur in einer Massensynergie bewegen (Abb. 3.39 a, b). Auch auf der gesunden Seite sind die Bewegungen des Arms beeinträchtigt, da der Rumpf von der Gegenseite aus nicht stabilisiert werden kann (Abb. 3.40 a, b).

Wenn der Patient beide Arme gleichzeitig bewegt, kann er nicht verhindern, daß sich beide Schulterblätter medial abheben (Abb. 3.41 a). Beim Versuch, den gelähmten Arm zu bewegen, streckt er normalerweise die Wirbelsäule. Das hemmt die Bauchmuskeln und vermindert folglich die Effizienz des M. serratus anterior. Viele Patienten lehnen sich sogar nach vorne, um dann die Extension des Rumpfs zu nutzen. 9–10 Monate alte Kinder zeigen eine ähnlich ungenügende Skapulastabilisation (Abb. 3.41 b).

## 3.5 Schlußfolgerung

Alle hemiplegischen Patienten haben Schwierigkeiten unterschiedlicher Ausprägung in einigen oder allen beschriebenen Bereichen. Jedermann weiß, daß ein Haus auf soliden Grund gebaut werden muß. Ebenso kann ein Patient nur dann seine Bewegungsfähigkeit verbessern, wenn der Rumpf ihm als Fundament wieder verfügbar wird.

Um die Rehabilitation erfolgreich zu gestalten, um mehr Lebensqualität zu gewinnen, muß die Behandlung alle genannten Aspekte einbeziehen, da

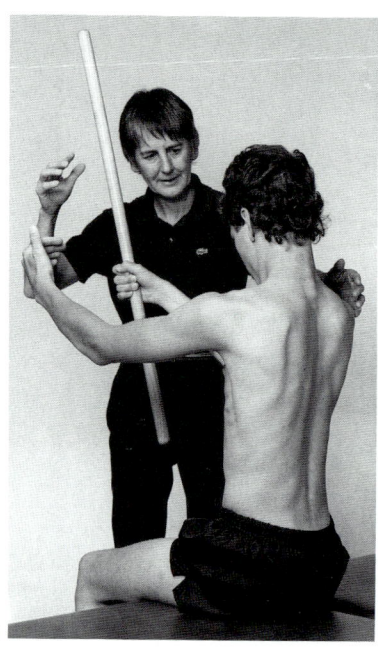
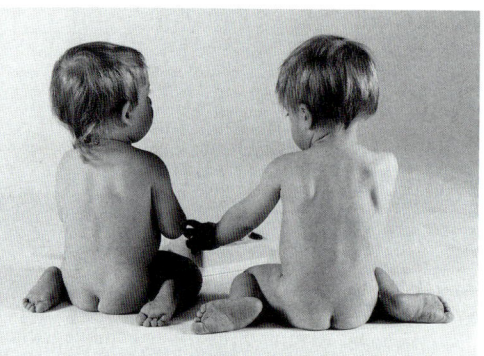

**Abb. 3.41 a, b.** Die Schulterblätter stehen ab, wenn beide Arme bewegt werden. **a** Beeinträchtigte Verankerung der Schulterblätter (rechtsseitige Hemiplegie). **b** Bei 10 Monate alten Kindern ist die Stabilisierung der Schulterblätter normalerweise noch unvollständig

sie sich wechselseitig beeinflussen. Wenn die in den folgenden Kapiteln beschriebenen Aktivitäten sorgfältig und exakt geübt werden, können die Patienten viele ihrer potentiellen Fähigkeiten verbessern. Immer sollte zuerst die Spastik gehemmt werden, bevor selektive Aktivitäten angestrebt werden. Bei exakter und kontinuierlicher Behandlung sind die Möglichkeiten, weiterhin bessere motorische Kontrolle zu entwickeln und aktive Funktionen wiederzuerlangen ein Jahr nach der Läsion noch nicht erschöpft; Patienten haben das oft sehr eindrucksvoll demonstriert. Das Erreichen dieser Verbesserungen ist sowohl für den Patienten als auch für die Therapeutin überaus lohnend und befriedigend.

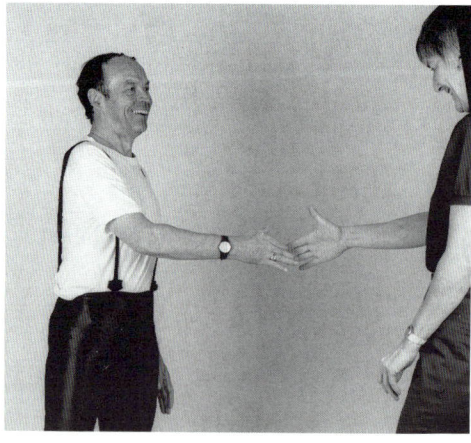

**Abb. 3.42.** Nach 3jähriger Behandlung kann der Patient endlich wieder die Hand zum Gruß reichen (rechtsseitige Hemiplegie)

# Teil II
# Therapeutische Aktivitäten

For I know
he will not encumber me.
He ain't heavy.
He's my brother . . .

# 4 Aktivitäten im Liegen

In der ersten Zeit nach dem Ereignis, das zur Hemiplegie führte, hat der Patient oft noch wenig Kontrolle über seinen Körper. Dann kann er im Liegen Bewegungssequenzen einüben, die ihn darauf vorbereiten, sich wieder gegen die Schwerkraft zu bewegen. Im Liegen braucht der Rumpf nicht aufrecht und im Gleichgewicht gehalten zu werden; die Bewegungen sind mit weniger Extensionsaktivität und Anstrengung möglich als im Sitzen oder Stehen und die Therapeutin kann dafür Sorge tragen, daß sie von Beginn an korrekt und ökonomisch ausgeführt werden. Aber nicht nur in der Anfangszeit, sondern in jedem Stadium der Rehabilitation wird der Patient aus demselben Grund von Aktivitäten, die im Liegen ausgeführt werden, profitieren. Gehen (Stand- und Schwungphase), Gleichgewichtsreaktionen, selektive Armbewegungen, Atmen und Sprechen können durch die im folgenden beschriebenen Aktivitäten gefördert werden.

## 4.1 Fazilitieren der Atmung

### 4.1.1 Passives Bewegen des Brustkorbs

Auf Grund der Extension der Wirbelsäule und des Tonusverlusts in den Bauchmuskeln sind die Rippen, das Sternum und der Schultergürtel oft hochgehoben (Abb. 4.1). Bevor der Patient zur aktiven Mitarbeit aufgefordert

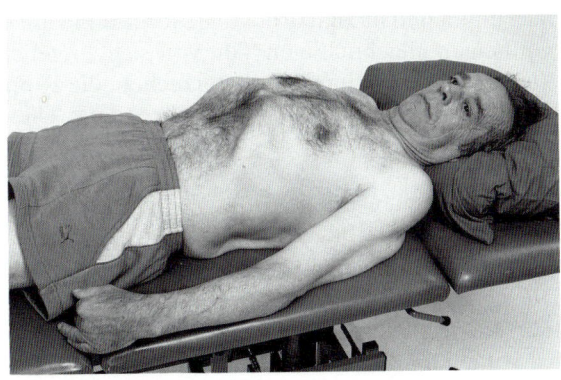

**Abb. 4.1.** Brustkorb und Schultergürtel sind in Rückenlage hochgehoben (linksseitige Hemiplegie)

73

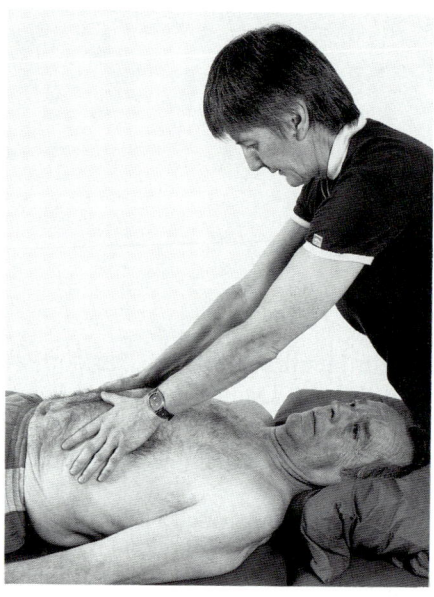

**Abb. 4.2.** Passive Korrektur der Thorax-stellung (linksseitige Hemiplegie)

wird, sollte die Therapeutin die Stellung des Thorax korrigieren. Sie steht am Kopfende des Betts und legt ihre Hände vorne seitlich auf die unteren Rippen des Patienten. Indem sie ihr Gewicht nach vorne bringt, bewegt sie die Rippen abwärts und nach medial und führt sie so passiv in ihre normale Stellung zurück (Abb. 4.2). Wenn die Therapeutin den Thorax für den Patienten in der normalen Position hält, während er ruhig weiter atmet, setzt die Zwerchfell-atmung oft spontan ein und es wird so ein aktivierender Impuls für die anderen Atemmuskeln gesetzt.

### 4.1.2 Assistierte Exspiration

Die Therapeutin steht neben dem Patienten und unterstützt die Exspirations-bewegung, indem sie mit ihren Händen seinen Brustkorb von beiden Seiten nach unten und medial drückt. Sie fordert ihn auf, während des Ausatmens einen langen gleichmäßigen Ton von sich zu geben (Abb. 4.3). Am Ende der Ausatmung kann der Patient versuchen, die Rippen aktiv in der korrigierten Exspirationsstellung zu halten, während die Therapeutin ihre Unterstützung reduziert.

### 4.1.3 Fazilitation der Zwerchfellatmung

Die Therapeutin legt ihre Hände auf die unteren Rippen des Patienten und führt sie passiv nach kaudal und medial in die korrigierte Position (Abb. 4.4 a, b). Mit den Fingern und dem Daumen der einen Hand hält sie die korrigierte

74

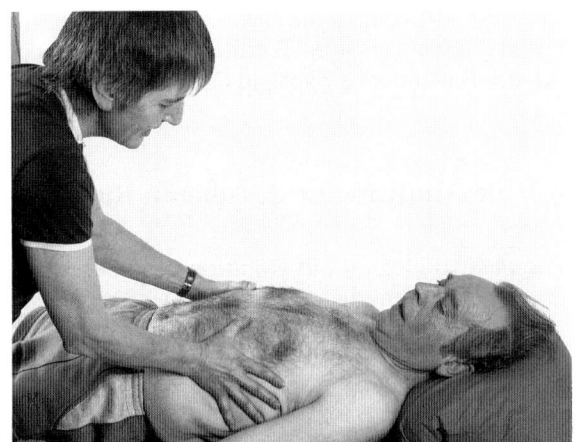

**Abb.4.3.** Assistierte Ausatmung. Der Patient atmet mit einem langen gleichmäßigen Vokallaut aus; sein Kopf ruht auf einem Kissen (linksseitige Hemiplegie)

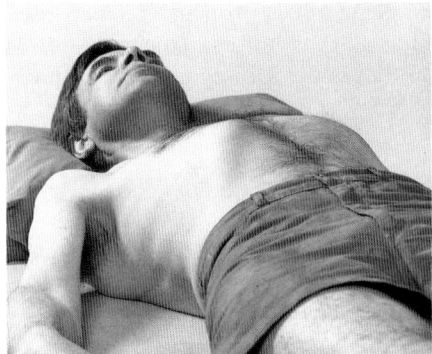

a

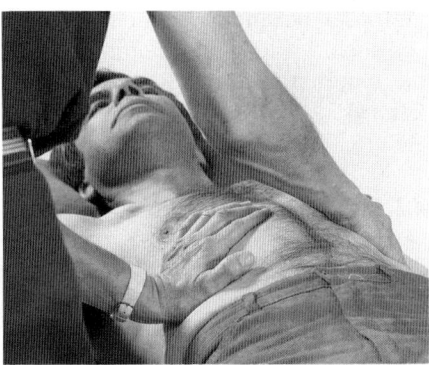

b

**Abb.4.4. a** Überaktive Extension der Wirbelsäule hält den Brustkorb in forcierter Inspirationsstellung (rechtsseitige Hemiplegie). **b** Korrektur der Thoraxstellung vor Fazilitation der normalen Atembewegungen (rechtsseitige Hemiplegie)

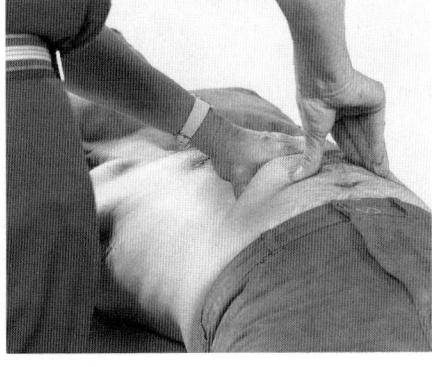

**Abb.4.5.** Fazilitation der Zwerchfellatmung. Die Therapeutin hält mit der einen Hand die Rippen des Patienten unten, mit der anderen unterstützt sie die Atembewegungen (rechtsseitige Hemiplegie)

Position der Rippen und bittet den Patienten, ruhig zu atmen. Mit der anderen Hand lenkt sie seine Aufmerksamkeit auf die Wahrnehmung des Auf und Ab der Bauchdecke während der Ein- und Ausatmung (Abb. 4.5).

## 4.2 Flexion/Rotation des oberen Rumpfs

Die passive Flexion mit Rotation des oberen Rumpfs hemmt die Spastizität der Gliedmaßen; dieselbe Bewegung aktiv ausgeführt, stimuliert die schrägen Bauchmuskeln. Bei dieser Übungssequenz sollte zunächst die gesunde Seite des Patienten nach vorne rotiert werden, um den Hypertonus als Vorbereitung für die anschließende Vorwärtsbewegung der betroffenen Seite zu hemmen. Der Patient liegt auf dem Rücken, entweder im Bett oder auf der Liege, die Beine sind gestreckt, abduziert und außenrotiert. Diese Position der Beine fixiert das Becken und sorgt dafür, daß die Bewegung im Rumpf stattfindet. Die Therapeutin unterstützt und fazilitiert die Vorwärtsbewegung der gesunden und der gelähmten Seite im Prinzip in gleicher Weise, doch wird sie die hemiplegische Seite stärker unterstützen müssen, da die Überaktivität der Retraktoren des Rumpfs der Bewegung entgegenwirken.

### 4.2.1 Passives Bewegen

Die Therapeutin steht neben dem Patienten, seinem Körper zugewandt. Sie legt den Arm der ihr abgewandten Seite des Patienten auf ihre Schulter und plaziert ihre Hände genau übereinander auf seine Skapula, die dem Kopf des Patienten nähere Hand oben.

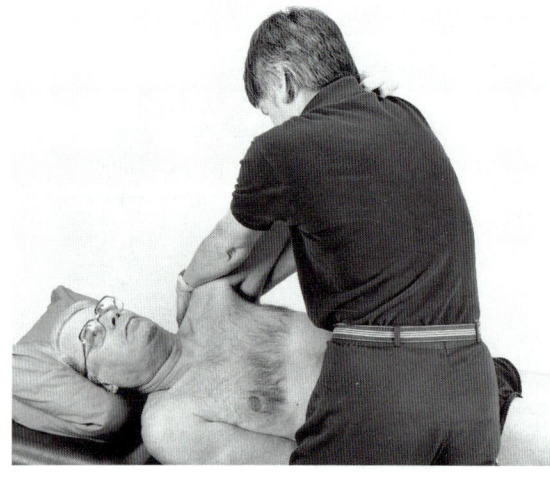

**Abb. 4.6.** Passive Flexion/Rotation des Oberkörpers. Der Kopf des Patienten bleibt auf dem Kissen liegen (linksseitige Hemiplegie)

76

Sie bittet den Patienten, sich vollkommen zu entspannen, während sie die Seite seines Brustkorbs nach vorne und in Richtung der kontralateralen Hüfte zieht, indem sie ihr Gewicht zur Seite verlagert. Sie weist ihn an, die Bewegung ohne irgendwelchen Widerstand geschehen und seinen Kopf auf dem Kissen liegen zu lassen (Abb. 4.6). Ist der Patient sehr steif oder überaktiv, kann es sein, daß der Rumpf nur in Extension rotiert, womit die angestrebte Bewegung verfehlt wird (Abb. 4.7 a). Die Therapeutin muß also die Bewegung und die Stellung des Thorax genau beobachten und, wenn nötig, mit einer Hand auf dem Sternum oder den unteren Rippen Druck nach unten geben, um die Flexionskomponente der oberen Rumpfrotation zu erreichen (Abb. 4.7 b). Das passive Vorgehen wird so lange wiederholt, bis kein Widerstand mehr zu fühlen ist, weder gegen die Flexion noch gegen die Rotation.

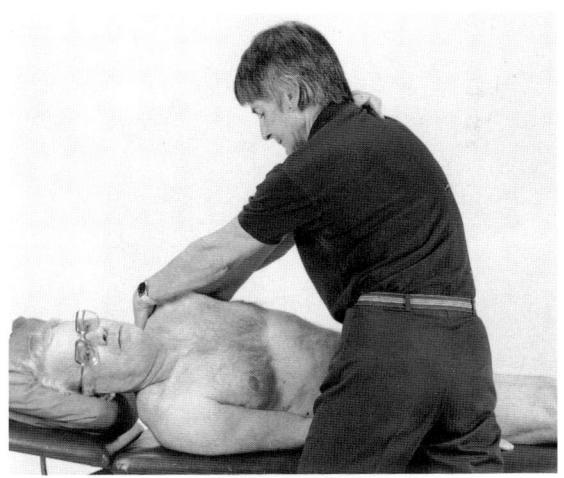

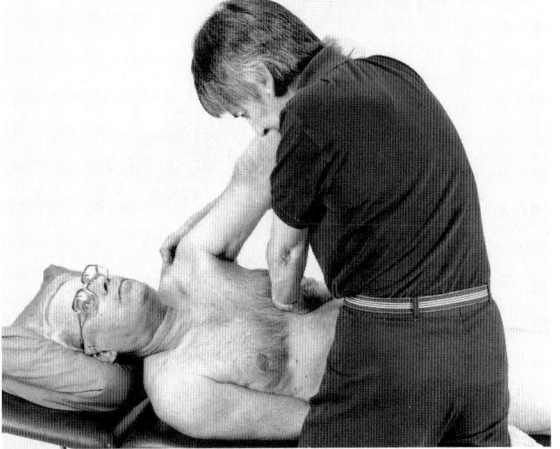

**Abb. 4.7 a, b.** Die Therapeutin muß auf die Flexion der Wirbelsäule achten. **a** Die genaue Beobachtung des Oberkörpers zeigt, daß die Wirbelsäule gestreckt anstatt gebeugt wird (linksseitige Hemiplegie). **b** Die Therapeutin gibt nach unten und medial gerichteten Druck auf die Brustwand, um die Flexion zu erreichen (linksseitige Hemiplegie)

### 4.2.2 Fazilitation der aktiven Bewegung

Die Therapeutin führt den oberen Rumpf so weit wie möglich in Flexion mit Rotation und bittet den Patienten dann, den Kopf anzuheben. Sie lenkt die Bewegung seines Kopfs mit ihrer freien Hand in die korrekte Position, so daß das Kinn zur Brust zeigt und der Kopf aktiv mit etwas Seitneigung oben gehalten wird (Abb. 4.8).

Sie ermuntert den Patienten, die Stellung seines Rumpfs und Kopfs aktiv zu halten, während sie die mit der Hand hinter der Scapula gegebene Unterstützung mehr und mehr zurücknimmt.

Sollte diese Bewegung für den Patienten noch zu schwierig sein oder soll die Haltung korrigiert und die Lateralflexion des Rumpfs verstärkt werden, kann die Therapeutin zusätzlich Unterstützung geben. Sie legt ihren Arm von

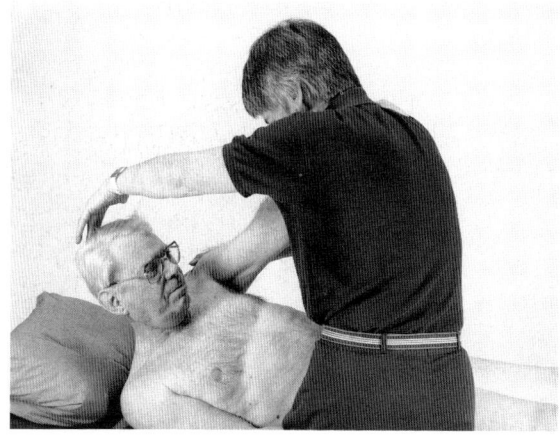

**Abb. 4.8.** Die Therapeutin reduziert ihre Hilfestellung. Der Patient hält die Stellung seines Rumpfs selbst, die Therapeutin führt seinen Kopf in die korrekte Position (linksseitige Hemiplegie)

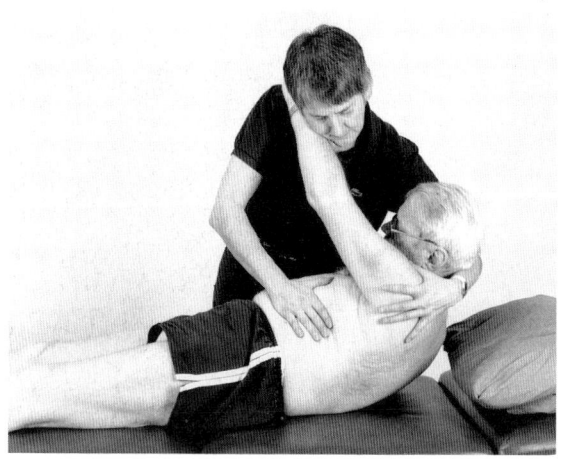

**Abb. 4.9.** Zusätzliche Hilfestellung für die Flexion, Rotation und Lateralflexion des Rumpfs. Die Therapeutin drückt die Rippen nach kaudal und medial und hält mit ihrem Kopf den Arm des Patienten (linksseitige Hemiplegie)

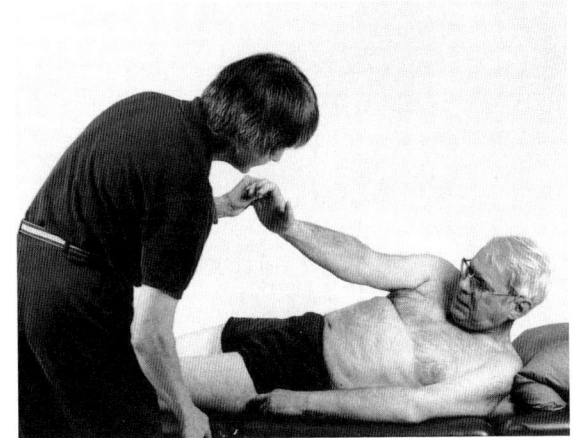

**Abb. 4.10.** Aktive Flexion/Rotation des Oberkörpers mit minimaler Assistenz (linksseitige Hemiplegie)

hinten um die Schultern des Patienten und führt mit ihrer Hand dessen betroffene Schulter fußwärts. Gleichzeitig leitet sie mit diesem Arm die korrekte Ausrichtung des Kopfs. Mit der anderen Hand übt sie Druck auf die unteren Rippen aus und unterstützt so die Funktion der Bauchmuskeln auf dieser Seite (Abb. 4.9). Wesentlich dabei ist die Lateralflexion des Rumpfs, da diese Bewegung gegen die Schwerkraft nahezu alle Bauchmuskeln aktiviert.

Wird die paretische Seite nach vorne bewegt, ist normalerweise der gelähmte Arm durch den Arm der Therapeutin genügend gesichert und fällt nicht von ihrer Schulter. Manchmal allerdings wird sie den Arm zunächst bei seitwärtsgeneigtem Kopf zwischen ihrer Wange und Schulter festhalten müssen. Die wiederholte Rumpfrotation hemmt den Muskeltonus in der gesamten oberen Extremität und schließlich wird der Arm auf ihrer Schulter liegenbleiben. Die Bewegungssequenz wird nach beiden Seiten geübt, bis der Patient nur noch ein Minimum an Führung braucht (Abb. 4.10).

## 4.3 Aktive Protraktion des Schulterblatts mit Aktivierung der schrägen Bauchmuskeln

Vielen Patienten fällt es schwer, das Schulterblatt ausreichend am Thorax zu fixieren, wenn sie den gelähmten Arm anheben (Abb. 4.11 a). Sollen kompensatorische Stabilisierungsversuche (Abb. 4.11 b) vermieden werden, muß die korrekte Bewegung sorgfältig geübt werden.

Der Patient liegt auf dem Rücken, die Therapeutin drückt die unteren Rippen der gesunden Seite nach kaudal und medial. Sie führt den gestreckten Arm in 90° Flexion und Außenrotation im Schultergelenk und bittet den Patienten, ihn so zu halten, ohne die Rippen wieder nach lateral ausweichen zu lassen (Abb. 4.12). Dann fordert sie den Patienten auf, seinen Arm vorsichtig

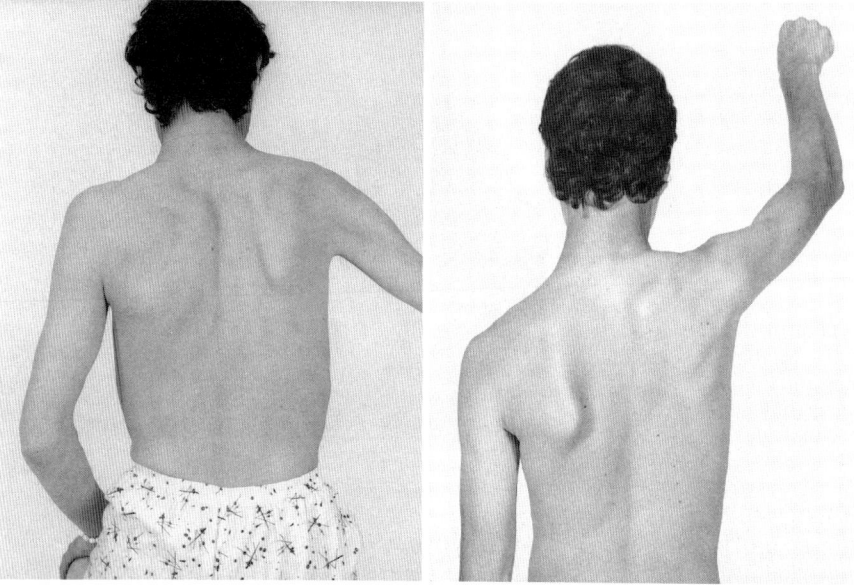

a                                                                              b

**Abb.4.11. a** Typischer Verlust der dynamischen Skapulafixierung beim Anheben des gelähmten Arms (rechtsseitige Hemiplegie). **b** Kompensatorische Stabilisierung der Scapula durch die kontralaterale Seite des Schultergürtels (rechtsseitige Hemiplegie)

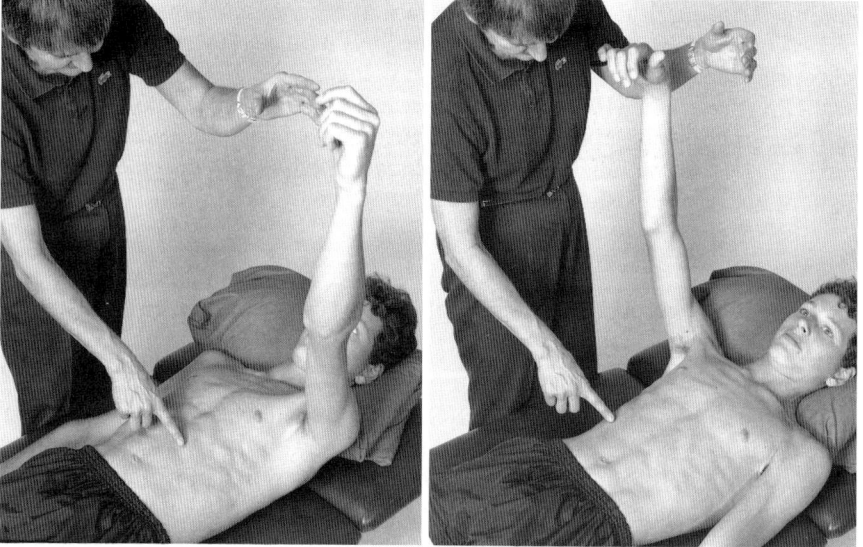

4.12                                                                          4.13

**Abb.4.12.** Die Rippen werden aktiv gesenkt gehalten, wenn der gesunde Arm senkrecht hoch genommen wird (rechtsseitige Hemiplegie)

**Abb.4.13.** Die Rippen werden aktiv gesenkt gehalten, während der Patient den gelähmten Arm im Schultergelenk 90° hebt und ruhig atmet (rechtsseitige Hemiplegie)

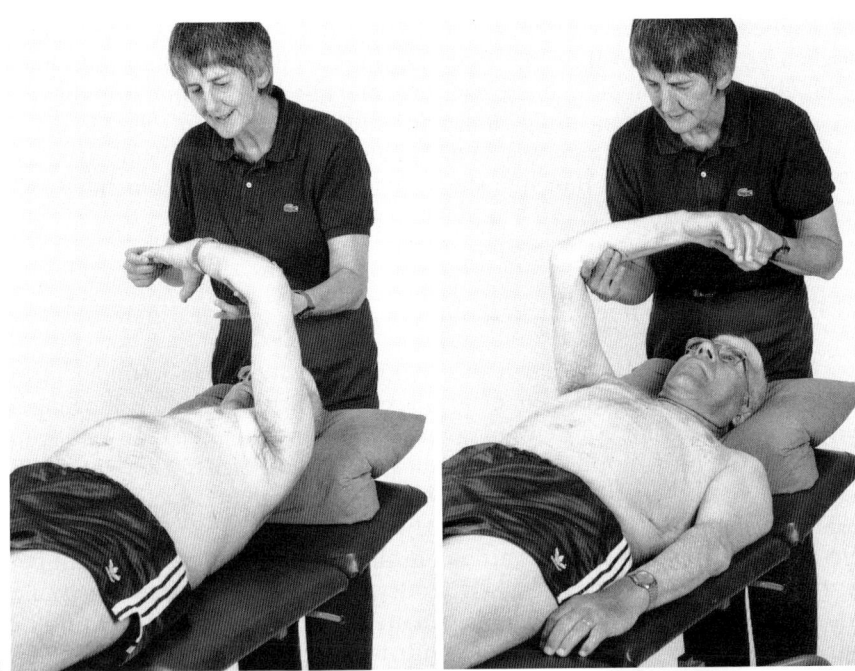

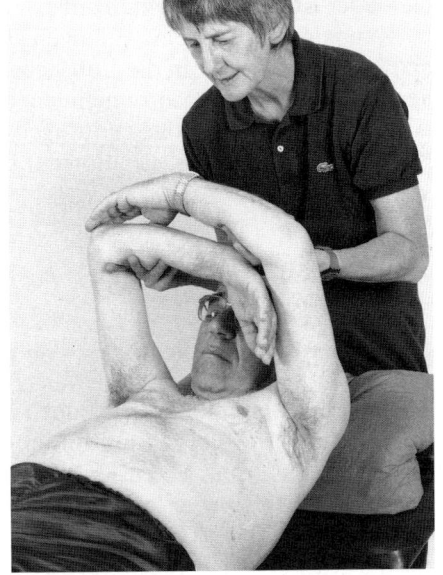

**Abb. 4.14 a–c.** Die Ellbogen hochdrük-
ken (rechtsseitige Hemiplegie) **a** auf der
gesunden Seite und **b** auf der gelähmten
Seite. **c** Der Ellbogen der gelähmten Seite wird in dieser Stellung gehalten, der andere auf die gleiche Höhe gebracht, dann
wird der Kopf vom Kissen abgehoben

nach außen und wieder zurück zu bewegen, jedoch nur so weit, wie es ihm möglich ist, die Rippen aktiv in der gewünschten Stellung zu halten. Anschließend führt die Therapeutin dieselbe Bewegung mit dem gelähmten Arm aus. Sie bittet den Patienten, ruhig zu atmen und dabei die Kontrolle über den Arm und die Rippen zu behalten. Die kleinen Bewegungen der Rippen gegen die aktivierten schrägen Bauchmuskeln stimulieren deren zunehmende Kontraktion (Abb. 4.13).

### 4.3.1 Die Ellbogen hochdrücken

Der Patient liegt auf dem Rücken, die Therapeutin faßt seinen gesunden Arm mit leichtem Griff und führt ihn in 90° Flexion im Schulter- und Ellbogengelenk. Sie wiederholt diese Bewegung und bittet den Patienten, den Ellbogen zur Decke hin hochzudrücken (Abb. 4.14a). Bei der gleichen Bewegung mit dem gelähmten Arm übernimmt sie, wenn nötig, mehr Gewicht und mehr Kontrolle über die Stellung des Arms (Abb. 4.14b). Die Bewegung soll behutsam und sorgfältig ausgeführt werden um zu verhindern, daß der Patient bei dem Versuch, den Ellbogen anzuheben oder hochzudrücken, die Wirbelsäule extendiert. Die Beugung im Ellbogen schaltet Überaktivität in der Pektoralismuskelgruppe aus, die üblicherweise auftritt, wenn der Arm in einer totalen Massenextensionssynergie gestreckt gehalten wird. Während dieser Aktivität bleibt der Kopf des Patienten entspannt auf dem Kissen liegen.

Kann der Patient seine Ellbogen abwechselnd und rhythmisch ohne übermäßige Anstrengung in die Luft heben, bittet ihn die Therapeutin, zunächst den gesunden Arm hoch zu nehmen, dort zu halten und dann den gelähmten Arm auf die gleiche Höhe zu bringen. Anschließend soll er zusätzlich seinen Kopf anheben, ohne die Position der Ellbogen zu verändern (Abb. 4.14c).

## 4.4 Auf den Bauch drehen

### 4.4.1 Über die hemiplegische Seite rollen

Wenn sich Patienten auf den Bauch drehen, leiten sie die Bewegung in der Regel so ein, daß sie sich mit ihrem gesunden Bein und Arm abstoßen; sie greifen auf das frühe Extensionsmuster zurück, da sie die Kontrolle über die aktive Rumpfflexion verloren haben (Abb. 4.15). Sie können aber in allen Stadien der Rehabilitation ihre Rumpfkontrolle verbessern, wenn das Drehen aus der Rückenlage in die Seitenlage und zurück jeweils durch aktive Rumpfflexion fazilitiert wird. Diese Bewegung kann im Bett, auf einer Bodenmatte, auf einer erhöhten Matte oder auf zwei nebeneinander geschobenen Liegen geübt werden. Sie sollte nicht auf einer schmalen Liege versucht werden, da der Patient hier Angst bekommt herunterzufallen und sich folglich nicht frei bewegt.

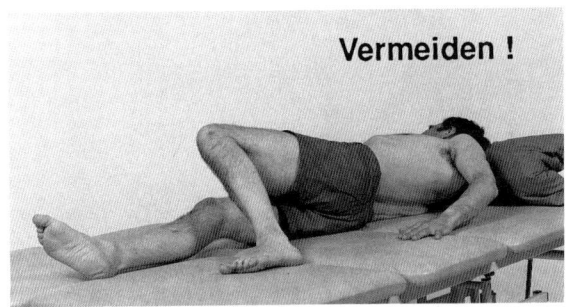

**Vermeiden !**

**Abb. 4.15.** Der Patient demonstriert das typische Muster beim Umdrehen mit Hilfe der Extensoren der gesunden Seite (rechtsseitige Hemiplegie)

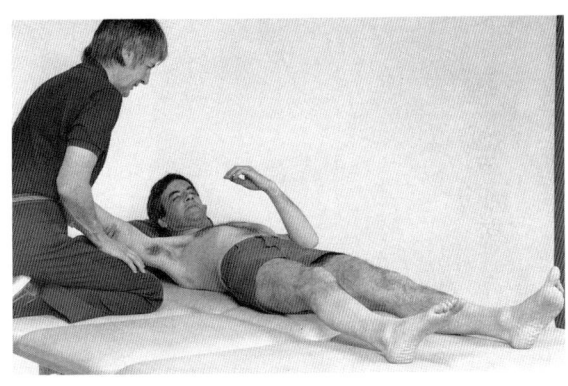

**Abb. 4.16.** Ausgangsstellung für die Fazilitation der Drehbewegung zur gelähmten Seite (rechtsseitige Hemiplegie)

Die Therapeutin kniet neben dem Patienten und hält dessen gelähmten Arm zwischen ihrem Arm und ihrem Körper. Ihre Hand unterstützt dabei seinen Oberarm, so daß seine Schulter geschützt ist (Abb. 4.16). Sie steuert die Bewegung so, daß kein Schmerz verursacht wird.

Nun bittet sie den Patienten, Arm und Bein der gesunden Seite anzuheben und in ihre Richtung zu führen, ohne sich mit dem Fuß von der Unterlage abzustoßen (Abb. 4.17 a). Er soll die weitere Bewegung seines Beins so kontrollieren, daß er den ganzen Unterschenkel vor sich ablegt und nicht nur den großen Zeh gegen die Unterlage stemmt. Zunächst bleibt der Kopf des Patienten auf dem Kissen, bis er sich korrekt auf die Seite und wieder zurück drehen kann.

Um sich auf den Rücken zurück zu drehen, hebt der Patient sein Bein in Abduktion an, rollt den Rumpf zurück und senkt erst dann das gestreckte Bein langsam auf die Unterlage (Abb. 4.17 b). Auf diese Weise wird die Haltefunktion der Bauchmuskeln vermehrt stimuliert.

Sobald der Patient diesen Bewegungsablauf gelernt hat, wird er gebeten, den Kopf anzuheben und ihn selbst zu halten, während er sich aus der Rückenlage zur betroffenen Seite dreht. Er leitet die Sequenz ein, indem er den Kopf anhebt und in die Bewegungsrichtung dreht (Abb. 4.17 c). Während er wieder auf den Rücken zurück rollt, hält er den Kopf angehoben, bis er das Bein abgelegt hat (Abb. 4.17 d).

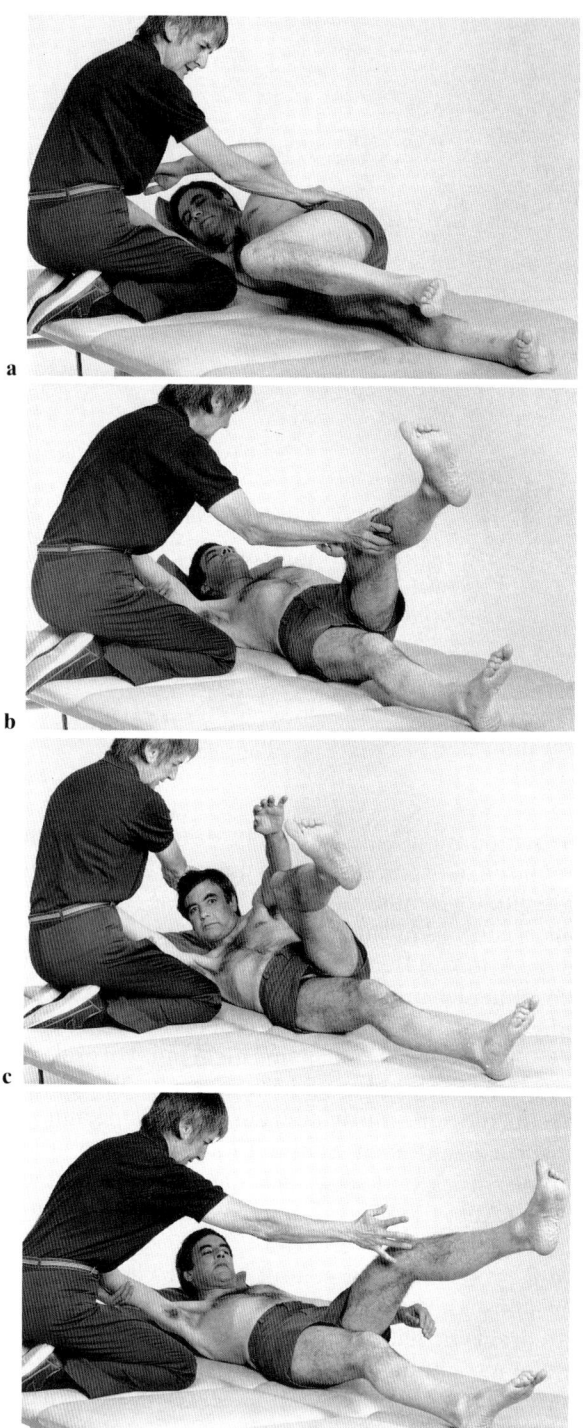

**Abb. 4.17 a–d.** Fazilitation
für das Drehen zur gelähmten Seite (rechtsseitige Hemiplegie). **a** Der Patient
läßt seinen Kopf auf dem
Kissen liegen und hebt sein
gesundes Bein hoch und
nach vorne, ohne sich mit
dem Fuß abzustoßen. **b** Er
legt sein Bein langsam ab,
wenn er sich auf den Rük-
ken zurückdreht. **c** Der Patient hebt den Kopf an und
bringt, während er sich
dreht, Bein und Arm der gesunden Seite nach vorne.
**d** Er hält seinen Kopf selbst,
dreht sich zurück und legt
sein Bein langsam ab

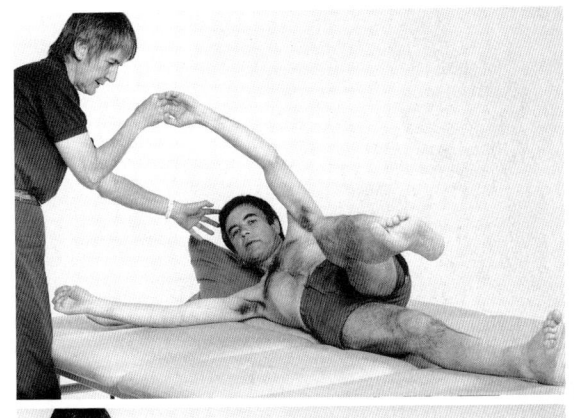

a

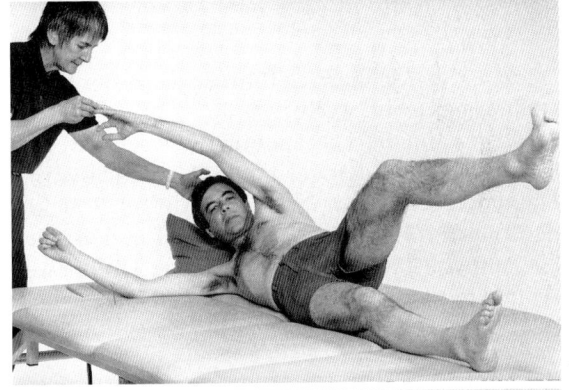

b

**Abb. 4.18 a–c.** Drehen zur
hemiplegischen Seite mit reduzierter Hilfestellung
(rechtsseitige Hemiplegie).
**a** Der Patient hebt den Kopf
vom Kissen und bringt sein
Bein aktiv nach vorne; die
Therapeutin führt seine gesunde Hand. **b** Langsames
Zurückdrehen mit minima-
ler Unterstützung. **c** Drehen ohne Hilfe. Der Patient
achtet darauf, daß der gelähmte Arm nicht in die Flexion zieht

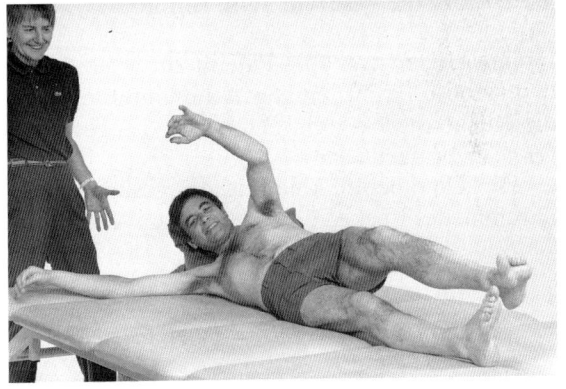

c

In dem Maß, wie der Patient ohne übermäßige Anstrengung auf die Seite
und zurück rollen kann, verringert die Therapeutin ihre Unterstützung. Sie fazilitiert die Bewegung in die Seitenlage nur noch, indem sie den Kopf in die
korrekte Stellung und die gesunde Hand nach vorne führt (Abb. 4.18 a). Beim
Zurückdrehen in die Rückenlage läßt der Patient den gelähmten Arm auf der
Unterlage liegen und hemmt willentlich den Zug in die Beugung

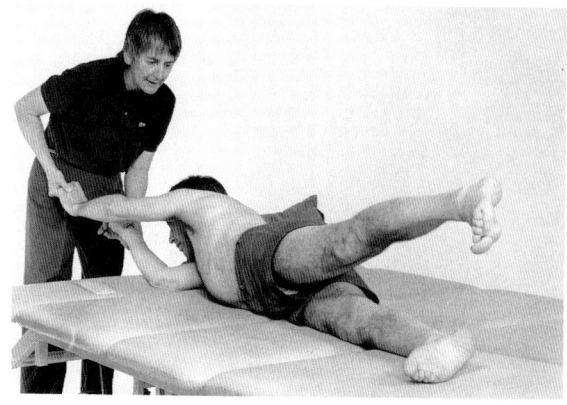

**Abb. 4.19.** Umdrehen in die Bauchlage (rechtsseitige Hemiplegie)

(Abb. 4.18 b). Schließlich führt er die gesamte Bewegungssequenz ohne Hilfestellung aus (Abb. 4.18 c).

Jetzt kann die Therapeutin die Drehbewegung bis in die Bauchlage fazilitieren. Sie zieht den gesunden Arm nach vorne und hält mit ihrer anderen Hand den gelähmten Arm in Elevation. Sobald der Patient von der Seite auf den Bauch rollt, nimmt er den Kopf in den Nacken; das gesunde Bein bleibt bis zum vollständigen Abschluß der Drehbewegung in der Luft, so daß die Aktion in Extension von Rumpf und Hüften endet (Abb. 4.19).

### 4.4.2 Über die gesunde Seite rollen

Dreht sich der ungeübte Patient zur gesunden Seite, so wird er in der Regel den Kopf in Extension gegen die Unterlage oder in das Kissen drücken und die Rückenstrecker einsetzen, um das gestreckte hemiplegische Bein nach vorne zu bringen (Abb. 4.20).

Die Therapeutin kniet auf der gesunden Seite neben dem Patienten und hilft ihm, das Becken und das Bein mit einer normalen Beugebewegung nach

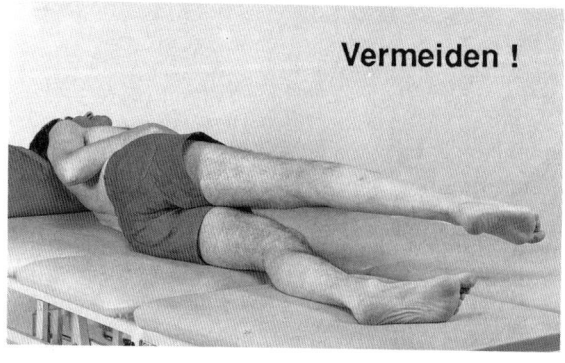

Vermeiden !

**Abb. 4.20.** Der Patient demonstriert das unerwünschte Extensionsmuster beim Drehen zur gesunden Seite (rechtsseitige Hemiplegie)

vorne zu heben. Da sie beide Hände für diese Fazilitation braucht, faltet der Patient die Hände, um den gelähmten Arm mit Hilfe des gesunden selbst nach vorne zu führen (Abb. 4.21 a).

Beim Zurückdrehen hilft sie ihm, das betroffene Bein von der Unterlage abzuheben und fordert ihn auf, dies erst dann langsam abzulegen, wenn er wieder auf dem Rücken liegt (Abb. 4.21 b).

Hat der Patient gelernt, das Bein ohne Hilfestellung korrekt nach vorne zu bringen, kann die Therapeutin den Bewegungsablauf fazilitieren, indem sie nur noch die gelähmte Hand nach vorne zieht. Sie kann auch den Kopf in Flexion mit Rotation leiten (Abb. 4.22 a). Beim Zurückdrehen senkt der Patient Bein und Kopf langsam auf die Unterlage (Abb. 4.22 b).

Jetzt kann die Therapeutin die gesamte Drehung in die Bauchlage fazilitieren. Sie steht am Kopfende der Liege und führt den Ablauf der Bewegung, indem sie den gelähmten Arm an der Hand nach vorne zieht und den Kopf initial in Flexion/Rotation und abschließend, wenn der Patient auf den Bauch rollt, in die Extension leitet. Sie bittet den Patienten, sein Bein so lange in der Luft zu halten, bis er sich ganz gedreht hat (Abb. 4.23 a, b).

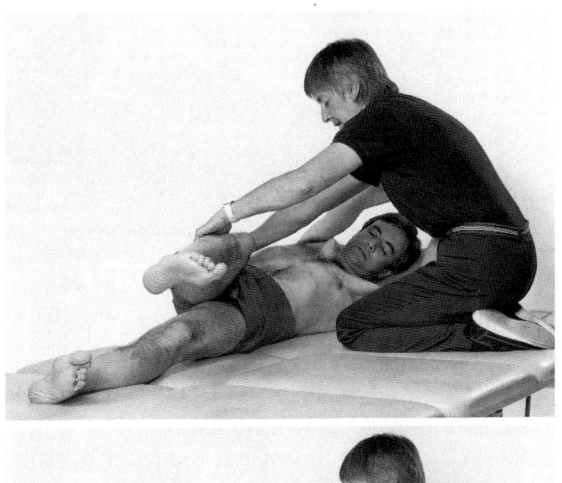

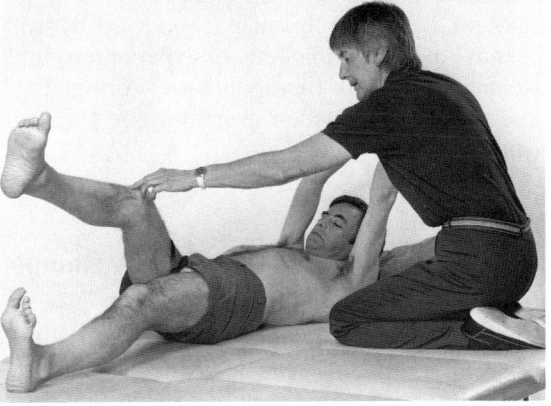

**Abb. 4.21 a, b.** Fazilitation für das Drehen zur gesunden Seite (rechtsseitige Hemiplegie). **a** Der Patient faltet die Hände, die Therapeutin unterstützt das gelähmte Bein. **b** Beim Zurückdrehen legt er das gelähmte Bein langsam ab

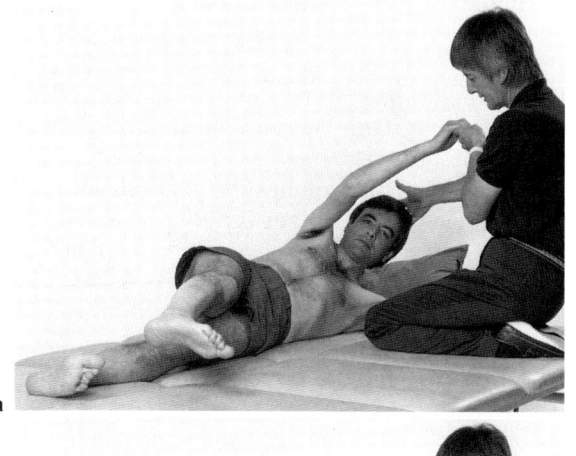

a

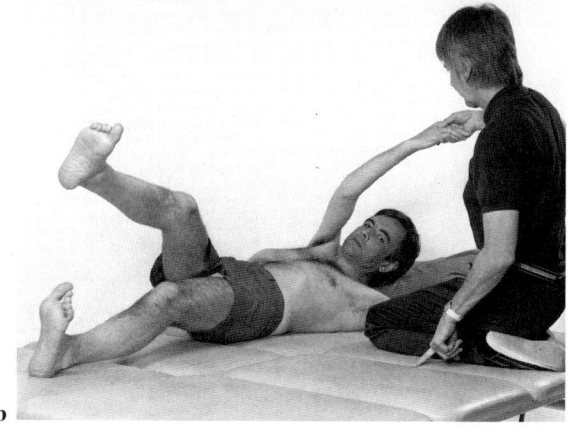

b

**Abb. 4.22 a, b.** Zur gesunden Seite rollen und sich wieder zurückdrehen – mit reduzierter Hilfestellung (rechtsseitige Hemiplegie). **a** Der Patient bringt sein gelähmtes Bein selber nach vorne; die Therapeutin leitet seinen Kopf in die korrekte Stellung. **b** Er rollt wieder zurück, ohne daß der Arm in Flexion zieht

Die Drehbewegung aus der Rückenlage in die Bauchlage erfordert Rumpfkontrolle in Flexion/Rotation, in Extension und in Lateralflexion. Dabei werden auch Kopfstellreaktionen stimuliert und durch die Rumpfrotation die distale Spastizität reduziert. Korrektes Drehen fördert und verbessert die Gehfähigkeit des Patienten und kann in jeder Phase der Rehabilitation als therapeutische Aktivität genutzt werden. Hilfestellung und Fazilitation werden in dem Maße vermindert, wie der Patient an Kontrolle gewinnt.

## 4.5 Flexion/Rotation des unteren Rumpfs

Die Bewegung sollte zuerst zur hemiplegischen Seite geübt werden. Rotation des Rumpfs hemmt den gesteigerten Tonus auf der hemiplegischen Seite und erleichtert so die anschließende Bewegung zur anderen Seite.

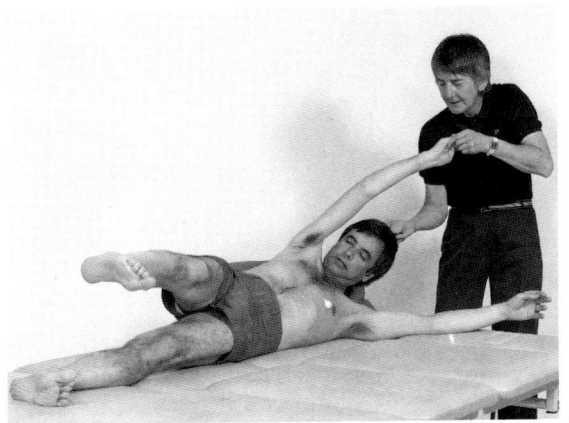

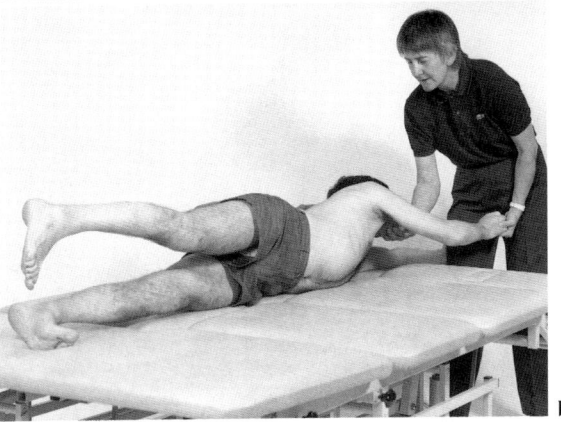

**Abb. 4.23 a, b.** Umdrehen in die Bauchlage, zur gesunden Seite (rechtsseitige Hemiplegie). **a** Zunächst Hals- und Rumpfflexion mit Rotation, **b** dann Hals- und Rumpfextension – mit Unterstützung

Der Patient liegt bequem auf einer Liege. Die Therapeutin beugt beide Beine des Patienten, in den Hüftgelenken bis zu einem Winkel von etwa 90°. Sie bittet ihn, völlig entspannt zu bleiben und nicht mitzuhelfen. Sie lehnt seine Unterschenkel gegen ihren Körper, so daß er keinerlei Gewicht zu halten braucht (Abb. 4.24 a). Sie beugt nun ihre Knie und rotiert so die Lendenwirbelsäule des Patienten; dabei achtet sie darauf, daß die Rotation nicht in der oberen Brustwirbelsäule stattfindet.

Die Therapeutin legt eine Hand auf das Kreuzbein des Patienten und hält dessen Beine mit ihrem Oberarm gegen ihren Körper. Sie verlagert nun ihr Gewicht zur Seite und bewegt so das Becken des Patienten durch Flexion der lumbalen Wirbelsäule, ohne den Flexionswinkel im Hüftgelenk zu ändern. Mit der anderen Hand übt sie stabilisierenden Druck auf den Brustkorb des Patienten aus, Zeigefinger und Daumen markieren den Drehpunkt der angestrebten Bewegung, der, von oben gesehen, etwa in Höhe des Nabels liegt. Sollte der Arm des Patienten die Bewegung behindern, kann er im Ellbogengelenk gebeugt und die Hand auf seine Brust gelegt werden (Abb. 4.24 b).

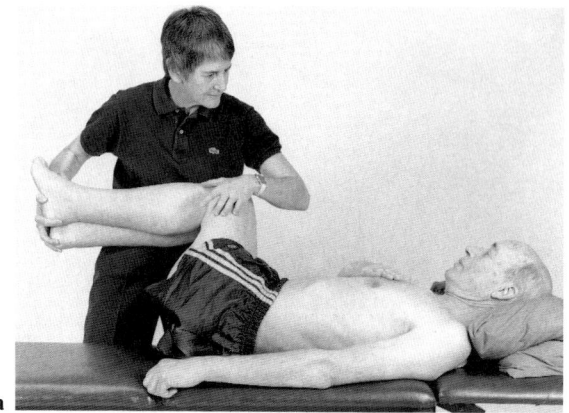

a

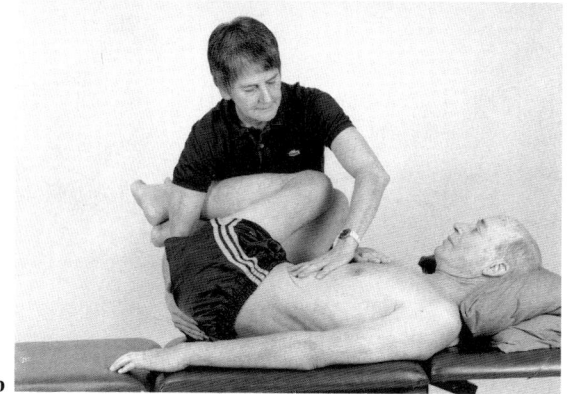

b

**Abb. 4.24 a, b.** Passive Flexion/Rotation des unteren Rumpfs (linksseitige Hemiplegie). **a** Die Therapeutin übernimmt das ganze Gewicht der Beine, die sie gegen ihren Körper gestützt hält; der Patient entspannt sich vollkommen. **b** Mit der einen Hand auf dem Kreuzbein des Patienten beugt sie behutsam die untere Lendenwirbelsäule. Ihre andere Hand stabilisiert den Thorax

Wenn die passive Bewegung ohne fühlbaren Widerstand durchgeführt werden kann, bittet die Therapeutin den Patienten, ihr aktiv jedoch behutsam zu helfen, indem er die unteren Bauchmuskeln anspannt.

Diese Bewegung vermindert die Überaktivität der unteren Rückenextensoren und ermöglicht so die Aktivierung und Kontraktion der Bauchmuskeln. Außerdem hemmt sie die Extensionsspastik der gesamten unteren Extremität.

## 4.6 Aktivierung der schrägen Bauchmuskeln mit angestellten Beinen

Der Patient liegt mit angezogenen Beinen auf dem Rücken, so daß die Füße auf der Liege stehen. Er kreuzt ein Bein über das andere und legt das obere auf dem unteren ab. Die Therapeutin fazilitiert Abduktion und Adduktion des unteren Beins in gleichmäßigem Rhythmus und bittet den Patienten, aktiv

90

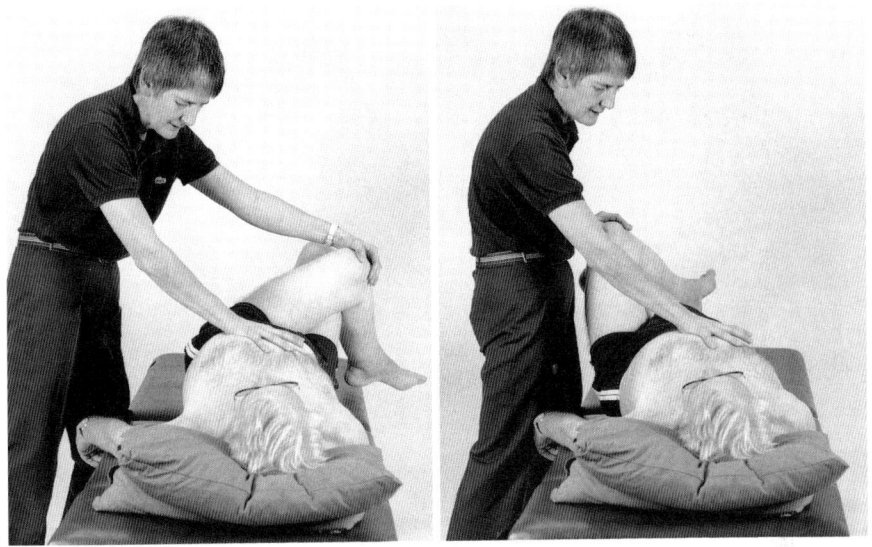

a                                                              b

**Abb. 4.25a, b.** Aktivierung der schrägen Bauchmuskeln, das hemiplegische Bein über das gesunde Bein gekreuzt (linksseitige Hemiplegie). Die überkreuzten Beine werden rhythmisch nach rechts und links bewegt. Die Therapeutin hilft dem Patienten, seinen Thorax zu stabilisieren

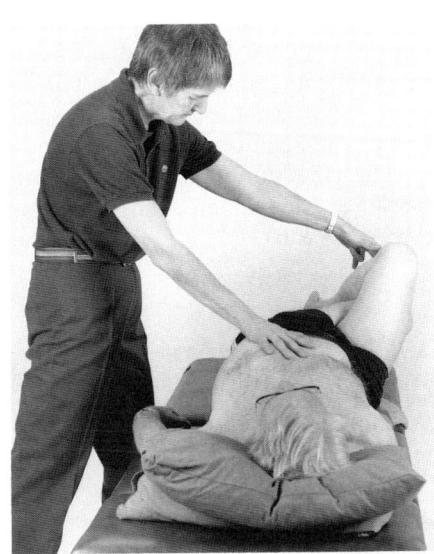

**Abb. 4.26.** Das gesunde Bein über das gelähmte Bein geschlagen, werden die Knie ungefähr im Rhythmus des Gehens nach rechts und links bewegt (linksseitige Hemiplegie)

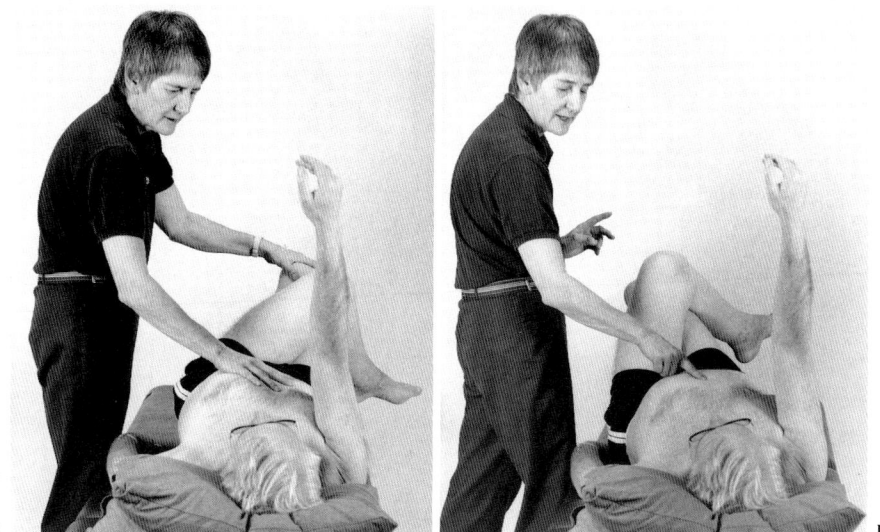

a                                                                        b

**Abb. 4.27 a, b.** Der Patient hält seinen gesunden Arm senkrecht hoch und stabilisiert seine Brustwirbelsäule aktiv, während er die Beine von einer Seite zur anderen bewegt (linksseitige Hemiplegie)

mitzumachen. Dabei bleibt der Thorax des Patienten ganz ruhig liegen; so aktiviert die Bewegung der Beine die schrägen Bauchmuskeln (Abb. 4.25 a, b). Die Aktivität wird nun mit dem anderen Bein überkreuzt wiederholt; die Therapeutin gibt immer weniger Hilfe (Abb. 4.26). Die Rumpfkontrolle wird schwieriger, wenn der Patient zusätzlich den gesunden Arm hebt und in 90° Flexion im Schultergelenk, die Handinnenflächen nach medial zeigend, hält.

Die Bewegungssequenz erfordert die aktive Stabilisierung der Brustwirbelsäule verbunden mit Anspannung der schrägen Bauchmuskeln (Abb. 4.27 a, b).

## 4.7 Position der Arme

Wesentlich ist die Lage der Arme des Patienten. Bei allen Aktivitäten des unteren Rumpfs und der unteren Extremitäten sollten seine Arme entspannt zu beiden Seiten liegen. Wenn der spastische Tonus im gelähmten Arm zunimmt und dieser Arm eine assoziierte Reaktion zeigt, sollte die Therapeutin zunächst den Hypertonus hemmen, den Arm wieder lang legen und den Patienten dann bitten, die Bewegung mit weniger Anstrengung auszuführen. Es mag sein, daß sie, um dieses zu erreichen, mehr Unterstützung geben oder ihren verbalen Stimulus ändern muß. Es ist jedoch kontraindiziert, die Arme hinter den Kopf legen zu lassen, um so die Flexion im Arm zu verhindern, denn dadurch werden der Brustkorb angehoben, die Wirbelsäule gestreckt

92

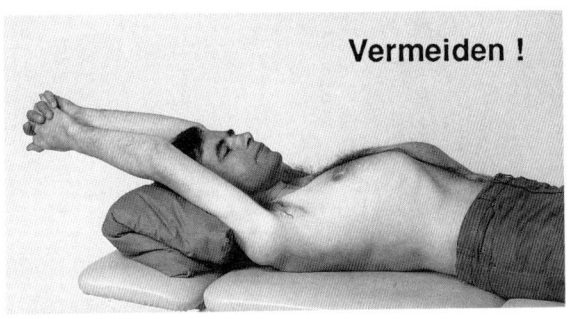

**Abb. 4.28.** Bei Rumpfaktivitäten soll der Patient seine Hände nicht über den Kopf nehmen, da sonst der Brustkorb gehoben und der Rücken überstreckt wird (rechtsseitige Hemiplegie)

**Vermeiden !**

und die Bauchmuskeln in eine unvorteilhafte Ausgangslage gebracht (Abb. 4.28). Außerdem wird der Patient mit größter Wahrscheinlichkeit in einer solchen Stellung versuchen, das Becken durch totale Rumpfextension zu stabilisieren.

Jegliche aufkommende assoziierte Reaktion dient der Therapeutin als Barometer oder Indikator, daß die Aktivität für den Patienten noch zu schwierig ist oder daß nicht genügend Hilfestellung gegeben wird. Fordert die Therapeutin den Patienten jedoch auf, die Hände zu falten und die Arme über den Kopf zu heben, übersieht sie möglicherweise, daß der gelähmte Arm in Flexion zieht. Die nicht erkannte Tonussteigerung jedoch kann den gesunden Arm, der die lange Haltearbeit mit großer Anstrengung gegen den Zug der Spastik leisten muß, empfindlich belasten. In der Tat entwickeln manche Patienten dadurch eine schmerzhafte Supraspinatustendopathie. Dieser schmerzhafte Zustand kann sehr behindernd sein, da die Patienten auf ihren gesunden Arm für alle Aktivitäten des täglichen Lebens angewiesen sind. Es ist wichtig für den Patienten, die spastische Reaktion selber willentlich hemmen und den Arm an seiner Seite liegen lassen zu können. Letztendlich ist es das Ziel aller therapeutischen Aktivitäten des unteren Rumpfs und der Beine, daß er möglichst normal gehen lernt und daß die Arme beim Gehen entspannt mitschwingen.

## 4.8 „Bridging" (eine Brücke machen)

„Bridging" ist eine nützliche Aktivität für die selektive Extension der Hüfte bei gleichzeitiger Aktivierung der Bauchmuskulatur.

Der Patient liegt auf dem Rücken, ein Kissen unter seinem Kopf, die Arme entspannt zu beiden Seiten. Die Therapeutin hilft, beide Beine im Hüft- und Kniegelenk zu beugen und die Füße so aufzustellen, daß die Fersen nicht ganz unter die Knie gelangen. Wird der Patient aufgefordert, das Gesäß von der Unterlage abzuheben, so streckt er in der Regel die Hüften und gleichzeitig den ganzen Rücken und drückt oft auch noch den Kopf nach hinten in das Kissen (Abb. 4.29). Um aber die Bewegungskomponenten selektiv zu gestal-

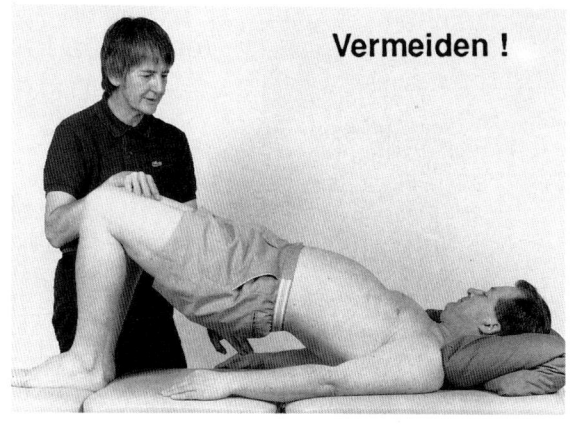

**Abb. 4.29.** „Bridging" mit zu viel Extensorenaktivität (rechtsseitige Hemiplegie)

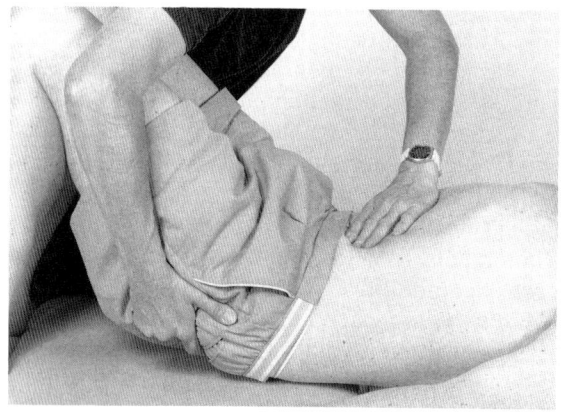

**Abb. 4.30.** Fazilitation der korrekten Beckenstellung vor dem „bridging" (rechtsseitige Hemiplegie)

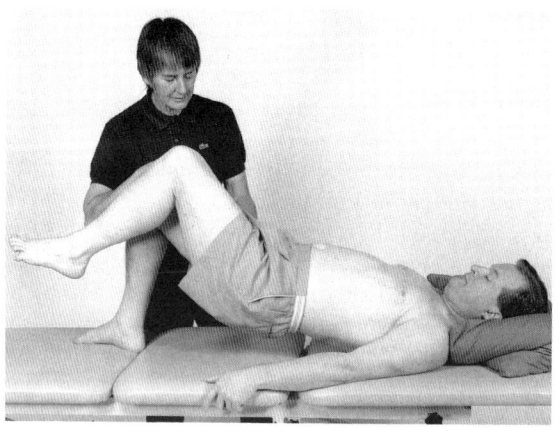

**Abb. 4.31.** Der Patient hält sein Becken waagerecht, hebt den gesunden Fuß etwas von der Unterlage und setzt ihn wieder auf (rechtsseitige Hemiplegie)

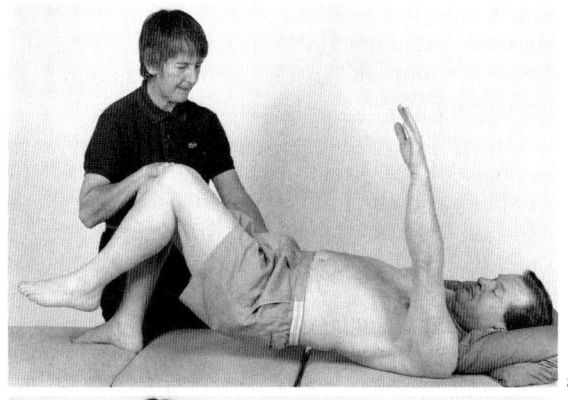

a

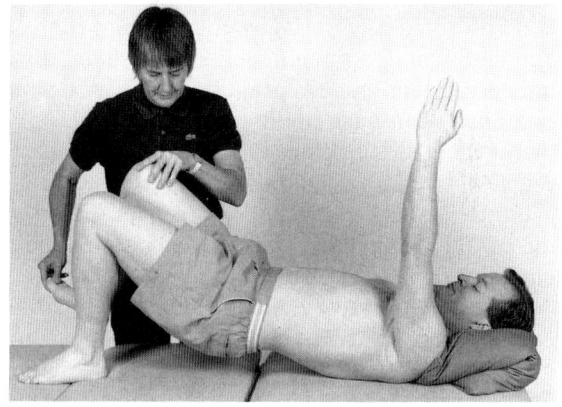

**Abb. 4.32.** **a** Der Patient
hält seinen gesunden Arm
senkrecht hoch und hebt
den gesunden Fuß an. **b** Er
hält das Becken waagerecht
und hebt den gelähmten
Fuß ab (rechtsseitige Hemiplegie)

b

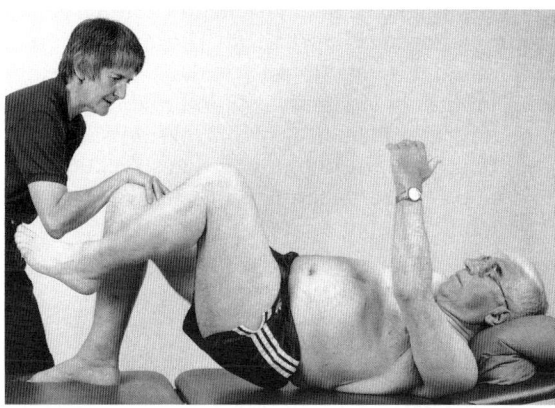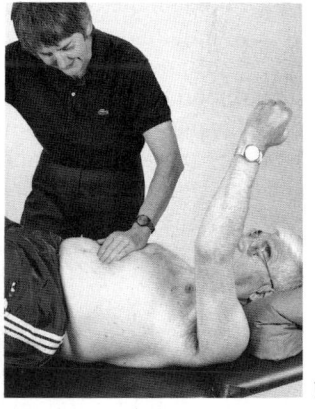

a                                                                            b

**Abb. 4.33 a, b.** „Pressure tapping" bei ungenügender Bauchmuskelaktivität (rechtsseitige
Hemiplegie). **a** Der Patient kann sein Becken nicht waagerecht halten, wenn er beim
„bridging" den gesunden Fuß anhebt. **b** Genau in dem Moment, in dem der gesunde Fuß
angehoben wird, klopft die Therapeutin bestimmt und schnell auf den Ursprung der äußeren schrägen Bauchmuskeln

95

ten, lehrt ihn die Therapeutin zunächst, durch Anspannung der unteren Bauchmuskeln das Becken zu kippen. Sie fazilitiert die Bewegung, indem sie die eine Hand auf das Gesäß der gesunden Seite legt und die Beckenbewegung führt. Mit der anderen Hand markiert sie den Nabel als den Drehpunkt, um den die Bewegung ausgeführt werden soll (Abb. 4.30).

Der Patient hält das Becken gekippt und hebt nun das Gesäß von der Liege ab. Die Therapeutin bittet ihn, diese Stellung zu halten, dabei den gesunden Fuß hochzunehmen und ihn dann wieder flach aufzusetzen. Er soll den Fuß etwa im Rhythmus des normalen Gehens wiederholt hochnehmen und absetzen. Wenn der Patient nicht sehr sorgfältig angeleitet wird, hebt er das Bein zu hoch, um die ungenügende Hüftextension auf der gelähmten Seite zu verstärken. Mit Hilfe der Therapeutin versucht er, das Becken waagerecht zu halten, so daß es auf der gesunden Seite nicht absinkt (Abb. 4.31). Sobald er den Fuß von der Unterlage hebt, wird das Bein zum „Tentakel" und das Bekken muß von den oben liegenden Muskeln, d.h. von den Bauchmuskeln gehalten werden. Der „Tentakel"-Effekt wird verstärkt, wenn der Patient den gesunden Arm nach oben gestreckt in der Luft hält. Dann nämlich kann er diesen nicht auf die Liege drücken, um den Rumpf von unten her zu stabilisieren (Abb. 4.32 a). Der gelähmte Arm bleibt neben dem Patienten liegen. Wenn er jedoch funktionell eingesetzt werden kann, soll der Patient beide Arme parallel zueinander, mit 90° Flexion im Schultergelenk, die Handflächen einander zugewandt, hochhalten.

Noch mehr aktive Leistung und Koordination wird vom Patienten gefordert, wenn er die Füße abwechselnd anhebt, ohne das Becken auf der einen oder anderen Seite absinken zu lassen. Er soll möglichst einen gleichmäßigen Rhythmus und das Tempo des normalen Gehens erreichen (Abb. 4.32 b).

Vielen Patienten fällt es schwer, das Becken waagerecht zu halten, besonders wenn der Fuß der gesunden Seite abgehoben wird (Abb. 4.33 a). Die Therapeutin kann die entsprechenden schrägen Bauchmuskeln mit zeitlich genau abgestimmtem „pressure tapping" auf deren Ursprung am Thorax aktivieren: in dem Moment, wenn der Patient den gesunden Fuß von der Unterlage abhebt, klopft die Therapeutin mit ihrer hohlen Hand bestimmt und schnell auf die Muskeln, wodurch deren Tonus erhöht und die Kontraktion stimuliert wird. Sie plaziert die Hand, mit durch die Mm. lumbricales gestreckten Fingern und gewölbtem Handteller, in Verlaufsrichtung der Muskelfasern, so daß sie diagonal nach kaudal, gegen den Nabel zeigt (Abb. 4.33 b).

## 4.9 Aktive Kontrolle des hemiplegischen Beins

Der Patient liegt auf dem Rücken, die Therapeutin führt das Bein in Hüft- und Knieflexion. Mit der einen Hand hält sie den gelähmten Fuß in Dorsalflexion ohne Supination und mit voll gestreckten Zehen. Ohne den Fußballen zu berühren, hält sie die Zehen mit dem Daumen und Daumenballen und gibt mit den Fingerkuppen Gegendruck auf den Fußrücken (Abb. 4.34 a). Wenn

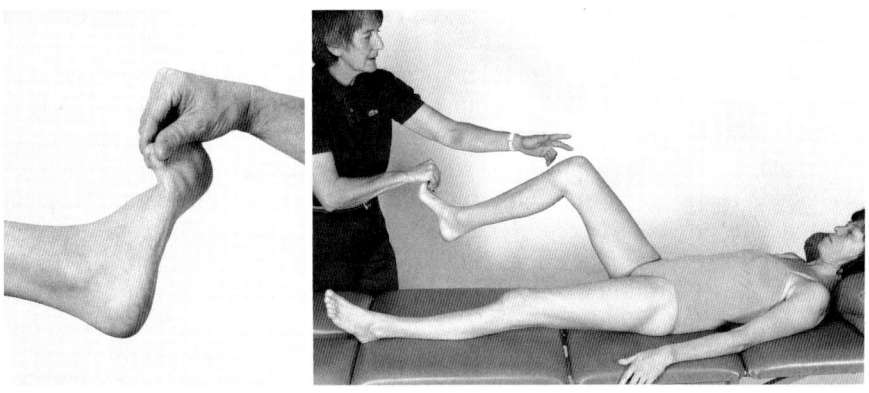

a                                                       b

**Abb. 4.34a, b.** Aktive Kontrolle über den gesamten Bewegungsablauf des hemiplegischen Beins (rechtsseitige Hemiplegie). **a** Wesentlich für die Kontrolle ist, daß die Therapeutin den Fuß in reiner Dorsalflexion, ohne Supination, hält. **b** Die Patientin hält ihr Bein aktiv, während die Therapeutin es auf die Unterlage zurückführt

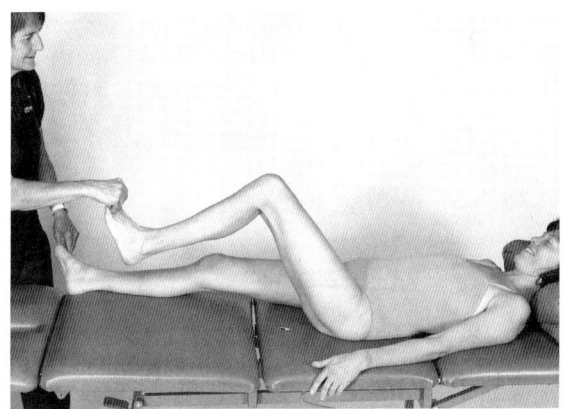

**Abb. 4.35.** Das Becken bleibt liegen, während das gesunde Bein abwechselnd in Flexion und Extension geführt wird (rechtsseitige Hemiplegie)

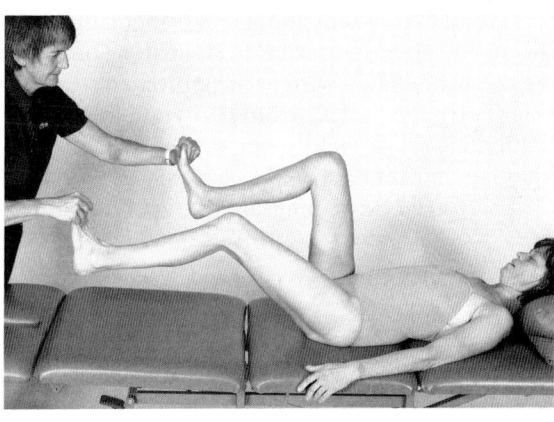

**Abb. 4.36.** Während die Patientin mit beiden Beinen den Bewegungen aktiv folgt, achtet sie darauf, daß die Lendenwirbelsäule nicht lordosiert (rechtsseitige Hemiplegie)

nötig, unterstützt sie mit ihrer anderen Hand das Bein unter dem Knie. Sie bittet den Patienten, das Bein aktiv gebeugt zu halten, jedoch ohne Außenrotation und Abduktion im Hüftgelenk wie bei der totalen Beugesynergie. Gelingt es dem Patienten, diese Stellung und das Gewicht seines Beins aktiv zu halten (Abb. 4.34b), folgt er der von der Therapeutin geführten Bewegung. Letztlich sollte er die Kontrolle über sein Bein aufrecht erhalten können, bis es wieder gestreckt auf der Unterlage liegt. Er soll der Bewegung keinerlei Widerstand entgegensetzen, der Führung unmittelbar folgen und das Bein weder in Innenrotation noch in Außenrotation abweichen lassen.

Die Therapeutin bewegt das gesunde Bein des Patienten auf die gleiche Weise und führt es dabei leicht, indem sie mit einer Hand die Zehen hält (Abb. 4.35). Der Patient versucht, das Becken und die Lendenwirbelsäule durch Anspannung der Bauchmuskeln flach auf der Liege zu halten. Als nächstes folgt der Patient den führenden Händen der Therapeutin mit beiden Beinen. Beide Beine bewegen sich fließend und unabhängig voneinander, was bedeutet, daß der Patient mit dem gesunden Bein das Becken nicht stabilisieren kann (Abb. 4.36).

Für die Schwungphase beim Gehen ist es wesentlich, daß der Patient das gelähmte Bein kontrolliert durch den gesamten Bewegungsablauf zu führen vermag, vor allem, daß es nicht in die Extension stößt. Diese aktive Kontrolle wird zuerst im Liegen, später im Stehen geübt (s. Kap. 8).

## 4.10 Schlußfolgerung

Die selektive Bewegung des gelähmten Arms und Beins hängt von der Fähigkeit des Patienten ab, den Rumpf zu kontrollieren. Ohne stabile Verankerung der dafür erforderlichen Muskeln können Bewegungen der Glieder nur in einem primitiven, d. h. entwicklungsgeschichtlich früheren stereotypen Massenmuster ausgeführt werden. Die sorgfältige Vorbereitung des Muskelzusammenspiels für die verschiedenen Bewegungskomponenten des Gehens ermöglicht später ein annähernd normales Gangmuster.

Wenn der Patient zum Gehen angehalten wird, bevor er wieder genügend Kontrolle über das gelähmte Bein, den Rumpf und deren selektive Bewegungen gewonnen hat, wird er die typischen stereotypen Massensynergien einsetzen (Perry 1969; Brunstrom 1970) und folglich mehr Spastik entwickeln. Auch Patienten die monate- oder sogar jahrelang abnorm gegangen sind, können ihr Gangmuster noch verbessern, sich sicherer und weniger angestrengt bewegen, wenn die Bewegungsabläufe zuerst im Liegen geübt werden.

# 5 Aktivitäten zwischen Liegen und Sitzen

Um vom Liegen zum Sitzen und vom Sitzen zum Liegen zu kommen, müssen die Bauchmuskeln das Gewicht des Rumpfs gegen die Schwerkraft entweder bewegen oder halten oder das Tempo der Bewegung in Richtung der Schwerkraft kontrollieren. Kopf und Rumpf bilden zusammen einen langen Hebelarm mit erheblichem Gewicht. Die Schwerkraft wirkt auf den Rumpf in fast senkrechter Körperhaltung weit weniger ein als in fast horizontaler Stellung. Die Patienten haben besonders bei solchen Aktivitäten, bei denen sie Kopf und Rumpf aktiv von der Liege anheben müssen, so lange Schwierigkeiten, wie sie nicht genügend Muskeltonus und aktive Kontrolle über ihre Bauchmuskeln wiedererlangt haben. Es empfiehlt sich daher meistens, mit Bewegungen im Sitzen zu beginnen und den Patienten allmählich aus der vertikalen Stellung heraus zu bewegen. Erst wenn der Patient die Rumpfbewegungen mit exzentrischer Muskelaktivität bis zum Liegen beherrscht, kann er mit der gegenläufigen Bewegung, aus der horizontalen Lage heraus, beginnen. Die Therapeutin sollte jederzeit angemessene Unterstützung geben, da der Patient sich sonst zu sehr anstrengt – das Ergebnis wäre zunehmende distale Spastizität. Auch muß sie darauf achten, daß der Patient nicht kompensatorische Bewegungen benutzt, weil die Aktivität für ihn noch zu schwierig ist.

## 5.1 Sich an die Bettkante setzen

Innerhalb weniger Tage nach dem zur Hemiplegie führenden Ereignis sollte der Patient aus dem Bett entweder in einen geraden Stuhl mit Armlehnen oder in einen Rollstuhl gesetzt werden. Entscheidend ist, wie ihm geholfen wird, sich an die Bettkante zu setzen und sich wieder hinzulegen. Sich selbst überlassen, wird er sich abmühen, sich mit der gesunden Hand hochzuziehen. Das führt zu assoziierten Reaktionen in Form spastischer Tonussteigerung, normalerweise zu vermehrter Flexion im Arm und Extension oder Flexion im Bein. Daher sollte der Patient von Anfang an eine normale Bewegungssequenz mit Rotation des Rumpfs erlernen. Dabei setzt er sich folgendermaßen über die hemiplegische Seite auf:

- Er hebt sein gelähmtes Bein an und legt es über die Bettkante.
- Er hebt und rotiert Kopf und Schulter der gesunden Seite zur hemiplegischen Seite und führt den gesunden Arm so weit über seinen Körper, bis er die Hand auf der anderen Seite flach neben sich auf die Matratze legen kann.

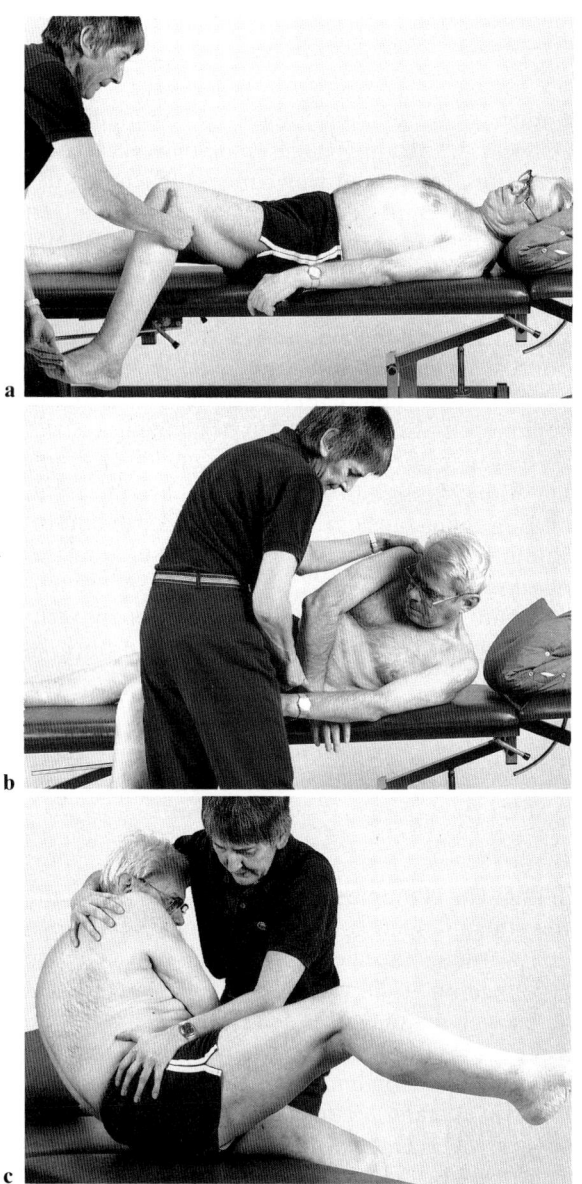

**Abb. 5.1 a–c.** Fazilitation zum Aufsetzen an die Bettkante (linksseitige Hemiplegie). **a** Der Patient hebt das hemiplegische Bein mit Unterstützung über die Bettkante. **b** Flexion und Rotation des Rumpfs, um die gesunde Hand auf der andern Seite aufzustützen. **c** Aufsetzen mit Hilfe der betreuenden Person

– Er nimmt das gesunde Bein hoch und schwingt es aus dem Bett, während er sich gleichzeitig aufsetzt, wobei er, wenn nötig, sich mit dem gesunden Arm abdrückt, um die Bewegung des Rumpfs zu unterstützen.

Der Patient braucht so lange angemessene Hilfe der Therapeutin oder Schwester, bis er gelernt hat, sich korrekt und ohne übermäßige Anstrengung aufzusetzen.

### 5.1.1 Mit viel Unterstützung

Die helfende Person beugt das gelähmte Bein des Patienten an und führt es über die Bettkante, wobei sie mit einer Hand den Fuß in Dorsalflexion hält und mit der anderen das Gewicht des Beins übernimmt (Abb. 5.1 a).

Dann hilft sie ihm, den Kopf anzuheben und den Rumpf in ihre Richtung zu rotieren, so daß er die gesunde Hand flach vor sich auf das Bett legen kann (Abb. 5.1 b).

Die Therapeutin setzt den Patienten auf, indem sie einen Arm um seine Schultern legt, mit der anderen Hand Druck auf die Seite seines Beckens gibt und selbst ihr Gewicht seitwärts verlagert. Sie bittet den Patienten, sein gesundes Bein gleichzeitig aus dem Bett zu schwingen, so daß das Gewicht mitwirkt, den Rumpf in die Vertikale zu bringen (Abb. 5.1 c). Die Bewegung wird langsam und sorgfältig, mit klaren Anweisungen für den Patienten in jeder Phase der Bewegungssequenz ausgeführt, so daß er so viel wie möglich aktiv mithelfen kann.

### 5.1.2 Mit reduzierter Hilfestellung

In dem Maß, wie der Patient aktiver mitwirken kann und wieder mehr Kontrolle über seine Rumpfmuskulatur gewonnen hat, vermindert die helfende Person ihre Unterstützung. Der Patient hebt sein gelähmtes Bein selbst aus dem Bett, während sie sicherstellt, daß sein Knie gebeugt bleibt. Beim Aufrichten fazilitiert sie die Bewegung, indem sie nur ihre Hand auf die gesunde Schulter legt, anstatt den Arm um seine Schultern zu legen. Sie drückt die Schulter nach unten und fazilitiert damit sowohl die Ausrichtung des Kopfs zu dieser Seite, als auch die notwendige Lateralflexion des Rumpfs (Abb. 5.2 a). Ihre andere Hand gibt Druck auf den Beckenkamm, um das Gesäß auf der gesunden Seite auf die Unterlage zu bringen (Abb. 5.2 b).

### 5.1.3 Ohne Hilfe

Der Patient lernt, sich selbständig und ohne Anstrengung aufzusetzen, schließlich ohne sich mit der gesunden Hand vom Bett abstoßen zu müssen (Abb. 5.3).

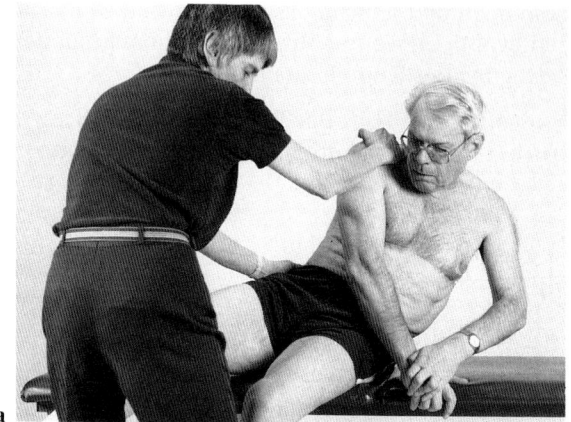

a

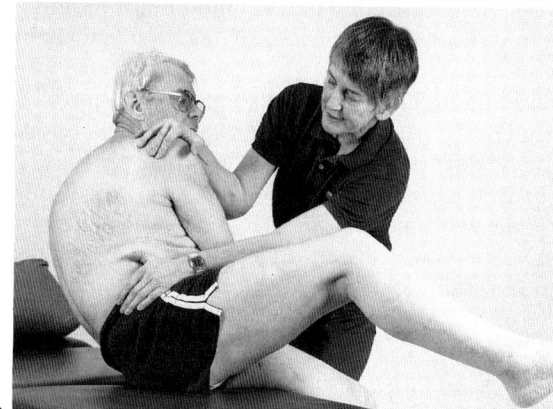

**Abb. 5.2 a, b.** Aufsetzen mit
Fazilitation an Schulter und
Becken (linksseitige Hemiplegie). **a** Die betreuende
Person drückt die Schulter
nach unten, um die Lateralflexion von Kopf und
Rumpf zu unterstützen.
**b** Das Gewicht des gesunden Beins hilft dem Patienten hochzukommen, und die
betreuende Person drückt
dabei das Becken auf der gesunden Seite auf die Unterlage

b

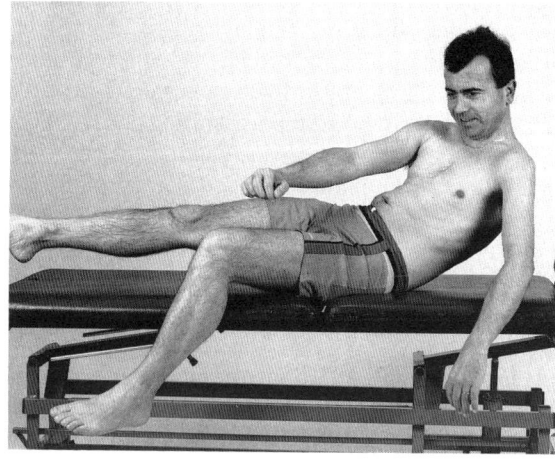

**Abb. 5.3.** Sich selbständig
vom Liegen aufsetzen, ohne
sich mit der gesunden Hand
aufzustützen (linksseitige
Hemiplegie)

## 5.2 Sich hinlegen

Wenn der Patient, an der Bettkante sitzend, sich wieder hinlegen möchte, benutzt er eine ähnliche Bewegungssequenz wie beim Aufsetzen, nur in umgekehrter Reihenfolge. Er stützt seine gesunde Hand auf der gelähmten Seite flach auf das Bett, um einen Teil des Rumpfgewichts zu übernehmen. Er hebt sein gesundes Bein an und legt sich zurück, indem er den Körper dreht und dabei die hemiplegische Schulter nach vorne bringt. Beim Abliegen senkt er das gesunde Bein auf das Bett und holt das gelähmte Bein nach.

Anfangs wird er sich vollständig zurücklegen müssen, so daß der Rumpf ganz aufliegt, bevor er das gelähmte Bein anbeugen und auf das Bett heben kann.

Die helfende Person fazilitiert die Rumpfbewegung des Patienten, indem sie ihre eine Hand von hinten auf das Schulterblatt legt, um die hemiplegische Schulter nach vorne zu ziehen und beim Abliegen einen Teil des Gewichts zu

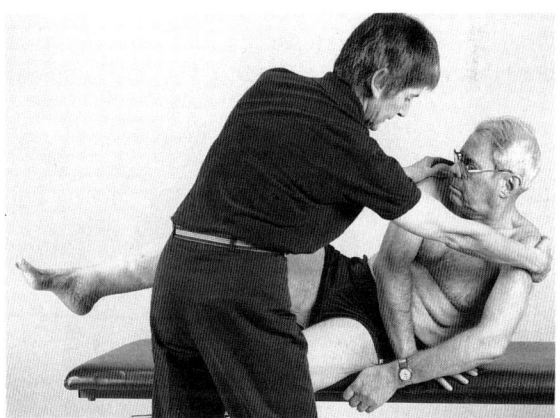

**Abb. 5.4.** Sich hinlegen. Die betreuende Person fazilitiert die Bewegung, indem sie die linke Schulter vorzieht und etwas Gewicht übernimmt (linksseitige Hemiplegie)

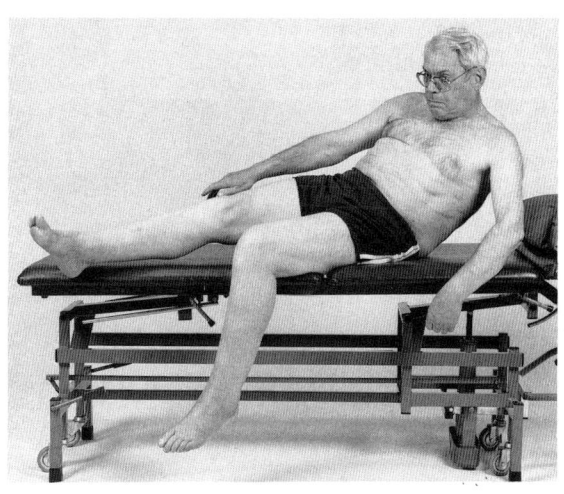

**Abb. 5.5.** Sich selbständig hinlegen, ohne sich mit der gesunden Hand abzustützen (linksseitige Hemiplegie)

übernehmen. Ihre andere Hand legt sie von vorne auf die gesunde Schulter, leitet sie zurück und unterstützt so die Rumpfrotation (Abb. 5.4). Der Patient löst die gesunde Hand kurz bevor er Kopf und Schultern ganz zurücklegt von der Unterlage. Sobald er auf dem Rücken liegt, hilft ihm die assistierende Person, das gelähmte Bein aufs Bett zu bringen. Mit der einen Hand unter dem Oberschenkel übernimmt sie dessen Gewicht. Mit der anderen Hand hält sie die Zehen in Extension und den Fuß in Mittelstellung. Später sollte sich der Patient hinlegen und dabei das Gewicht seines Körpers halten können, ohne sich mit der gesunden Hand abstützen zu müssen (Abb. 5.5). Es hat sich bewährt, die verschiedenen Abschnitte der Bewegungsabläufe für das Aufsetzen und Wiederhinlegen einzeln zu üben.

## 5.3 Mit angewinkelten Beinen schaukeln

Oft fällt es dem Patienten schwer, die Lendenwirbelsäule zu flektieren. Die Überaktivität der Extensoren führt zu fixierter Lordose, folglich nimmt auch der Hypertonus in den Extensoren der Beine zu. Das Becken kann nicht frei

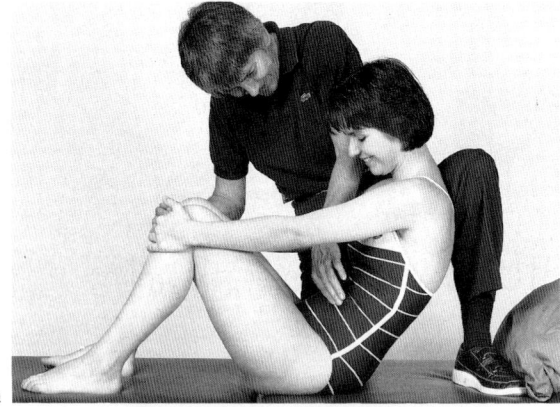

a

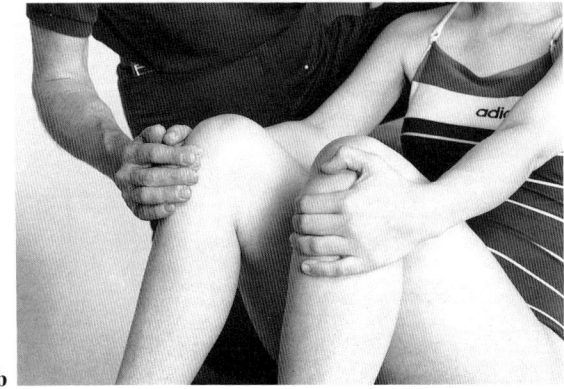

b

**Abb. 5.6 a, b.** Mit angestellten Beinen sitzen. Die korrekte Ausgangsposition (rechtsseitige Hemiplegie): **a** Die Therapeutin übernimmt das Gewicht des Rumpfs der Patientin mit ihrem Knie, die Patientin entspannt sich; **b** die Patientin legt ihre Hände locker um die Knie, die Therapeutin unterstützt dabei die gelähmte Hand

bewegt werden. Beim Gehen beugt der Patient den ganzen Rumpf, um den Fuß der hemiplegischen Seite nach vorne zu bringen. Die unteren Rumpfmuskeln können sich nicht selektiv kontrahieren, wenn die Lendenwirbelsäule in Extension fixiert ist.

Der Patient sitzt mit angestellten Beinen auf der Liege. Jede Hand umfaßt das gleichseitige Knie von vorne, die gelähmte Hand wird von der Therapeutin mitgehalten. Die Therapeutin stützt den Rumpf des Patienten mit ihrem Bein von hinten: sie stellt ihren Fuß auf die Liege, so daß der Patient sich vertrauensvoll gegen ihr Bein lehnen kann, bis seine Arme entspannt und gestreckt sind und sich die Lendenwirbelsäule passiv beugt (Abb. 5.6 a, b).

Wenn die korrekte Ausgangsposition erreicht ist, nimmt die Therapeutin ihr Bein weg und stützt den Rumpf mit ihrem von hinten um die Schultern des Patienten gelegten Arm (Abb. 5.7 a). Der Patient schaukelt behutsam zurück und wieder nach vorne, mit selektiver Bewegung zwischen Becken und Rumpf. Die Therapeutin bittet ihn, sich dabei nicht mit den Armen in die Be-

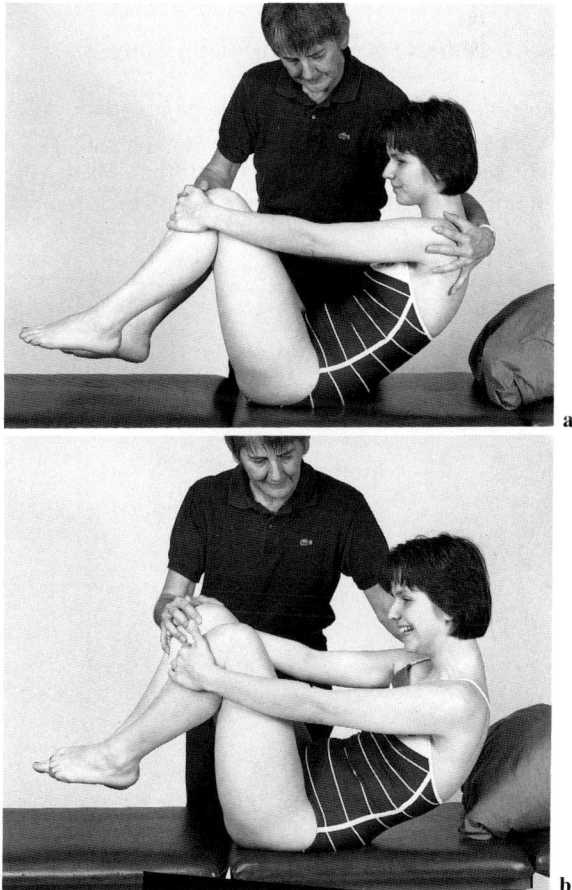

**Abb. 5.7 a, b.** Bewegungen mit angezogenen Beinen (rechtsseitige Hemiplegie). **a** Die Patientin schaukelt vor und zurück und bewegt selektiv das Becken gegen den unteren Rumpf. **b** Die Therapeutin bewegt die Patientin behutsam von einer Seite zur anderen, um die Lateralflexoren des Rumpfs zu aktivieren

105

wegung zu ziehen, sondern die Ellbogen gestreckt zu halten. Mit zunehmender Kontrolle kann der Patient immer weiter nach hinten schaukeln.

Sobald er mühelos rückwärts und vorwärts schaukelt, kann die Therapeutin ihn zur einen oder anderen Seite bewegen, um die Lateralflexoren des Rumpfs zu aktivieren (Abb.5.7b).

## 5.4 Rumpfbewegungen im Langsitz

Aktivitäten, bei denen der Patient mit gestreckten Beinen sitzt, haben den Vorteil, daß das Gewicht der unteren Extremitäten das Becken in gewissem Maße stabilisiert. Selektive Aktivität zwischen Rumpf und Extremitäten wird stimuliert, wenn der Patient gebeten wird, die Beine in Abduktion und Außenrotation im Hüftgelenk flach auf der Unterlage zu halten, obwohl er gleichzeitig die Flexoren des Rumpfs anspannt.

### 5.4.1 Isolierte Knieextension im Langsitz

Der Patient legt im Langsitz beide Hände locker auf die Knie. Er übt, nur das Knie selektiv zu strecken und dann wieder zu entspannen. Die Therapeutin hält seinen Fuß mit ihrem Oberschenkel in voller Dorsalflexion (Abb.5.8). Bleibt die gelähmte Hand liegen und gleitet nicht körperwärts, dann weiß der

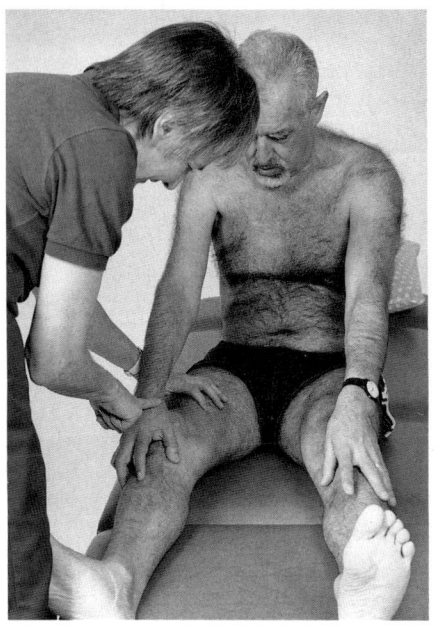

**Abb.5.8.** Selektive Knieextension im Langsitz. Die Therapeutin hält den Fuß des Patienten in voller Dorsalflexion gegen ihren Oberschenkel. Der Patient läßt seine Hände auf den Knien ruhen (rechtsseitige Hemiplegie)

Patient, daß er nur die Kniestrecker und nicht gleichzeitig die Hüftstrecker aktiviert. Die aktive Anspannung und Entspannung der Knie-Extensoren wird rhythmisch wiederholt, auch alternierend mit der gesunden Seite. Der Rhythmus kann variiert und der Schwierigkeitsgrad der Übung gesteigert werden, wenn z. B. nach zwei Kontraktionen am linken Knie eine am rechten folgt und umgekehrt. Die isolierte Knieextension ist für den Patienten beim Gehen enorm wichtig. Wenn er sein Knie nicht selektiv strecken kann, bedeu-

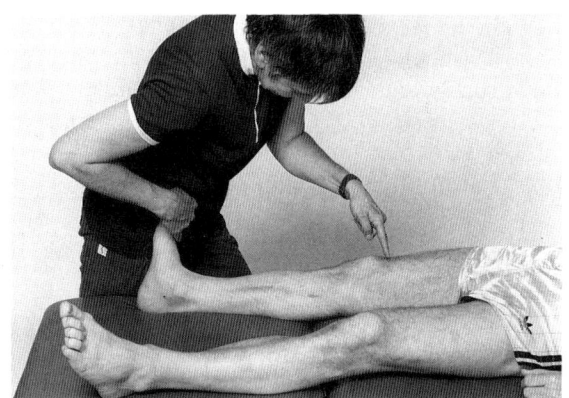

**Abb. 5.9.** Der Patient lernt die isometrische Knieextension zuerst im Liegen. Die Spastizität im Fuß wird durch maximale Dorsalflexion gehemmt (rechtsseitige Hemiplegie)

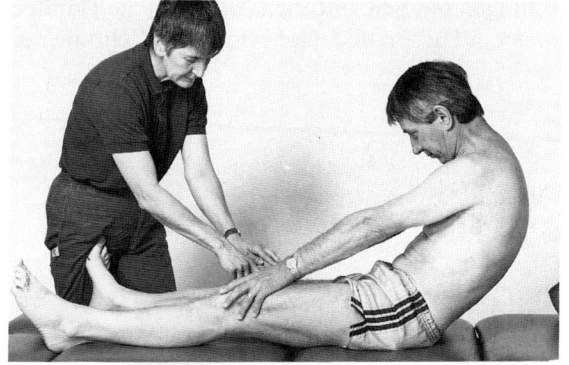

a

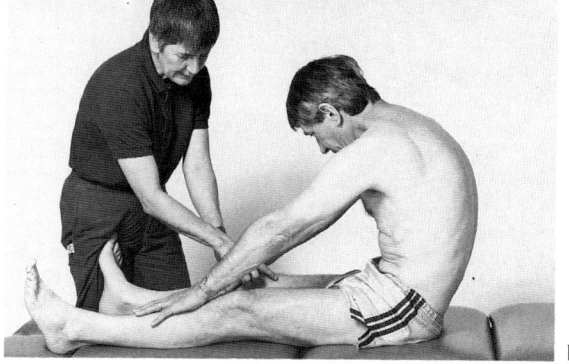

**Abb. 5.10. a** Der Patient hält Knie und Arme gestreckt, lehnt sich zurück und läßt seine Hände auf die Oberschenkel gleiten. **b** Er beugt sich wieder nach vorne und läßt die Hände auf die Unterschenkel zurückgleiten (rechtsseitige Hemiplegie)

b

tet das, daß bei jeder aktiven Knieextension der Fuß gleichzeitig plantarflektiert. Er wird dann zu Beginn der Standphase sein Gewicht nicht adäquat über
den Fuß transferieren können, da die gegenläufige Bewegung der Plantarflexoren der Vorwärtsbewegung entgegenwirkt. Am Ende der Schwungphase
wird er zuerst mit dem Fußballen auftreten und wegen der ständig aktivierten
und stimulierten Plantarflexion schließlich eine Schiene tragen müssen, um
den Fuß in Dorsalflexion zu halten. Der Patient muß die selektive Knieextension evtl. zuerst im Liegen lernen (Abb. 5.9); das ist leichter, da dann die Hüfte
ebenfalls gestreckt ist. Der Patient soll zunächst auf der gesunden Seite lernen, die Knieextensoren isoliert zu aktivieren, bevor er es auf der gelähmten
Seite versucht. Wichtig dabei ist, daß die Therapeutin die volle Dorsalflexion
im Sprunggelenk aufrechterhält, während der Patient die Knieextensoren iso-
metrisch anspannt.

Die selektive Knieextension ist eine Grundvoraussetzung für das Gehen
ohne Hilfsmittel für den Fuß. Beherrscht der Patient sie wieder, kann er seine
Schiene, falls er schon eine hat, in die Ecke stellen.

### 5.4.2 Sich zurücklehnen

Wenn der Patient sein Knie im Langsitz selektiv strecken kann, wird er gebeten, sich zurückzulehnen und dabei die Hände hüftwärts gleiten zu lassen. Die
Ellbogen bleiben gestreckt, während die Hände sich auf den Beinen in Richtung der Hüften und dann wieder in Richtung der Füße bewegen (Abb. 5.10 a,
b).

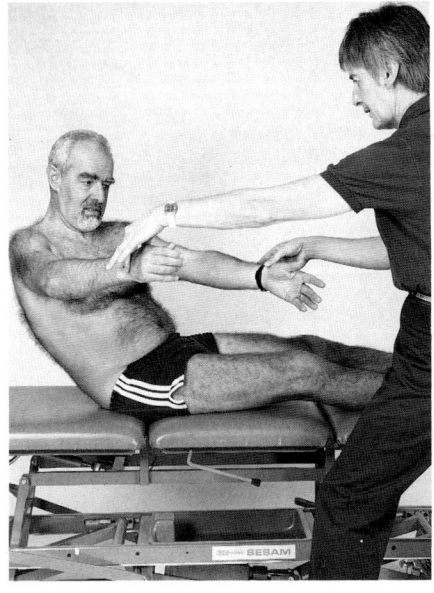

**Abb. 5.11.** Aus dem Langsitz hinlegen,
mit Rotation zur hemiplegischen Seite.
Die Therapeutin hält die gestreckten Arme in Schulterbreite parallel zueinander
(rechtsseitige Hemiplegie)

### 5.4.3 Sich mit Rumpfrotation zurücklegen

Der Patient dreht sich, ausgehend vom Langsitz, zur Therapeutin, die seine Hände leicht von oben hält. Sie zieht nicht an seinen Händen, sondern führt sie in die gewünschte Haltung, während er sie aktiv hält. Seine Beine bleiben gestreckt, im Hüftgelenk leicht abduziert (Abb. 5.11). Es fällt ihm leichter, die

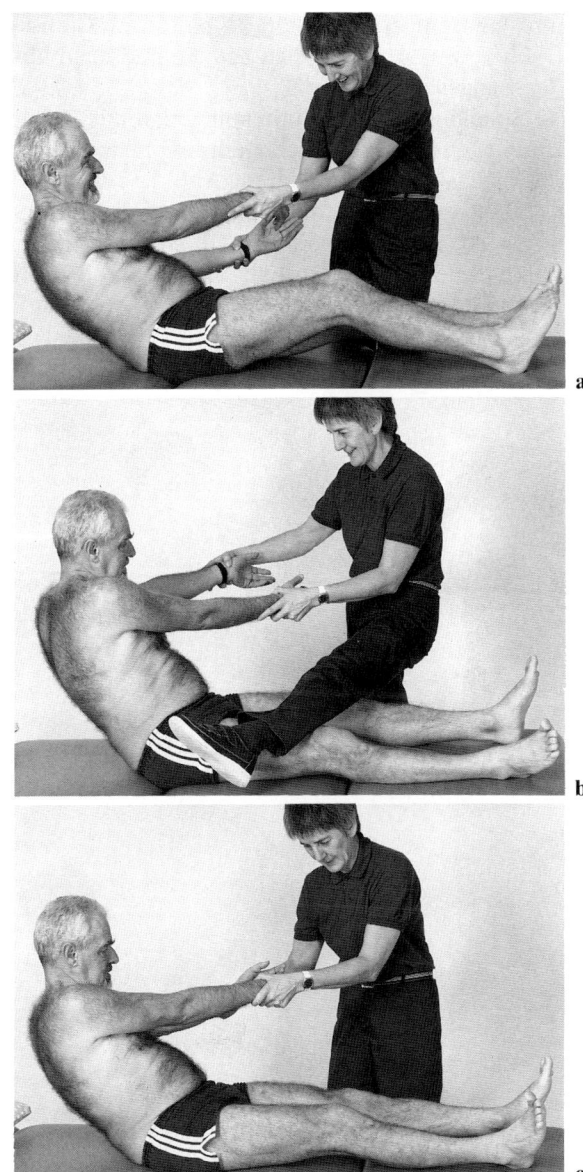

**Abb. 5.12 a–c.** Den Rumpf aus dem Langsitz mit Rotation zur gesunden Seite zurücklegen (rechtsseitige Hemiplegie). **a** Es fällt dem Patienten schwer, die Schulter der betroffenen Seite nach vorne zu drehen, und sein gelähmtes Bein tendiert dazu, sich zu beugen. **b** Die Therapeutin hilft ihm, das betroffene Bein in Extension und seine Arme in der korrekten Stellung zu halten. **c** Der Patient hält sein Bein aktiv gestreckt, während er sich immer weiter zurücklegt und wieder hochkommt

Bewegung erst zur hemiplegischen Seite hin auszuführen und die gesunde Schulter nach vorne zu bringen.

Wenn der Patient sich zur gesunden Seite dreht, wird es ihm schwerfallen, den Rumpf auf der betroffenen Seite nach vorne zu bringen und gleichzeitig das Bein gestreckt zu halten. Das gelähmte Bein tendiert dazu, sich zu beugen, sobald die Rumpfflexoren dieser Seite aktiviert werden (Abb. 5.12 a). Es kann in das totale Flexionsmuster ziehen.

Die Therapeutin legt ihr Bein über den Oberschenkel des Patienten, um das Bein in Extension zu halten, während er den Rumpf zu ihr dreht (Abb. 5.12 b). Er lehnt sich zunehmend nach hinten und kommt jedesmal in den Langsitz zurück.

Sobald die Therapeutin spürt, daß das Bein des Patienten flach auf dem Bett liegen bleibt und nicht mehr in Flexion gegen ihr Bein zieht, bittet sie ihn, die Extension aktiv zu halten (Abb. 5.12 c).

Kann der Patient diese Bewegung akkurat ausführen und sein Bein ohne ihre Hilfe gestreckt halten, stellt sie sich an die Seite der Behandlungsliege und hält den gelähmten Fuß des Patienten an ihrem Oberschenkel in voller Dorsalflexion. Der Patient hält seine Arme gestreckt und parallel zueinander,

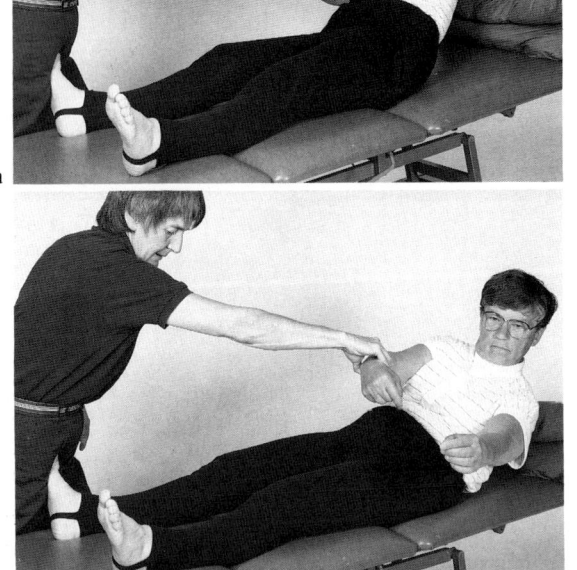

**Abb. 5.13 a, b.** Sich aus dem Langsitz mit Rumpfrotation hinlegen. Die Therapeutin hemmt die Plantarflexion des Fußes und korrigiert die Position der Arme (rechtsseitige Hemiplegie). **a** Rotation zur hemiplegischen Seite. **b** Rotation zur gesunden Seite

während er den Rumpf rotiert und sich zurücklegt, erst zur einen, dann zur anderen Seite. Die Therapeutin hält seinen gelähmten Arm in Extension und führt den anderen in die korrekte Stellung (Abb. 5.13 a, b).

Bei dieser Bewegung reduziert die proximale Rumpfbewegung gegen die distale Spastik in den Extremitäten den Hypertonus im Bein, und der Patient lernt, das Bein selektiv zu strecken. Die aktive Kontrolle über den Rumpf und besonders die Aktivität der schrägen Bauchmuskeln wird erheblich verbessert.

## 5.5 Schlußfolgerung

Für den Patienten ist es wesentlich, jederzeit ohne Hilfe einer anderen Person vom Bett aufstehen und sich wieder hinlegen zu können. Die Muskelaktivität und die Koordination, die beim Aufsitzen und Hinlegen stimuliert werden, schaffen auch die Voraussetzung für Erfordernisse des täglichen Lebens. So werden normale Balancereaktionen möglich, das Treppensteigen gelingt besser, auch das Ein- und Aussteigen in die Badewanne. Die in diesem Kapitel beschriebenen Aktivitäten sollten während der gesamten Behandlung immer wieder geübt werden, nicht nur einmal am Tag, wenn dem Patienten aus dem Bett geholfen wird.

# 6 Aktivitäten im Sitzen

Aktivitäten im Sitzen sind eine gute Gelegenheit, die Rumpfmuskeln zu stimulieren. Denn sobald der Patient bewegt wird oder sich bewegt – zur Seite, nach vorne oder nach hinten –, wird der Körper zum Tentakel, wie im zweiten Kapitel beschrieben. Die jeweils oben (in Relation zur Richtung der Schwerkraft nach unten) liegenden Muskeln werden aktiviert, um den Körper entweder aktiv gegen die Schwerkraft zu bewegen, zu halten oder das Bewegungstempo in Richtung der Schwerkraft zu steuern.

## 6.1 Mit hängenden Beinen sitzen

Viele der hier beschriebenen Aktivitäten können auch an der Bettkante, auf dem Stuhl oder auf einer Bank in der Ergotherapie geübt werden. Es ist aber für den Patienten anfangs leichter, die Beine hängen zu lassen. Stehen die Füße auf dem Boden auf, wird er versucht sein, die Bewegung mit dem gesunden Fuß zu unterstützen und folglich kompensatorische Mechanismen einzusetzen. Auch für die Therapeutin ist es schwer, gleichzeitig unerwünschte assoziierte Reaktionen des hemiplegischen Fußes zu verhindern und die korrekten Bewegungen des Rumpfs zu fazilitieren. Im täglichen Leben jedoch stehen unsere Füße bei allen Tätigkeiten im Sitzen auf dem Boden. Hat also der Patient eine Aktivität gelernt, so sollte er sie anschließend auch in normaler Sitzposition üben.

### 6.1.1 Selektive Flexion und Extension des unteren Rumpfs

Wichtig ist, daß der Patient zunächst seine Haltung zu korrigieren lernt, bevor er irgendwelche anderen Aktivitäten im Sitzen übt. Vorbedingung für normales Gehen wie auch für alle funktionellen selektiven Bewegungen der Arme ist die Fähigkeit, die thorakale Wirbelsäule zu stabilisieren.

Sich selbst überlassen sitzt der Patient mit Extension im Hüftgelenk und entsprechend vermehrter Kyphose der Brustwirbelsäule. Um aber aufrecht sitzen zu können, muß er zuerst die Stellung seines Beckens korrigieren.

112

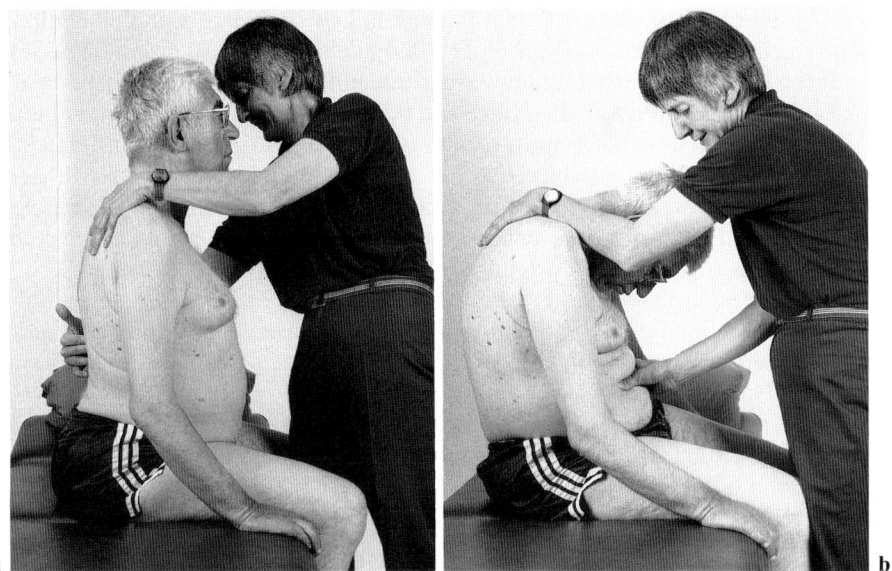

**Abb. 6.1 a, b.** Flexion und Extension des Rumpfs, um die Beckenstellung zu korrigieren (rechtsseitige Hemiplegie). **a** Extension. **b** Flexion

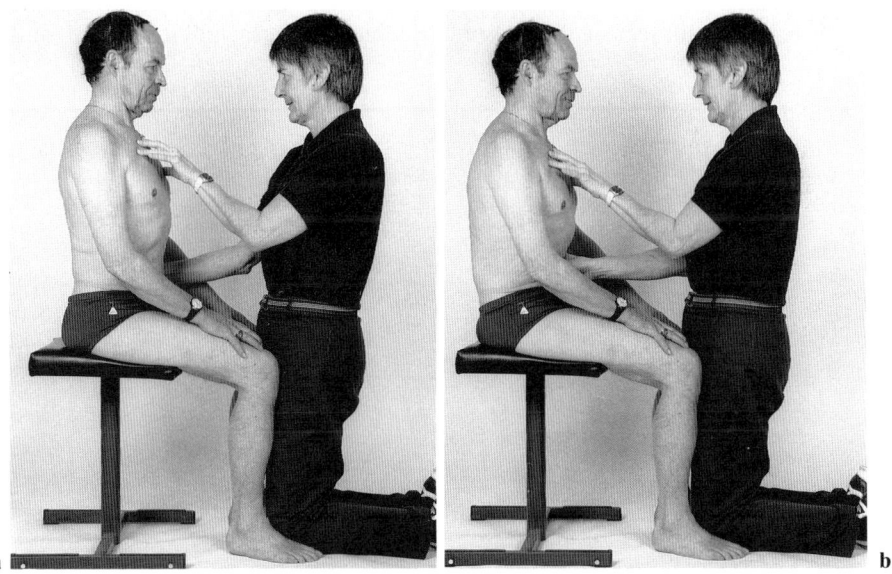

**Abb. 6.2 a, b.** Selektive Bewegung des unteren Rumpfs mit stabilisierter Brustwirbelsäule (rechtsseitige Hemiplegie). **a** Extension. **b** Flexion

Die Therapeutin steht vor dem Patienten, legt eine Hand auf die Schulter seiner gelähmten Seite und verhindert, daß die Schulter zurückzieht. Mit der anderen Hand auf seiner Lendenwirbelsäule hilft sie dem Patienten, die Wirbelsäule aufzurichten und die Hüften zu beugen (Abb. 6.1 a). Ihre eine Hand bleibt auf der gelähmten Schulter, während sie den Patienten auffordert, die gesamte Wirbelsäule einschließlich der Halswirbelsäule zu beugen. Mit der anderen Hand fazilitiert sie nun, daß der Bauch nach hinten weicht (Abb. 6.1 b). Hat der Patient gelernt, seinen Rücken im Ganzen zu strecken und zu beugen, kann die Bewegung zunehmend selektiv geübt werden.

Die Therapeutin bittet den Patienten, Kopf und Schultern aufrecht zu halten und nur den untersten Abschnitt der Wirbelsäule zu beugen und zu strecken. Mit ihren Händen zeigt sie an, daß die Bewegung ausschließlich unterhalb des Nabels stattfinden soll.

Hat er diese selektive Bewegung gelernt, kann er die gleiche Sequenz auf einem Stuhl oder Hocker sitzend mit auf dem Boden aufgestellten Füßen üben (Abb. 6.2 a, b).

### 6.1.2 Rumpfrotation mit Flexion

Der Patient sitzt aufrecht; die Therapeutin hilft ihm, seine gelähmte Hand auf die andere Schulter zu legen. Er umfaßt mit der gesunden Hand den Oberarm der betroffenen Seite und hilft mit, das Schulterblatt nach vorne zu ziehen, während die Therapeutin seinen Rumpf hinter den Körperschwerpunkt führt (Abb. 6.3). Hierfür legt sie ihren Arm um seine Schultern, hält mit ihrer Hand

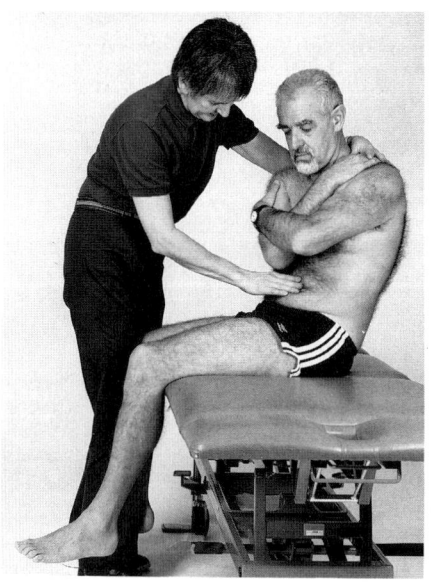

**Abb. 6.3.** Aktive Flexion und Rotation des Rumpfs. Der Patient zieht mit Hilfe der gesunden Hand die Schulter der Gegenseite nach vorne (rechtsseitige Hemiplegie)

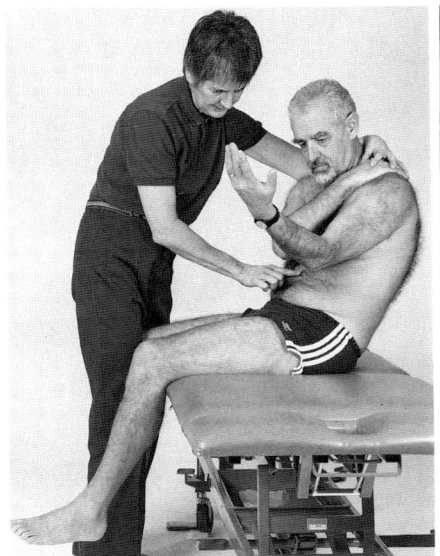
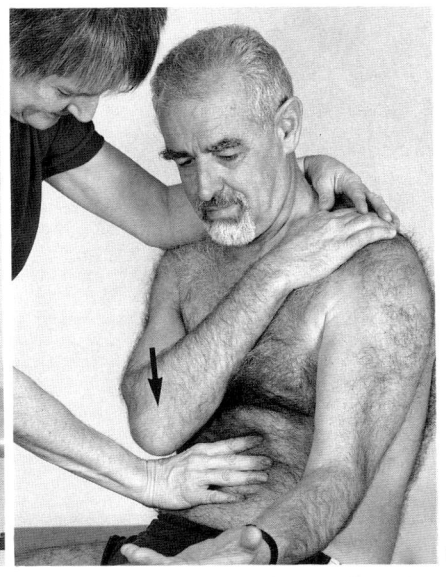

a            b

**Abb. 6.4a,b.** Flexion/Rotation des Rumpfs gegen die Schwerkraft (rechtsseitige Hemiplegie). **a** Der Patient hält den gesunden Arm in Adduktion und Außenrotation im Schultergelenk vor sich. Seine gelähmte Hand läßt er mit entspannten Fingern auf der gesunden Schulter liegen. **b** Die Therapeutin fazilitiert die korrekte Bewegung der hemiplegischen Schulter nach vorne und unten in Richtung der kontralateralen Hüfte

seine betroffene Hand und drückt gleichzeitig mit ihrem Unterarm die gelähmte Schulter nach vorne und unten. Mit der anderen Hand hält sie seine Rippen unten und in der Mitte zusammen und zeigt damit dem Patienten, in welchem Bereich die Bauchmuskeln aktiviert werden sollen. Der betroffene Ellbogen des Patienten bewegt sich dabei in Richtung auf die kontralaterale Hüfte.

Der Patient wiederholt die Bewegung, hält jetzt aber den gesunden Arm in Flexion, Adduktion und Außenrotation im Schultergelenk und Flexion im Ellbogengelenk (Abb. 6.4a, b). Diese Stellung des gesunden Arms ist wichtig, da der Patient ihn sonst automatisch nach hinten extendiert und für die Rumpfrotation unilaterale Extensoraktivität des Rückens anstatt der erwünschten Bauchmuskelaktivität einsetzt. Die Therapeutin achtet darauf, daß die Lendenwirbelsäule gebeugt bleibt und keine Extensoraktivität einschießt. Die Beine des Patienten sollen entspannt bleiben und nicht in Hüftflexion hochziehen. Die Therapeutin reduziert ihre Hilfestellung nach und nach, bis der Patient den betroffenen Arm alleine und ohne Anstrengung halten kann (Abb. 6.5).

Die Aktivität kann dann auch mit aufgestellten Füßen geübt werden. Wenn die gelähmte Schulter protrahiert und adduziert wird, zeigt sich anfangs oft ein Widerstand gegen die Beugung im Ellbogengelenk. Die Rotation des Rumpfs hemmt jedoch den Extensorhypertonus im Arm. Sobald kein Wider-

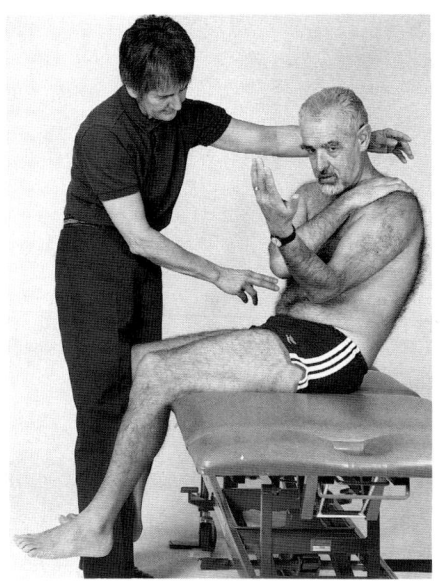

**Abb. 6.5.** Der Patient hält die Stellung ohne Hilfe (rechtsseitige Hemiplegie)

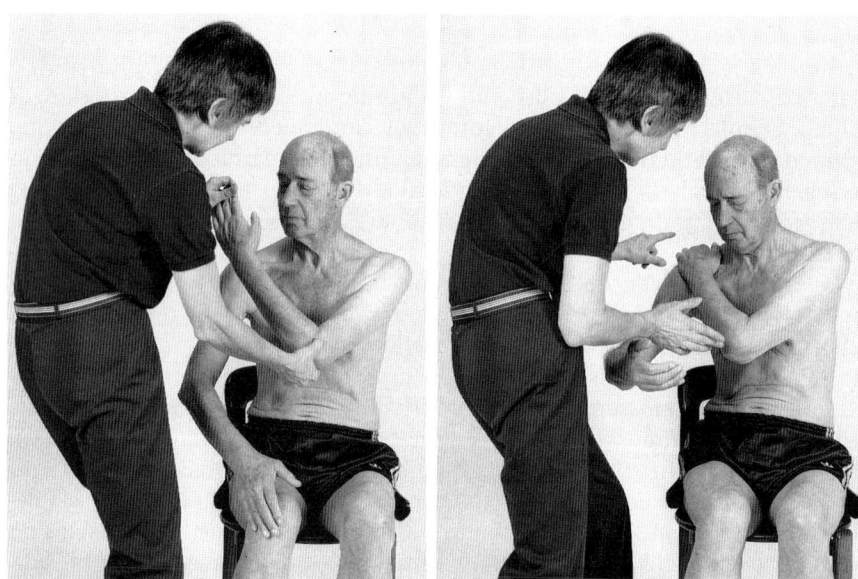

a

b

**Abb. 6.6 a, b.** Aktives Beugen des Armes nach Hemmung des Extensorenhypertonus (linksseitige Hemiplegie). **a** Die Therapeutin führt die Hand des Patienten von der Schulter weg und vergrößert die Strecke schrittweise mit jeder Wiederholung. **b** Der Patient legt seine Hand aktiv zurück, indem er ohne Retraktion der hemiplegischen Schulter den Ellbogen beugt

116

stand gegen die Flexion mehr zu spüren ist, kann die Therapeutin den Patienten bitten, den Ellbogen mit ihrer Unterstützung aktiv zu beugen und die Hand, die sie immer weiter wegführt, auf die Schulter zurückzulegen (Abb. 6.6 a, b). Der Ellbogen soll ohne Retraktion des Schulterblatts selektiv gebeugt werden.

Für viele Aktivitäten des täglichen Lebens wie essen, sich waschen, sich pflegen, brauchen wir die Flexion der Arme vor dem Körper. Diese Bewegung selektiv ausführen zu können, gibt dem Patienten die Möglichkeit, die gelähmte Hand wieder funktionell einzusetzen.

## 6.2 Rumpfrotation, beide Arme auf einer Seite aufgestützt

### 6.2.1 Rotation zur gesunden Seite

Der Patient stützt den gesunden Arm neben sich auf und dreht sich nach dieser Seite. Die Therapeutin hilft ihm, die hemiplegische Hand parallel zur anderen aufzusetzen. Da der Patient die gelähmte Seite nicht vordrehen kann, scheint der betroffene Arm zu kurz zu sein, so daß die Hand nicht bis auf die Behandlungsbank reicht. Die Therapeutin setzt sich neben den Patienten, faßt mit einer Hand dessen Oberarm nahe der Schulter und zieht ihn nach vorne. Mit dem Handrücken gibt sie Gegendruck auf das Sternum des Patienten und fazilitiert so die Flexion der Brustwirbelsäule und die Protraktion des Schulterblatts (Abb. 6.7 a). Mit der anderen Hand führt sie seine gelähmte Hand flach auf die Bank; Finger und Daumen sind extendiert.

Da sie ihre Hand aber noch für weitere Korrekturen braucht, hält sie die gelähmte Hand des Patienten mit ihrem Oberschenkel behutsam in Extension auf der Liege fest (Abb. 6.7 b). In der Regel wird der Patient die Hüfte der gelähmten Seite nach vorne nehmen und dabei das Bein adduzieren, um die unzureichende Rumpfrotation zu kompensieren. Die Therapeutin sollte jedoch zuerst die Position der Schultern und des Rumpfs und dann erst die des Beckens und des gelähmten Beins korrigieren.

Die meisten Patienten setzen den gesunden Arm zu stark ein, indem sie die Schulter aktiv nach vorne drücken und damit die Rotationsbewegung des Rumpfs verhindern. Mit ihrer freien Hand führt die Therapeutin die gesunde Schulter des Patienten nach hinten und fazilitiert so die Rumpfrotation (Abb. 6.7 c).

Sind beide Schultern in der richtigen Stellung, legt die Therapeutin eine Hand auf den Oberschenkel des Patienten, um so das gelähmte Bein in leichter Abduktion und gleichzeitig sein Gesäß auf der Bank zu halten (Abb. 6.7 d).

Wenn die hemiplegische Schulter nicht mehr zurückzieht und die Beugespastik in der Hand nachläßt, wechselt die Therapeutin ihre Stellung. Sie stellt sich vor den Patienten und hält mit ihrem Bein sein gelähmtes Bein in Abduktion. Mit einer Hand unterstützt sie sowohl die volle Extension des Ellbogens

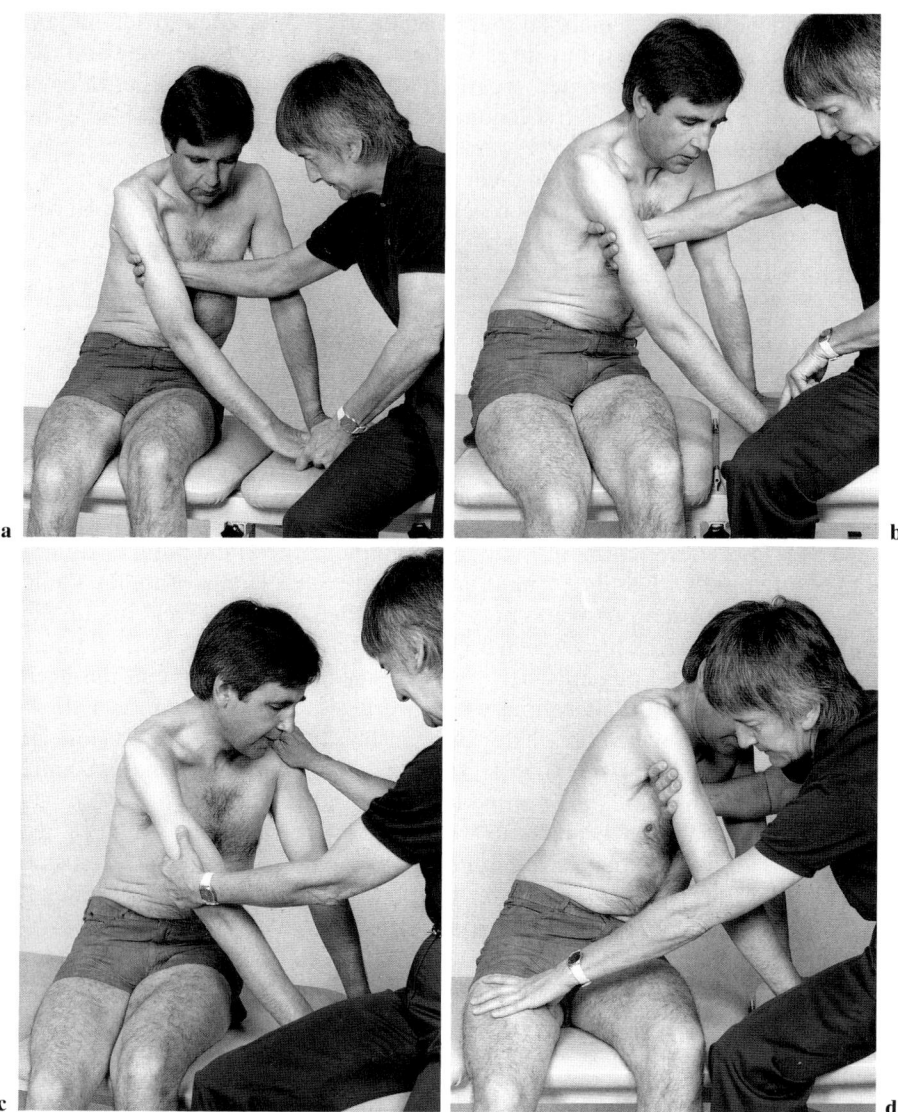

**Abb. 6.7a–d.** Rotation des Rumpfs zur gesunden Seite (rechtsseitige Hemiplegie). **a** Die Therapeutin führt die gelähmte Hand flach auf die Bank. **b** Sie unterstützt die Flexion des Oberkörpers und die Protraktion der Schulter. **c** Sie führt die gesunde Schulter zurück und hält gleichzeitig den gelähmten Arm in seiner Stellung. **d** Sie korrigiert die Bein- und Bekkenstellung

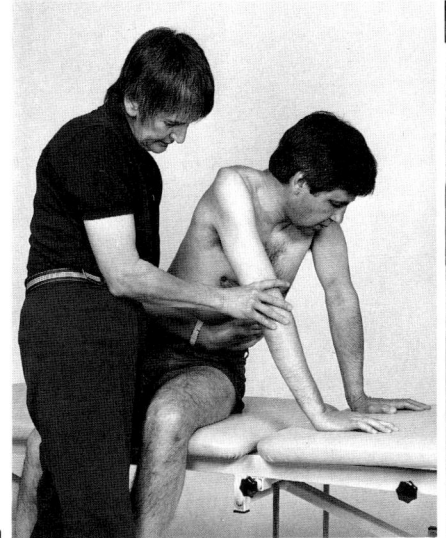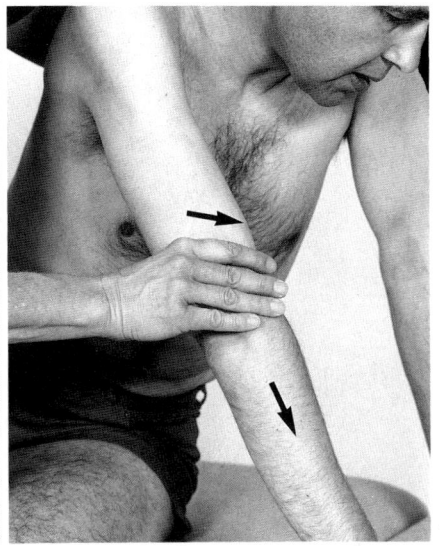

a            b

**Abb. 6.8 a, b.** Flexion/Rotation des Rumpfs; beide Arme sind auf der gesunden Seite abgestützt (rechtsseitige Hemiplegie). **a** Die Therapeutin verhindert die Adduktion der rechten Hüfte und unterstützt die Extension im Ellbogengelenk. **b** Mit dem lumbrikalen Griff streckt sie den Ellbogen und gibt Druck in Richtung Handwurzel

als auch die Protraktion der Schulter auf der gelähmten Seite. Diese Hand auf den Kondylen des Humerus übt nicht nur Druck in Richtung der Extension des Ellbogens aus, sondern auch nach unten in Richtung der Handwurzel (Abb. 6.8 a, b). Mit der Rückseite der anderen Hand, auf den unteren Rippen des Patienten, fazilitiert sie die Rumpfflexion.

Die Therapeutin bittet den Patienten, sich zu entspannen und zunächst nur in dieser Stellung zu bleiben, ohne Anstrengung, sich dann behutsam von einer Seite zur anderen zu bewegen, in dem er das Gewicht zuerst auf die eine, dann auf die andere Hand verlagert. Er spürt, wie der Druck einmal über dem lateralen Rand seines Handtellers zunimmt und dann, wenn er sich zur anderen Seite bewegt, über dessen medialem Rand. Die Gewichtsverlagerung von einer Handkante zur anderen löst die Beugespastik erstaunlich gut. Da die Therapeutin nur eine Hand braucht, um die Position des gelähmten Arms unter Kontrolle zu halten, kann sie ihre andere Hand zur Korrektur von Ausweichbewegungen einsetzen. Zum Beispiel wird der Patient oft automatisch den gesunden Ellbogen beugen, wenn sein Rumpf nicht genügend rotiert ist (Abb. 6.9), was die Therapeutin übersehen kann.

Rumpfextension ist eine andere häufige kompensatorische Bewegung (Abb. 6.10 a). Die Therapeutin muß den Thorax des Patienten immer wieder mit dem Rücken ihrer freien Hand nach hinten und in die Flexion führen (Abb. 6.10 b).

Sie fordert den Patienten auf, beide Ellbogen zu beugen und die Nase in Richtung Liege zu bewegen. Der gesunde Ellbogen muß spiegelbildlich zum

119

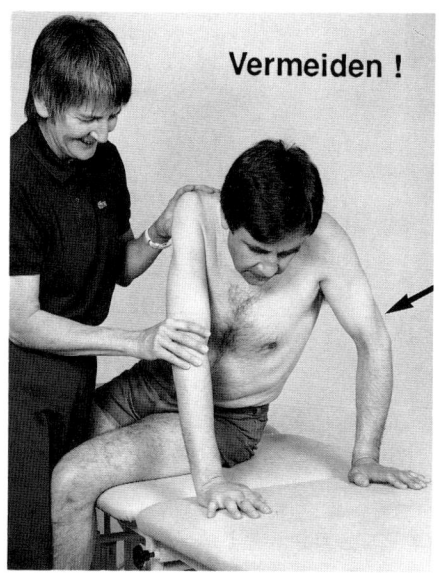

**Abb. 6.9.** Der Patient soll nicht den gesunden Ellbogen beugen, um die mangelnde Rumpfrotation auszugleichen (rechtsseitige Hemiplegie)

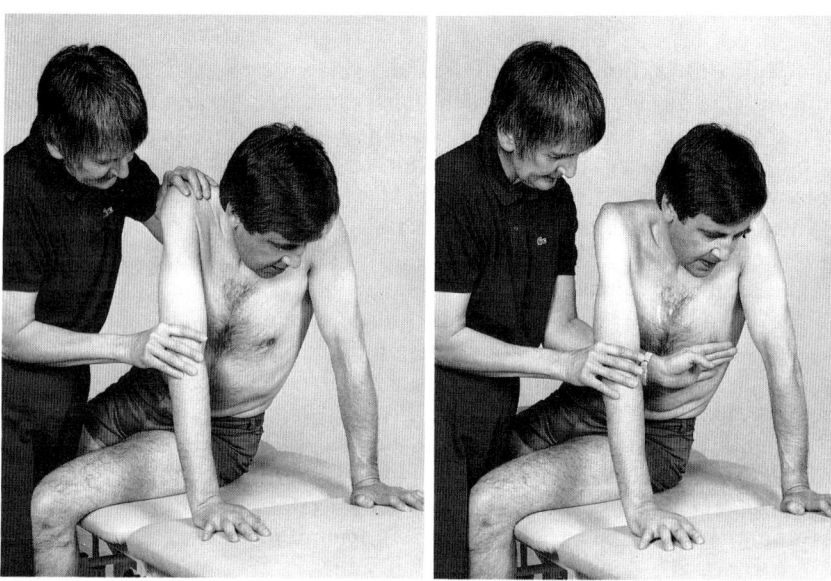

a                                                                   b

**Abb. 6.10 a, b.** Die Therapeutin verhindert die kompensatorische Rumpfextension. **a** Bei Extension des Rumpfs findet die Rotation in den Hüftgelenken statt. **b** Die Therapeutin leitet mit dem Handrücken den Rumpf in Flexion (rechtsseitige Hemiplegie)

120

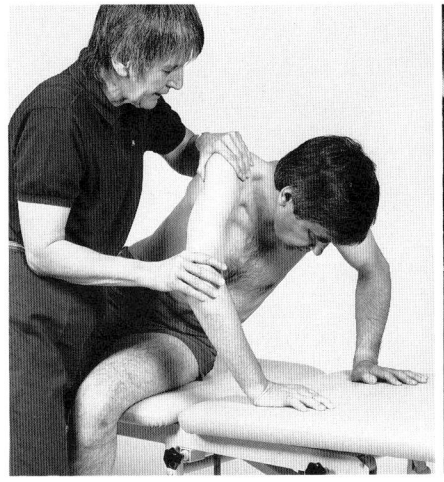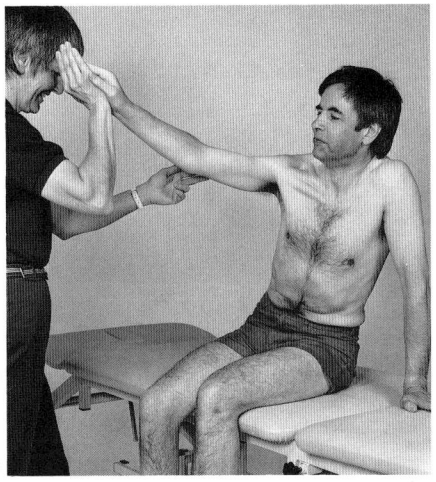

**6.11**

**6.12**

**Abb. 6.11.** Der Patient beugt die Ellbogen und neigt seinen Kopf zur Bank, mit der Nase genau über dem Mittelpunkt zwischen den Händen (rechtsseitige Hemiplegie)

**Abb. 6.12.** Aktive Extension des Ellbogens, die hemiplegische Schulter bleibt protrahiert (rechtsseitige Hemiplegie)

betroffenen Ellbogen gebeugt werden. Der Patient geht mit dem Kopf nur so tief, wie ihm dies gelingt, ohne das Gesäß anzuheben (Abb. 6.11).

Nach der Rumpfrotation und Hemmung der Spastizität in der oberen Extremität bittet die Therapeutin den Patienten, seine Hand auf ihre zu legen und den betroffenen Arm gerade nach vorne zu führen, ohne ihn zu überstrecken. Sie hält die Hand des Patienten vorne und aktiviert mit leichtem Druck auf die Handwurzel die schrägen Bauchmuskeln (Abb. 6.12).

### 6.2.2 Rotation zur hemiplegischen Seite

Die Therapeutin führt den gelähmten Arm des Patienten zur Seite und legt seine Hand ungefähr in Höhe des Trochanters flach auf die Liege. Während sie den Ellbogen mit einer Hand in Extension stützt, bringt der Patient seine gesunde Hand auf dieselbe Seite und legt sie parallel und eine Schulterbreite neben die andere. Mit ihrer anderen Hand nimmt sie die betroffene Schulter zurück, ihr Unterarm über dem Schulterblatt führt dieses in die richtige Stellung (Abb. 6.13). Sie wird konsequent helfen müssen, diese Position zu erreichen, da der Patient bei seiner Anstrengung, den Arm zu strecken, diesen im Sinne der synergistischen Aktion protrahieren und adduzieren wird. Das jedoch verhindert die Rumpfrotation. Die Therapeutin bittet den Patienten, sich vorzubeugen und dabei mit der Nase genau zwischen die Hände zu zielen. Sie achtet darauf, daß sich der Ellbogen auch auf der anderen, gesunden Seite in die richtige Richtung bewegt. Er soll sich spiegelbildlich zum betroffenen

121

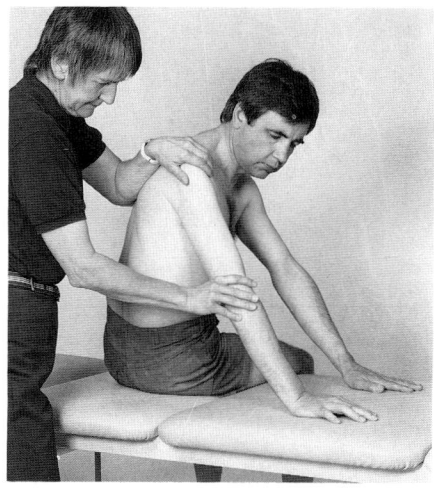

**Abb. 6.13.** Flexion/Rotation des Rumpfs;
beide Arme sind auf der hemiplegischen
Seite aufgestützt. Die Therapeutin zieht
die betroffene Schulter zurück und unterstützt die Extension im Ellbogen (rechtsseitige Hemiplegie)

Ellbogen beugen, wird jedoch bei ungenügender Rumpfrotation oft zum
Rumpf hin bewegt (Abb. 6.14a). In diesem Fall kann die Therapeutin den Ellbogen in die optimale Bewegungsrichtung leiten (Abb. 6.14b), so daß der Patient versteht, was von ihm verlangt wird. Dann jedoch braucht sie diese Hand
wieder, um Schulter und Skapula der betroffenen Seite zu unterstützen
(Abb. 6.14c).

Wenn die Ellbogen gebeugt werden, übernehmen die lateralen Seiten der
Handflächen mehr Gewicht, wenn die Ellbogen gestreckt werden, die media-
len.

## 6.3 Aktive Bewegungen mit dem hemiplegischen Arm
## nach Hemmung der Spastik

Wenn die Spastik weitgehend durch Aktivitäten wie Rumpfrotation und Gewichtsverlagerung über die gestreckten Arme reduziert ist, kann der Patient
gebeten werden, seinen gelähmten Arm aktiv und selektiv zu bewegen. Einen
Gegenstand in der Hand halten und bewegen, etwas schneiden oder aus einem Glas trinken, reaktiviert normale Bewegungsmuster. Die Wahl der Aktivität und das notwendige Maß der Hilfestellung durch die Therapeutin hängt
vom Grad der aktiven Funktionsfähigkeit ab, die der Patient wiedererlangt
hat (Davies 1985). Den meisten Patienten fällt es schwer, den Arm zu supinieren, während die Hand etwas hält. Bevor aktive Bewegungen geübt werden,
sollte die Therapeutin zuerst durch proximale Bewegungen den Hypertonus
der Pronatoren hemmen.

Der Patient hält mit beiden Händen, die schulterbreit voneinander entfernt sind, einen dicken Holzstab. Die Therapeutin steht neben ihm, stellt ein

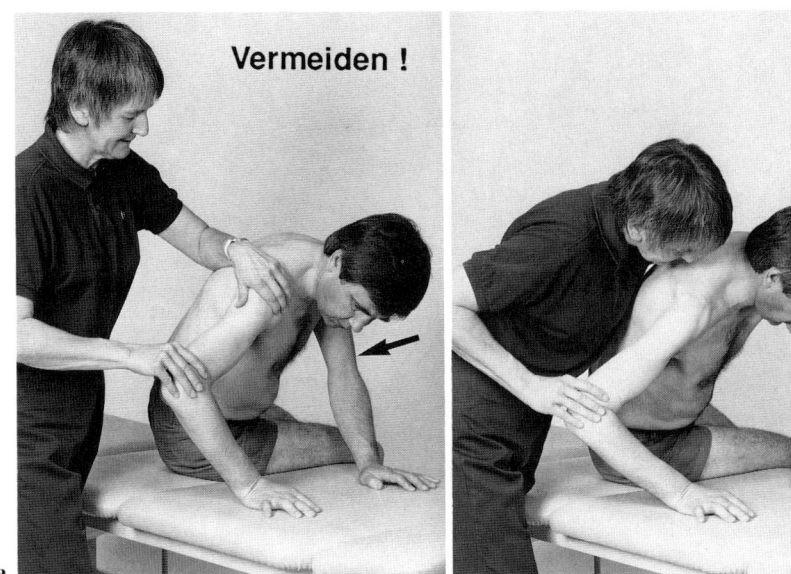

**Vermeiden !**

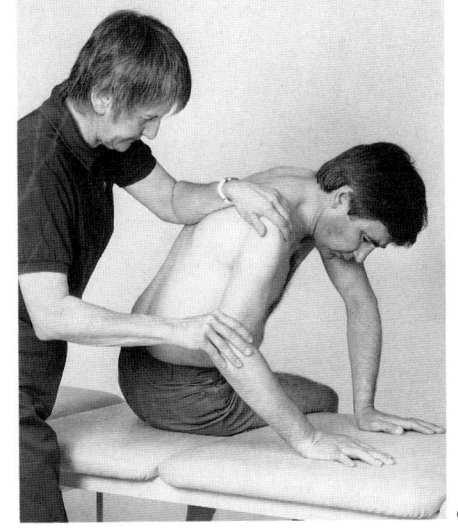

**Abb. 6.14 a–c.** Der Patient beugt beide Ellbogen, um den Kopf zwischen die Hände zu senken (rechtsseitige Hemiplegie). **a** Adduktion der gesunden Schulter als Kompensation für die mangelnde Rumpfrotation. **b** Die Therapeutin korrigiert die Stellung des gesunden Ellbogens. **c** Während der Patient die Ellbogen beugt, leitet die Therapeutin das Schulterblatt zurück und nach unten

Bein auf einen Hocker vor ihm und unterstützt seine Ellbogen mit ihrem Oberschenkel. Es ist wichtig, die Ellbogen oder Oberarme des Patienten zu stützen, da sonst die gelähmte Schulter traumatisiert werden könnte (Abb. 6.15 a). Die Therapeutin hält die gelähmte Hand so, daß das Handgelenk dorsalflektiert bleibt, obwohl der Patient den Stab umgreift. Dann hilft sie dem Patienten mit ihrer anderen Hand auf seinem Unterbauch, die Wirbelsäule insgesamt zu beugen. Normalerweise beugt dieser zwar die Brustwir-

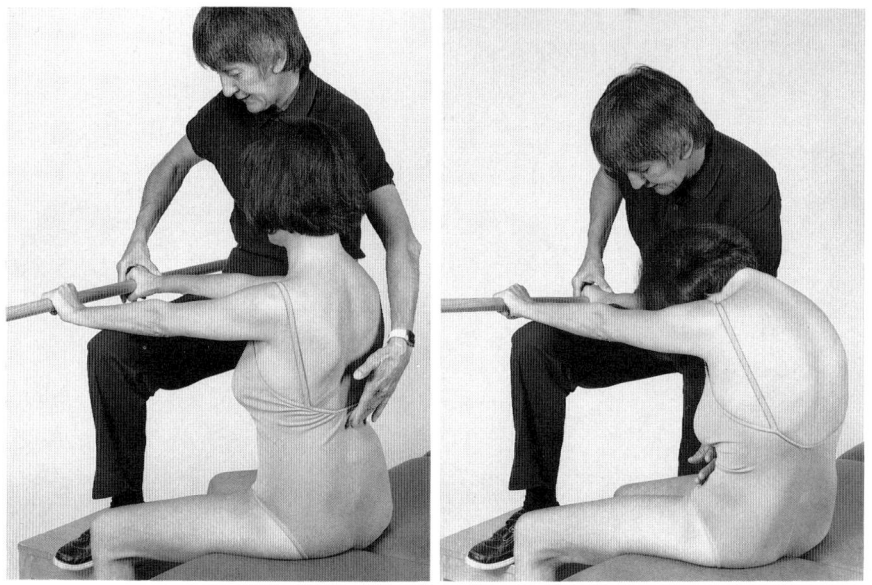

a                                                                                b

**Abb. 6.15 a, b.** Rumpfbewegungen, wobei die Patientin mit beiden Händen einen Stab hält (rechtsseitige Hemiplegie). **a** Rumpfextension mit aufgestützten Ellbogen. **b** Die Therapeutin unterstützt die Rumpfflexion

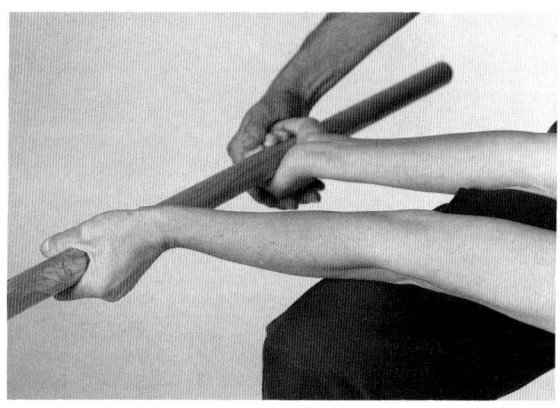

**Abb. 6.16.** Den Stab mit Supination der Unterarme halten (rechtsseitige Hemiplegie)

belsäule, hat aber Schwierigkeiten, die lumbale Region in die Flexion miteinzubeziehen (Abb. 6.15 b).

Durch die proximale Flexion und Extension des Rumpfs gegen die distale Spastik in den Armen wird der Hypertonus reduziert. Jetzt kann die Therapeutin dem Patienten helfen, seine Unterarme zu supinieren und den Stab wieder mit beiden Händen, schulterbreit voneinander entfernt, zu umgreifen (Abb. 6.16). Er wird wahrscheinlich Schwierigkeiten haben, in der Supinationsstellung die Finger gebeugt zu halten. Die Therapeutin wird deshalb sei-

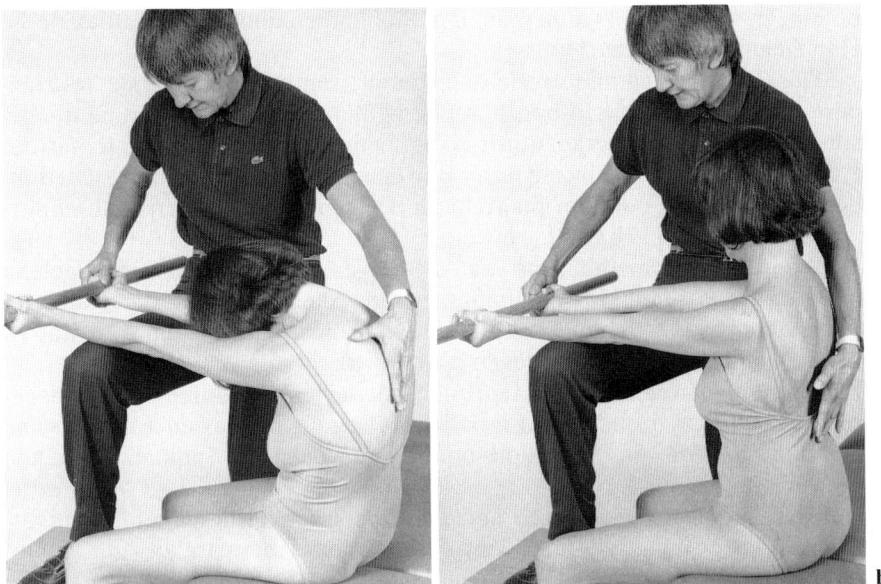

**Abb. 6.17 a, b.** Den Rumpf proximal gegen die distale Spastizität des Armes bewegen (rechtsseitige Hemiplegie). **a** Flexion. **b** Extension

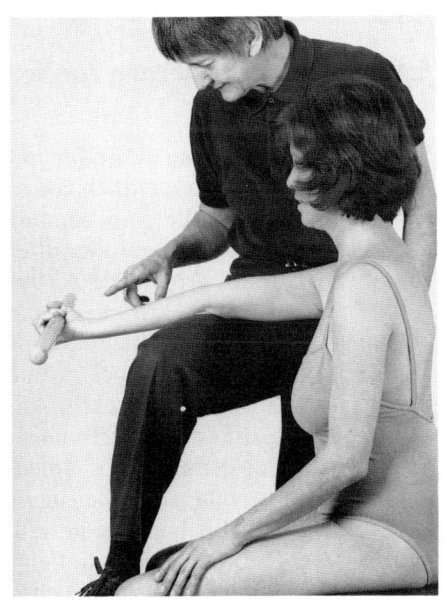

**Abb. 6.18.** Nach Hemmung der Spastizität den Stab mit supiniertem Unterarm halten (rechtsseitige Hemiplegie)

ne Finger und seinen Daumen um den Stab halten und die Dorsalflexion im Handgelenk unterstützen müssen.

Der Patient beugt und streckt den Rumpf, während seine Hände unverändert am Stab und seine Ellbogen auf den Oberschenkel der Therapeutin gestützt bleiben. Die Therapeutin reguliert mit einer Hand die Aktivität des Rumpfs, entweder um ein Zuviel an Bewegung in einem Abschnitt zu verhindern (Abb. 6.17a), oder um ein Mehr an Bewegung eines anderen Abschnitts zu fördern (Abb. 6.17b).

Wenn die Therapeutin spürt, daß die Finger am Stab und das Handgelenk in korrekter Position bleiben, nimmt sie ihre Hände langsam weg. Kann der Patient die Handstellung halten, bittet sie ihn, die gesunde Hand vom Stab zu nehmen und auf sein Knie zu legen (Abb. 6.18).

Der Patient versucht nun, den Stab mit seiner gelähmten Hand waagerecht zu halten, d.h. ohne eine Pronationsbewegung zuzulassen. Er kann seine Hand auch etwas in Pronation und dann wieder in Supination drehen (Abb. 6.19a, b).

Den Ellbogen immer noch auf den Oberschenkel der Therapeutin gestützt, führt er den Stab zum Kopf und hält ihn dabei parallel zum Rumpf (Abb. 6.19c).

Werden die Ellbogen nicht mehr unterstützt, wird die Bewegung schwieriger. Der Patient muß nun seine Skapula selber aktiv stabilisieren. Er lernt, den Stab zum Gesicht und wieder weg zu bringen, ohne daß sich die Schulterblätter abheben (Abb. 6.20a). Schließlich lernt er, die korrekte Stellung der Skapula auf der gelähmten Seite auch dann zu halten, wenn er die gesunde Hand vom Stab nimmt (Abb. 6.20b).


## 6.4 Gewichtsverlagerung zur Seite

Sich im Sitzen zur Seite zu bewegen oder bewegt zu werden bedarf der Balancereaktionen, die wesentlich von selektiver Rumpfaktivität abhängig sind, vor allem von Lateralflexion kombiniert mit Extension der thorakalen und lumbalen Wirbelsäule. Die Lateralflexion des Rumpfs gegen die Schwerkraft zu halten, erfordert erhebliche Aktivität der Bauchmuskeln (Flint und Gudgell 1965), speziell eine kräftige Kontraktion der Mm. obliqui externi (Campbell und Green 1953). Balancereaktionen sind wichtig für funktionelle Aktivitäten im Sitzen wie z.B. Socken und Schuhe anziehen. Dieselbe selektive Muskelaktivität, die bei korrekter Ausführung der Balancereaktionen im Sitzen stimuliert wird, ist später für normales Gehen unerläßlich.

Kann sich der Patient erst einmal mit Fazilitation ohne Angst nach beiden Seiten bewegen, sollten die Gleichgewichtsreaktionen feiner und präziser geübt werden, schließlich sollte die Hilfestellung Schritt für Schritt zurückgenommen werden, bis die Reaktionen auch bei größerer Geschwindigkeit und bei überraschendem Richtungswechsel automatisch verfügbar sind.

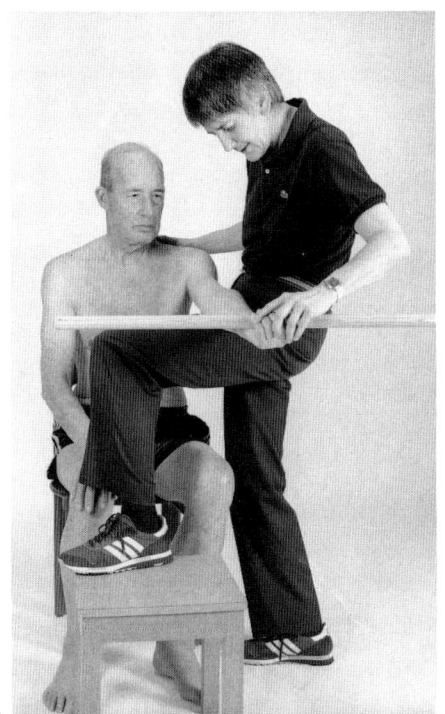

a

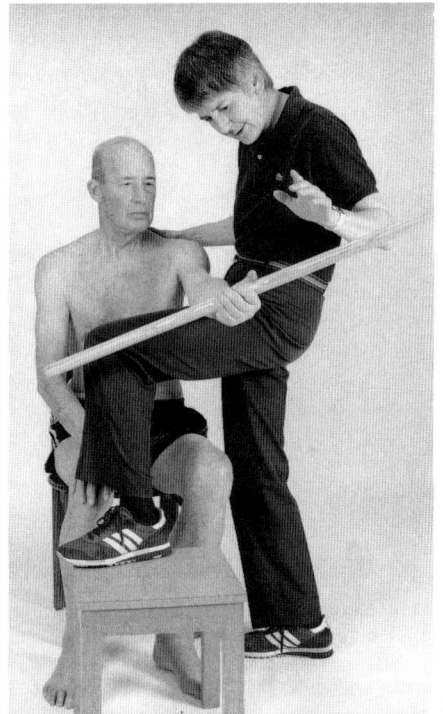

b

**Abb. 6.19 a–c.** Den Stab halten und den
Arm aktiv bewegen (linksseitige Hemiplegie). **a** Der Patient stützt seinen Ellbogen auf den Oberschenkel der Therapeutin. **b** Den Stab mit aktiver Pro- und
Supination bewegen. **c** Selektive Flexion
des Ellbogengelenks

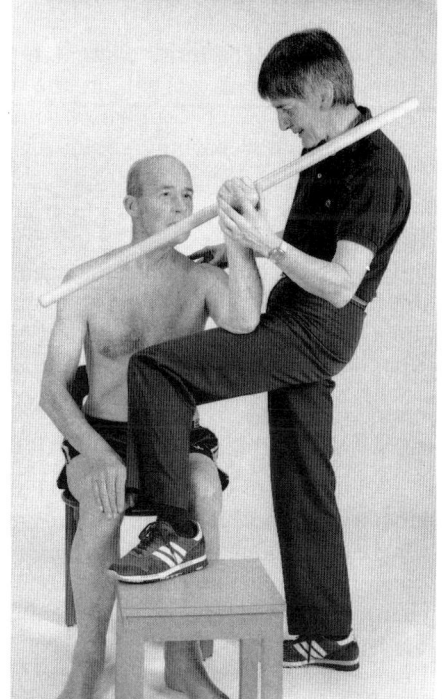

c

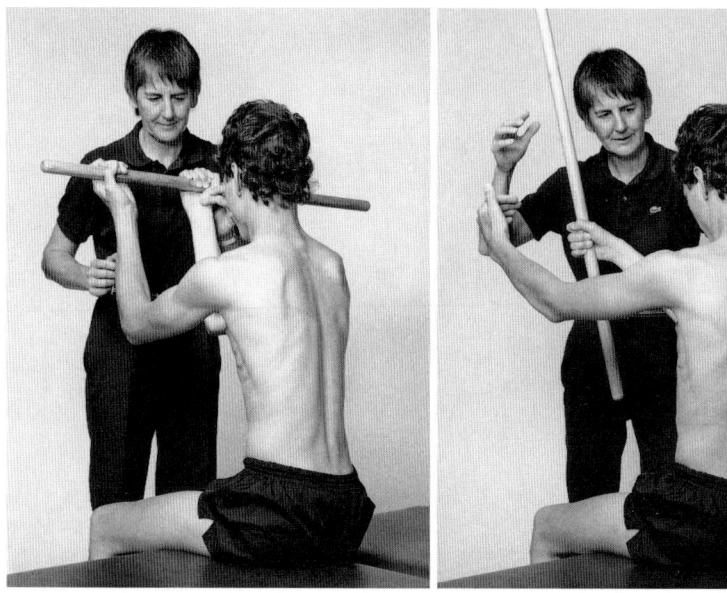

**Abb. 6.20 a, b.** Das Schulterblatt aktiv stabilisieren, während der Stab **a** mit beiden Händen und **b** nur mit der hemiplegischen Hand gehalten wird (rechtsseitige Hemiplegie)

### 6.4.1 Die Bewegung zur hemiplegischen Seite

Auch der gut geschulte Patient tendiert dazu, sein Gleichgewicht durch Ausweichmanöver zu halten, die weniger selektive Aktivität verlangen (Abb. 6.21 a, b). Der Kopf wird zwar ausgerichtet, der Rumpf lateral flektiert, Arm und Bein werden in Abduktion und Extension angehoben, aber die Lateralflexion des Rumpfs erfolgt nicht selektiv. Der Patient sinkt auf der gewichttragenden Seite nach rückwärts und beugt gleichzeitig den ganzen Rumpf. Er kann die Brust- und Lendenwirbelsäule nicht strecken und hebt die gesunde Schulter, um die mangelnde Extension auszugleichen. Das gesunde Bein ist zu weit abduziert und das Becken gerät auf dieser Seite nach hinten. Bei genauer Instruktion und Führung der Bewegung kann die korrekte Reaktion eingeübt werden (Abb. 6.22 a, b).

**Eine Behandlungssequenz zur korrekten Bewegungsschulung**

Die Therapeutin kniet neben dem Patienten auf der Bank. Sie legt ihre Arme, einen von vorne, einen von hinten, um ihn und faltet ihre Hände auf der anderen Seite ungefähr in Höhe der unteren Rippen. Sie bittet den Patienten, sich ohne irgendwelchen Widerstand bewegen zu lassen und auch nicht zu versuchen, aktiv mitzuhelfen. Sie holt seinen Körper rhythmisch zu ihrer Seite. Dabei benutzt sie ihre Hände, um die Lendenwirbelsäule in Lateralflexion zu führen und ihre Arme, um den Rumpf in Extension zu halten. Den Kopf hin-

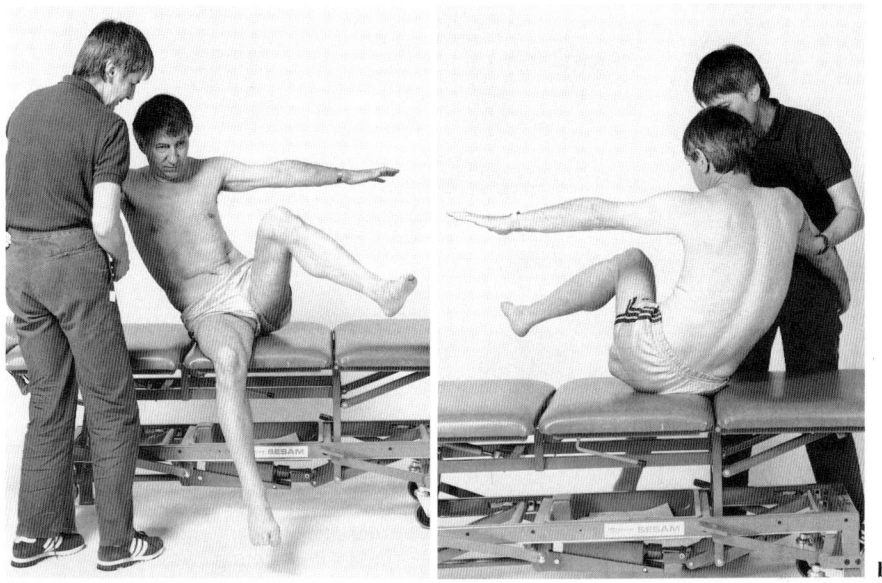

**Abb. 6.21 a, b.** Gleichgewichtsreaktionen bei Gewichtsverlagerung zur hemiplegischen Seite (rechtsseitige Hemiplegie). **a** Betrachtung von vorne: Die Rumpfbewegung ist nicht selektiv, das gesunde Bein wird zu weit abduziert. **b** Betrachtung von hinten: die Wirbelsäule wird in einem totalen Muster gebeugt

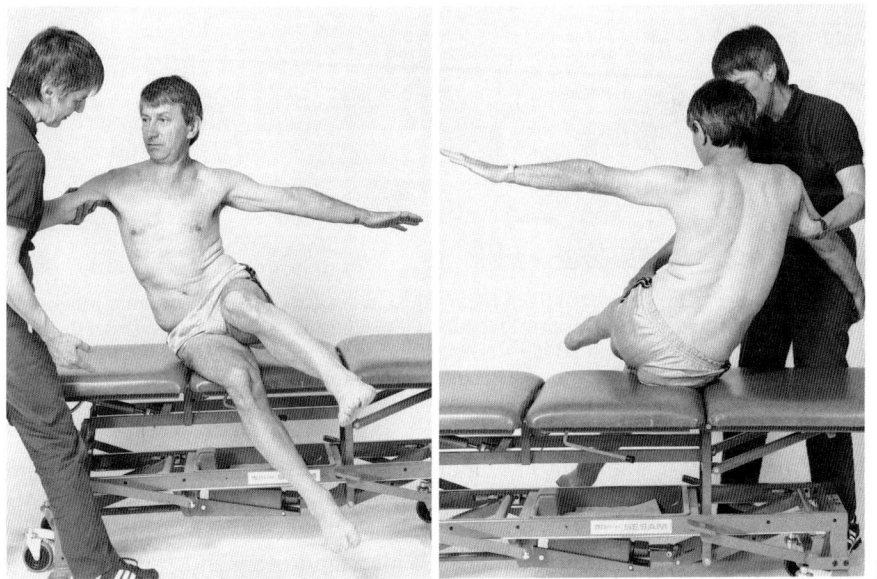

**Abb. 6.22 a, b.** Gleichgewichtsreaktionen bei Gewichtsverlagerung zur hemiplegischen Seite (rechtsseitige Hemiplegie). **a** Bei selektiver Rumpfaktivität reagiert das Bein normal. **b** Lateralflexion ohne Totalflexion der Wirbelsäule

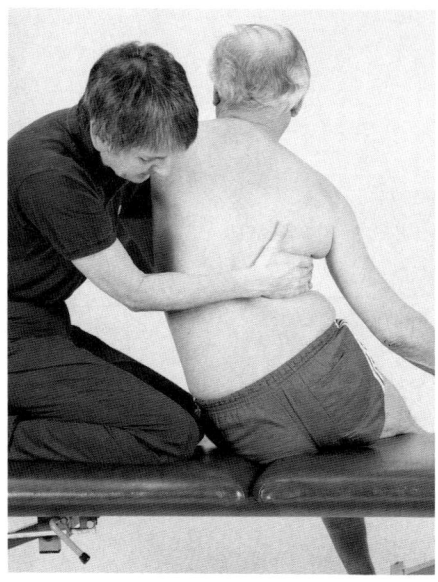

**Abb.6.23.** Passive Mobilisation für die Lateralflexion der Lendenwirbelsäule (linksseitige Hemiplegie)

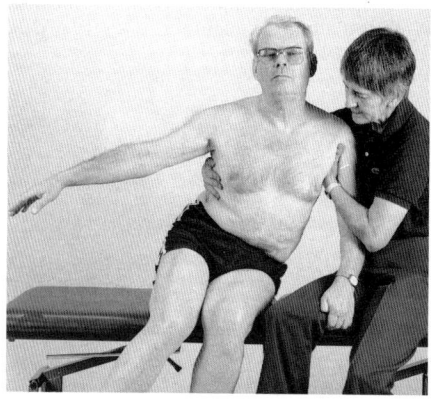
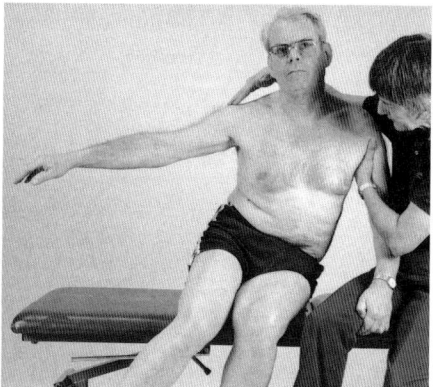

a                                                      b

**Abb.6.24a,b.** Fazilitation der aktiven Lateralflexion des Rumpfs bei Gewichtsverlagerung zur hemiplegischen Seite (linksseitige Hemiplegie). **a** Die Therapeutin unterstützt die Verkürzung der gesunden Seite und die Verlängerung der hemiplegischen Seite. **b** Korrektur der kompensatorischen Elevation des Schultergürtels auf der gesunden Seite

ter dem Patienten, kann die Therapeutin die Lendenregion beobachten und sehen, ob die Seitneigung wirklich im lumbalen Abschnitt der Wirbelsäule stattfindet (Abb.6.23).

Wenn passive Lateralflexion ohne Widerstand möglich ist, setzt sich die Therapeutin neben den Patienten und führt sein Gewicht über die hemiplegische Seite zu sich. Ihre Hand in seiner Achsel hilft der Seite, sich in normaler Weise zu verlängern. Den anderen Arm legt sie von hinten um ihn und zeigt

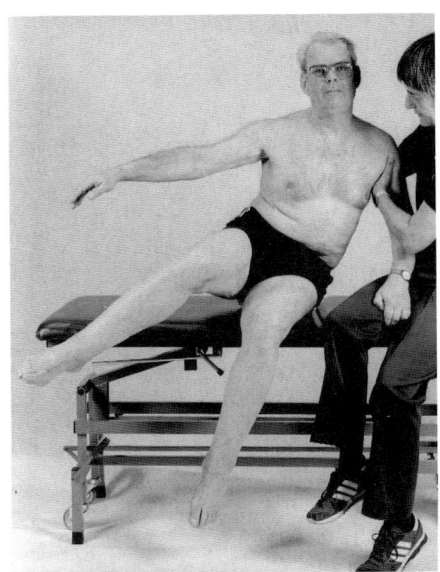

**Abb. 6.25.** Die Extension und Lateralflexion des Rumpfs halten, wenn das gesunde Bein angehoben wird (linksseitige Hemiplegie)

mit ihrer Hand auf der gesunden Seite seiner Taille an, wo diese Rumpfseite
verkürzt werden soll (Abb. 6.24 a).

Viele Patienten werden die gesunde Schulter anheben, im Bemühen, die
unzureichende Hüftextension auf der belasteten hemiplegischen Seite zu
kompensieren. Die Elevation des Schultergürtels auf der gesunden Seite verhindert jedoch die Lateralflexion des Rumpfs. Die Therapeutin benutzt nun
ihre Hand, um dem Patienten anzuzeigen, daß sich diese Schulter senken soll
(Abb. 6.24 b).

Vermag der Patient sich weit genug zur und über die hemiplegische Seite zu
bewegen, bittet ihn die Therapeutin, das gesunde Bein anzuheben (Abb. 6.25).
Kann er sich dann mit nur noch minimaler Hilfe und ohne große Mühe zur gelähmten Seite lehnen, wechselt sie erneut ihre Position und stellt sich vor ihn.
Wenn er seinen Arm nicht aktiv halten kann, bringt sie ihn seitlich an ihren
Körper und hält seinen Oberarm, um die Schulter zu schützen und um dem Patienten zu helfen, die gelähmte Rumpfseite zu verlängern (Abb. 6.26 a, b). Mit
ihrer anderen Hand hilft sie ihm, sein gesundes Bein in die korrekte Position
anzuheben; sie gibt nur so viel Unterstützung wie eben nötig (Abb. 6.27).

### 6.4.2 Die Bewegung zur gesunden Seite

Dem Patienten fällt es ausgesprochen schwer, sein Gewicht über die gesunde
Seite zu verlagern. Normale Gleichgewichtsreaktionen umfassen die Lateralflexion des Halses und des Rumpfs zur gelähmten Seite und Flexion/Abduk-
tion des sich streckenden hemiplegischen Beins. All diese Komponenten sind

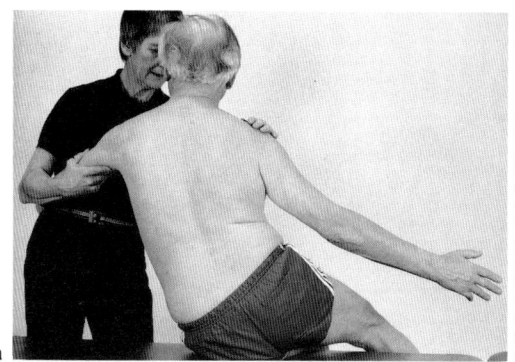
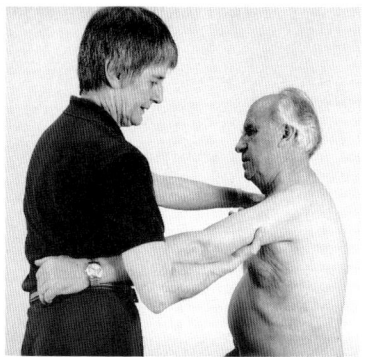

a    b

**Abb.6.26a,b.** Fazilitation der Gleichgewichtsreaktionen bei Gewichtsverlagerung zur hemiplegischen Seite (linksseitige Hemiplegie). **a** Die Therapeutin stützt den gelähmten Arm und leitet die gesunde Schulter nach vorne. **b** Sie stützt den gelähmten Arm von unten, um die Schulter zu schützen

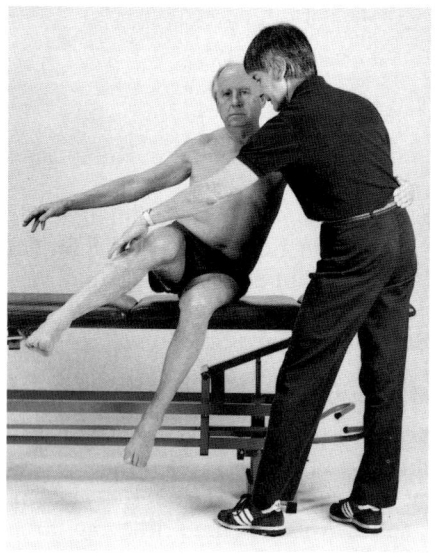

**Abb.6.27.** Korrektur der Reaktion des gesunden Beins (linksseitige Hemiplegie)

ganz entscheidend von den Bauchmuskeln abhängig, die sowohl Thorax und Becken stabilisieren, als auch gleichzeitig den Rumpf lateralflektieren. In der Regel kann der Patient das gestreckte Bein nicht zur gleichen Zeit abduzieren, um es als Gegengewicht zur Rumpfverlagerung zu nutzen.

Die hemiplegische Schulter wird angehoben, und der Rumpf wird auf dieser Seite nicht verkürzt. Wenn das Bein überhaupt angehoben werden kann, beugt es sich in einem totalen Massenmuster, wobei das Becken zurückgezogen wird und das Knie nicht selektiv gestreckt werden kann. Der Fuß zieht in Supination mit Dorsalflexion (Abb.6.28).

132

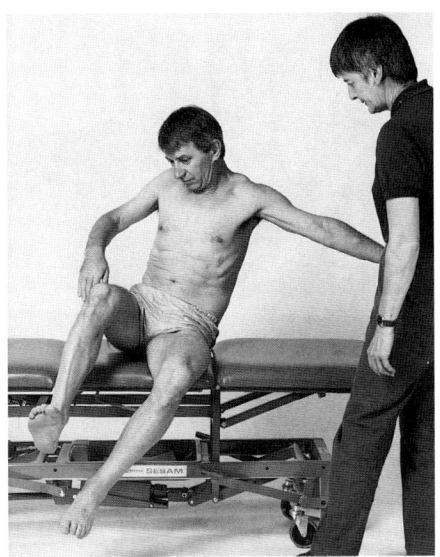

**Abb. 6.28.** Abnorme Gleichgewichtsreaktionen bei Gewichtsverlagerung zur gesunden Seite auf Grund von unzulänglicher selektiver Rumpfaktivität (rechtsseitige Hemiplegie)

### Eine Behandlungssequenz zur korrekten Bewegungsschulung

Wenn der Patient die hemiplegische Rumpfseite nicht aktiv verkürzen kann (Abb. 6.29), kniet die Therapeutin neben seiner gesunden Seite. Er legt seinen Arm über ihre Schulter. Sie legt ihre Arme, einen von vorne, einen von hinten, um ihn und faltet auf der gelähmten Seite ungefähr auf Höhe der unteren Rippen ihre Hände. Sie bittet den Patienten, die rhythmische Bewegung, mit der sie seinen Rumpf zu sich zieht, ohne Widerstand geschehen zu lassen. Mit ihrer Schulter unter seiner Achsel verlängert sie die gesunde Seite, mit ihren Händen verkürzt sie die hemiplegische Seite (Abb. 6.30). Wiederum kann sie dabei die Lendenwirbelsäule beobachten, um sich zu überzeugen, daß die seitliche Flexion dort stattfindet.

Erst wenn passive Lateralflexion ohne Widerstand möglich ist, setzt sich die Therapeutin an seine gelähmte Seite und bittet ihn, sich von ihr wegzubewegen. Mit ihrer Hand auf der hemiplegischen Schulter gibt sie Druck nach unten, um die Kopfstellreaktion zu fazilitieren. Mit der Spanne zwischen Zeigefinger und Daumen der anderen Hand stimuliert sie die Seitneigung des Rumpfs und erinnert den Patienten daran, die Wirbelsäule gestreckt zu halten (Abb. 6.31). Bei dieser Bewegung wird der Patient nicht aufgefordert, das gelähmte Bein bewußt von der Bank abzuheben. Sobald er seinen Rumpf ohne oder mit nur leichter Hilfestellung bewegen kann, fazilitiert die Therapeutin die Reaktion des Beins.

Wenn das betroffene Bein nicht korrekt und selektiv reagiert, setzt sich die Therapeutin vor ihn auf einen Hocker, der niedriger ist als die Behandlungsbank, und legt sein Bein auf ihren Oberschenkel. Der Patient verlagert sein Gewicht zur gesunden Seite, während die Therapeutin mit einer Hand auf seiner

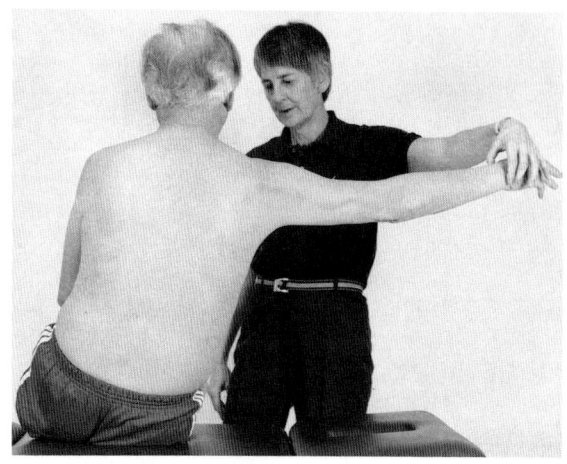

**Abb. 6.29.** Unzulängliche Lateralflexion des Rumpfs bei Gewichtsverlagerung zur gesunden Seite (linksseitige Hemiplegie)

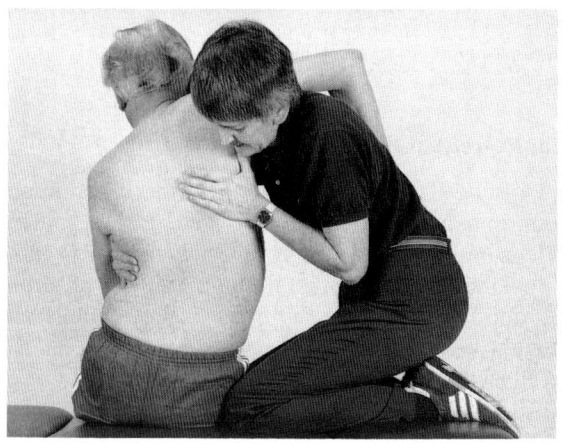

**Abb. 6.30.** Mobilisierende Lateralflexion des Rumpfs als Vorbereitung für die aktive Verkürzung (linksseitige Hemiplegie)

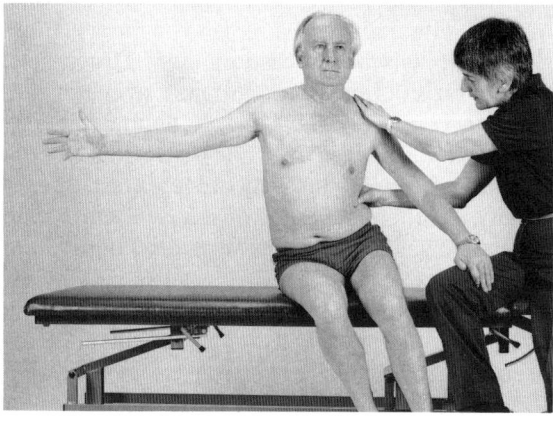

**Abb. 6.31.** Fazilitation der aktiven Lateralflexion des Rumpfs bei Gewichtsverlagerung zur gesunden Seite (linksseitige Hemiplegie)

hemiplegischen Schulter die Verkürzung dieser Rumpfseite fazilitiert. Mit der anderen Hand hält sie sein gelähmtes Bein gestreckt und entspannt auf ihrem Oberschenkel. Mit ihrem anderen Bein sichert sie die Abduktion und Außenrotation des gesunden Beins (Abb. 6.32 a). Der Patient kehrt wieder in die Ausgangsposition zurück und wiederholt nun die Bewegung mehrmals, wobei er bewußt das unterstützte Bein entspannt, bis der Hypertonus nachläßt. Während er sich proximal gegen die distale Spastizität bewegt, hält die Therapeutin sein Knie in Extension, hemmt die Adduktion des Beins und verhindert mit der anderen Hand, daß der Fuß in Supination zieht. Erst wenn sie spürt, daß Knie und Fuß nicht mehr in Flexion ziehen, hebt sie, sobald der Patient das Gewicht weit genug über die gesunde Seite verlagert hat, sein Bein an und bittet ihn, es so in der Luft zu halten. Sie nimmt gerade so viel vom Gewicht des Beins auf, daß der Patient sich nicht zu sehr anstrengen muß, um sein Bein in der korrekten Position zu halten (Abb. 6.32 b).

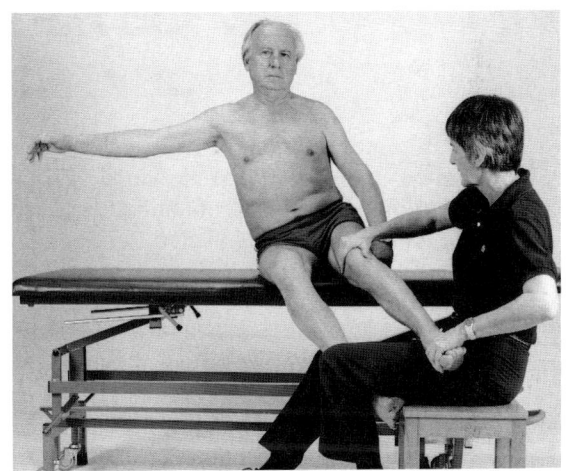

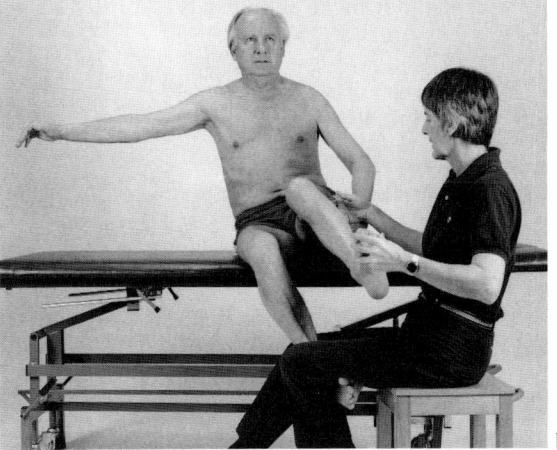

**Abb. 6.32a, b.** Wiedererlernen von Gleichgewichtsreaktionen mit dem gelähmten Bein (linksseitige Hemiplegie). **a** Die Therapeutin übernimmt das Gewicht des Beins und hemmt das totale Flexionsmuster. **b** Sie führt das Bein in die korrekte Position

135

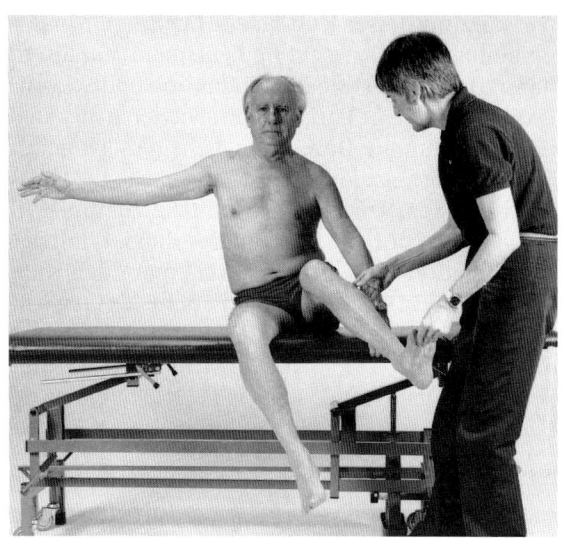

**Abb. 6.33.** Fazilitation der Beinreaktion vom Fuß aus mit minimaler Hilfestellung (linksseitige Hemiplegie)

Zuletzt, wenn der Patient sein Gewicht korrekt und ganz alleine über die gesunde Seite verlagern kann, stellt sich die Therapeutin vor ihn und fazilitiert die Beinreaktion mit nur noch minimaler Hilfe vom Fuß her (Abb. 6.33).

Bei den Aktivitäten des täglichen Lebens kommt es oft auf schnelle Wendungen mit automatischen Gleichgewichtsreaktionen an. Solange die Therapeutin durch ihre Position und durch Zeichen den Einsatz gibt, können viele Patienten in der Behandlungssituation normale Reaktionen reproduzieren, jedoch in einer ungewohnten Situation nicht korrekt reagieren. Letztendlich sollte der Patient nicht nur dann schnell und automatisch reagieren können, wenn die Therapeutin neben ihm steht und seinen Arm zur Seite zieht, sondern auch, wenn sie hinter ihm steht und nur mit ihren Händen unerwartet Richtungsänderungen signalisiert (Abb. 6.34 a, b).

## 6.5 Selektive Lateralflexion des unteren Rumpfs

Der Patient sitzt zunächst so, daß die Füße den Boden nicht berühren und schlägt ein Bein über das andere. Er verlagert sein Gewicht auf die Seite des unteren Beins, hebt das Gesäß auf der anderen Seite von der Unterlage, senkt es wieder und wiederholt diese Bewegung mehrmals. Während der ganzen Sequenz bleibt die Wirbelsäule gestreckt, und die Schultern bleiben in gleicher Höhe, so daß die Lendenwirbelsäule selektiv bewegt wird. Dann wechselt der Patient den Überschlag und übt die Aktivität zur anderen Seite.

Die Therapeutin steht vor dem Patienten, führt ihren Arm über seine Schulter auf der gewichttragenden Seite und legt die Hand auf seine Brustwir-

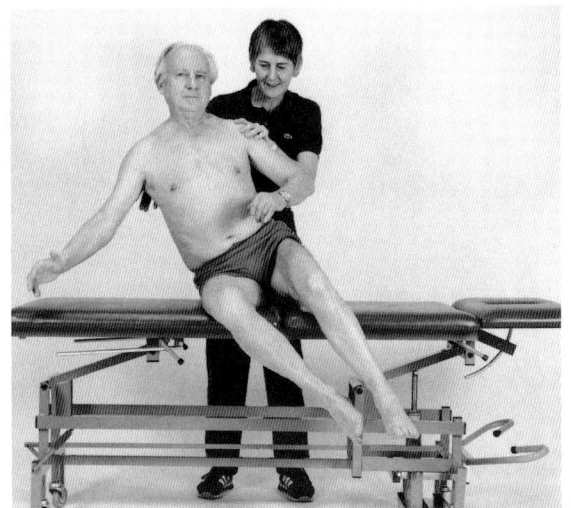

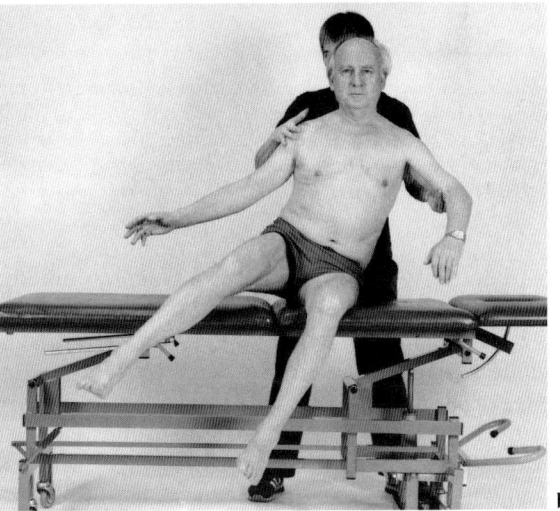

**Abb. 6.34 a, b.** Automatisches Reagieren auf schnelle, unerwartete Richtungsänderungen (linksseitige
Hemiplegie). **a** Gewichtsverlagerung zur gesunden
Seite. **b** Gewichtsverlagerung zur hemiplegischen Seite

belsäule. Wenn er sein Gesäß hebt, kann sie ihm helfen, die Brustwirbelsäule
zu stabilisieren. Sollte sich sein Kopf nicht vertikal ausrichten, kann sie ihn mit
ihrem Arm führen und den Patienten bitten, seinen Kopf von ihrem Unterarm wegzubewegen (Abb. 6.35 a, b). Ihre andere Hand legt sie auf der gegenüberliegenden Seite des Patienten an dessen Gesäß und hilft ihm, dieses in einer leichten, rhythmischen Bewegung auf und ab zu bewegen oder es von der
Unterlage abgehoben zu halten.

Die Ausgangsstellung für diese Aktivität fazilitiert die selektive Lateralflexion des unteren Rumpfs, da der schwere Hebelarm des übergeschlagenen
Beins von unten abgestützt wird und so nicht auf die Muskeln darüber ange-

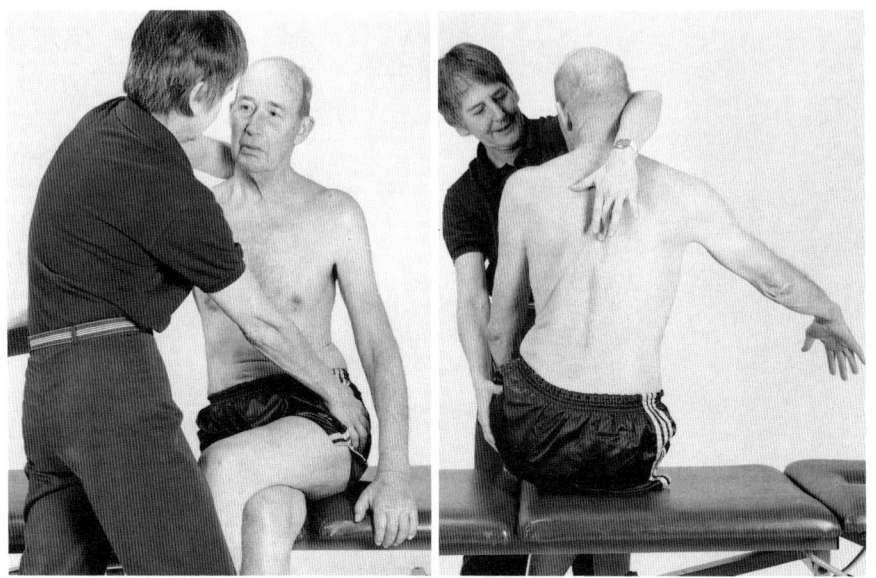

a                                                     b

**Abb. 6.35 a, b.** Selektive Lateralflexion des unteren Rumpfs mit übereinandergeschlagenen Beinen (linksseitige Hemiplegie). **a** Das Gewicht ist auf die Seite des unteren Beines verlagert. Der Patient hebt und senkt das Gesäß auf der anderen Seite. **b** Die Therapeutin hilft mit einer Hand das Gesäß anzuheben, mit der anderen die Brustwirbelsäule zu stabilisieren

wiesen ist, die sein Gewicht sonst halten müßten. Allein das Übereinanderschlagen der Beine bringt automatisch Gewicht auf die Seite des unten liegenden Beins. Hat der Patient Schwierigkeiten, sein hemiplegisches Bein über dem anderen gekreuzt zu halten – auf Grund spastischer Retraktion des Beckens auf dieser Seite oder des Extensorhypertonus im Knie – fixiert es die Therapeutin mit ihren Beinen und hat so die Hände frei, die korrekte Bewegung des Rumpfs zu ermöglichen. Mit Wiederholung der Bewegungssequenz wird die Spastik im Bein durch die proximale Bewegung des Rumpfs gehemmt. Die Therapeutin kann nun die anfangs gegebene Hilfestellung, mit der sie das Bein in der gewünschten Position gehalten und den Thorax stabilisiert hat, reduzieren (Abb. 6.36). Später übt der Patient die Aktivität mit flach aufgestelltem Fuß der jeweils gewichttragenden Seite (Abb. 6.37 a, b).

## 6.6 Aktive Lateralflexion des Rumpfs gegen die Schwerkraft

Der Patient lehnt sich zur gesunden Seite und stützt sich mit dem Ellbogen ab. Dann richtet er sich wieder auf, ohne sich mit dem gesunden Arm von der Unterlage abzustoßen; er hält ihn vielmehr im Ellbogengelenk 90° gebeugt. Die

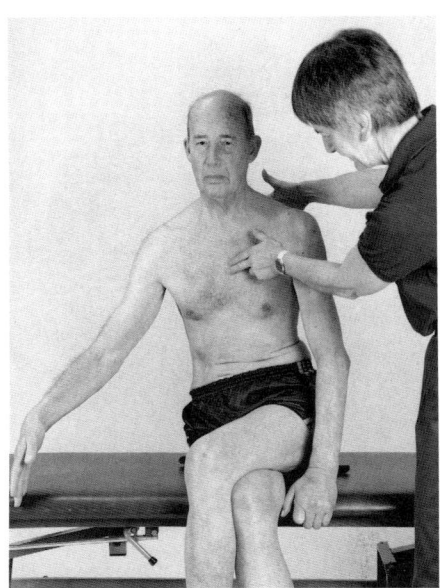

**Abb. 6.36.** Selektive Lateralflexion der Lendenwirbelsäule mit nur geringer Hilfe für die Stabilisation des Thorax (linksseitige Hemiplegie)

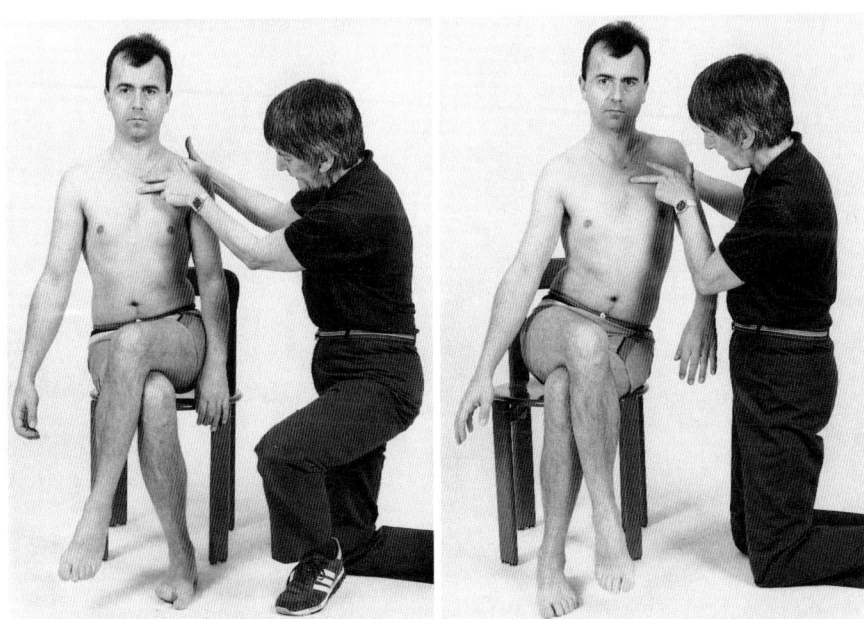

a

b

**Abb. 6.37 a, b.** Selektive Lateralflexion des unteren Rumpfs; der Fuß der belasteten Seite steht flach auf dem Boden (linksseitige Hemiplegie). **a** Gewicht auf der gesunden Seite. **b** Gewicht auf der hemiplegischen Seite

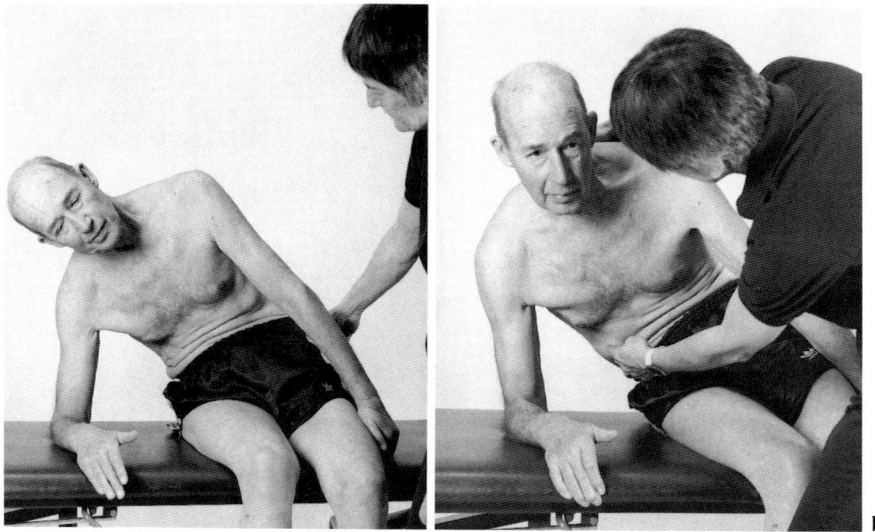

**Abb. 6.38 a, b.** Aktive Lateralflexion des Rumpfs gegen die Schwerkraft beim Aufsetzen (linksseitige Hemiplegie). **a** Falsche Ausgangsposition. **b** Korrektur der Stellung von Rumpf und Kopf

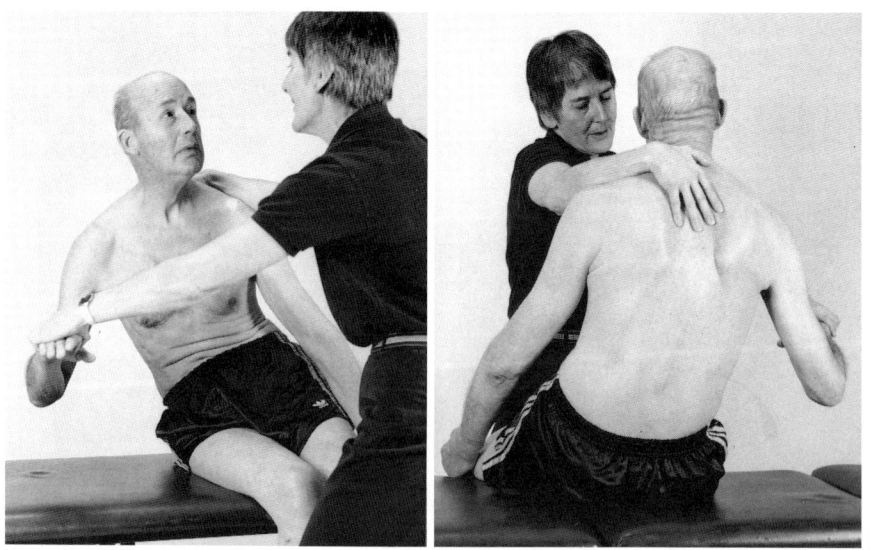

**Abb. 6.39 a, b.** Fazilitation aktiver Lateralflexion des Rumpfs gegen die Schwerkraft; der Patient bewegt sich in die aufrechte Position und wieder zurück (linksseitige Hemiplegie). **a** Die Therapeutin hält den gesunden Arm leicht von oben, so daß der Patient sich nicht abstützt. **b** Mit ihrem Unterarm drückt sie die hemiplegische Schulter nach unten, um die Lateralflexion von Hals und Rumpf zu stimulieren

140

Muskeln an der Oberseite des Rumpfs werden aktiviert und der Kopf richtet sich zur hemiplegischen Seite aus.

Die Therapeutin steht vor dem Patienten und führt seinen gesunden Ellbogen hinunter auf die Behandlungsbank. Wenn nötig, nimmt sie ihm mit ihrem anderen Arm, den sie von hinten um seine Schultern legt, Gewicht ab. Die meisten Patienten werden, wenn sie sich auf den gesunden Ellbogen stützen, spontan die Unterseite ihres Rumpfs verkürzen, die hemiplegische Seite verlängert sich (Abb. 6.38a). Nach dem gleichen Muster werden sie versuchen, sich wieder aufzurichten. Die Therapeutin korrigiert deshalb zuallererst die Ausgangsposition. Sie fordert den Patienten auf, die Rippen auf der Unterseite des Rumpfs zur Unterlage hin zu senken und zeigt mit ihrer Hand an, wo die Bewegung stattfinden soll (Abb. 6.38b); sie richtet den Kopf zur gelähmten Seite hin aus. Dann bittet sie den Patienten, sich wieder aufzurichten und drückt dabei die gelähmte Schulter mit ihrem Unterarm nach unten, um die Lateralflexion von Hals und Rumpf zu stimulieren. Mit der anderen Hand hält sie seine gesunde Hand leicht von oben und erinnert ihn daran, diese nicht für die Bewegung zu Hilfe zu nehmen (Abb. 6.39a, b).

Wenn der Patient seinen Rumpf besser unter Kontrolle hat, kann die Therapeutin die Aktion während der Abwärts- oder Aufwärtsbewegung anhalten und so die Muskelaktivität durch verlängerte Haltearbeit steigern.

## 6.7 Sich vor- und zurücksetzen

Der Patient lernt, auf dem Gesäß „zu gehen" – je nach Bedarf vorwärts oder rückwärts – wenn er seine Position auf der Behandlungsbank oder im Bett verändern will. Wenn er diese Art der Fortbewegung nicht gut beherrscht, wird er sich mit seiner gesunden Hand in die jeweilige Position manövrieren. Das ist aber eine einseitige Aktivität und führt nahezu unvermeidlich dazu, daß sich sein gelähmtes Bein kräftig im spastischen Muster streckt. Stattdessen sollte er seine Hände in der Mitte vor sich falten und zuerst die eine, dann die andere Gesäßhälfte in die gewünschte Richtung bewegen. Die Therapeutin fazilitiert die korrekte Bewegung, in dem sie sich vor den Patienten stellt und eine Hand unter die Gesäßhälfte legt, die bewegt werden soll. Die andere Hand plaziert sie über die kontralaterale Schulter hinweg auf den Rücken und hilft ihm so, das Gewicht auf die Seite zu verlagern und dabei den Rumpf aufrecht zu halten. Sie hilft ihm, die Gesäßhälfte anzuheben und sie vorwärts oder rückwärts zu bewegen (Abb. 6.40a). Sie wechselt die Position ihrer Hände jeweils, um bei der Bewegung der anderen Gesäßhälfte zu assistieren (Abb. 6.40b).

In dem Maß, wie der Patient die Bewegung aktiv übernimmt, reduziert die Therapeutin ihre Unterstützung. Sobald er sich ohne Hilfe aufrecht halten kann, fazilitiert sie die Aktivität nur noch, in dem sie mit ihren Händen an je einer Seite seines Beckens die Rotation unterstützt. Während der Patient sich

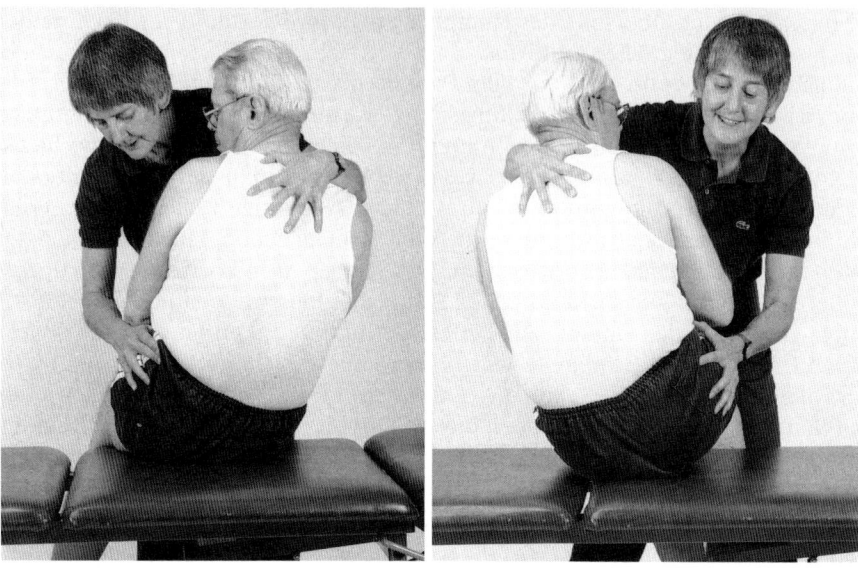

**Abb. 6.40 a, b.** Hilfestellung beim sich Vor- oder Zurücksetzen (linksseitige Hemiplegie). **a** Das Gewicht ist zur gesunden Seite verlagert, die hemiplegische Hüfte wird bei ihrer Bewegung unterstützt. **b** Das Gewicht ist weit zur hemiplegischen Seite verlagert, die Hüfte der Gegenseite wird versetzt

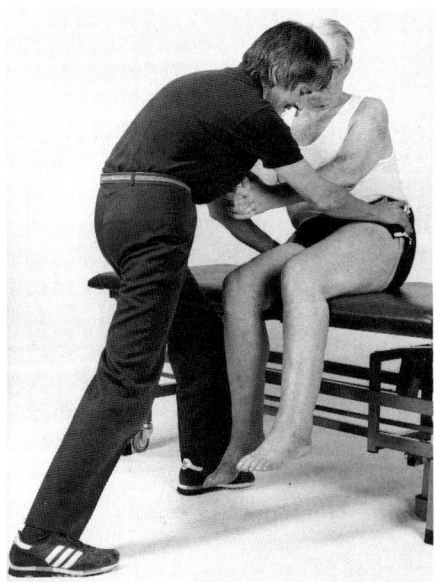

**Abb. 6.41.** Mit geringer Unterstützung die Gesäßhälften abwechselnd in die gewünschte Richtung bewegen (linksseitige Hemiplegie)

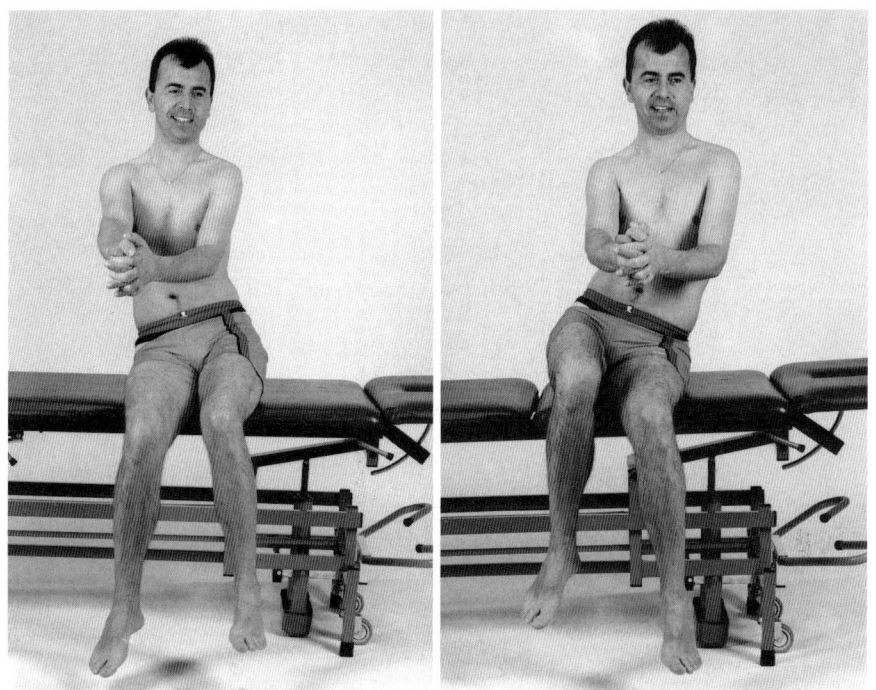

a                                                                           b

**Abb. 6.42 a, b.** Ohne Hilfe auf dem Gesäß rückwärts oder vorwärts gehen (linksseitige Hemiplegie)

vor- und zurückbewegt, hält er seine Hände immer vor sich gefaltet (Abb. 6.41).

Letztlich lernt er, automatisch auf seinem Gesäß vorwärts oder rückwärts „zu gehen", wann immer er sich im Sitzen fortbewegen will (Abb. 6.42 a, b).

## 6.8 Schlußfolgerung

Bestimmte Aktivitäten des täglichen Lebens können dazu genutzt werden, die Bauchmuskelaktivität zu verbessern, wenn sie so normal wie möglich ausgeführt werden. Wie im letzten Kapitel beschrieben, kann der Patient lernen, beim Aufsitzen gezielt die Rumpfmuskeln einzusetzen und sich nicht mit der gesunden Hand hochzuziehen. Wenn er ein Bein auf das andere legt, um z. B. seine Hose oder die Schuhe anzuziehen, kann er das aktiv tun, anstatt das betroffene Bein mit der gesunden Hand hochzuholen. Die Bewegung ist noch selektiver, wenn er den Rumpf aufrecht hält, während er das Bein anbeugt und es über das andere kreuzt. Wenn möglich, lernt er, um Strümpfe oder Schuhe anzuziehen, sein Bein aktiv anzubeugen und hochzuhalten, anstatt es

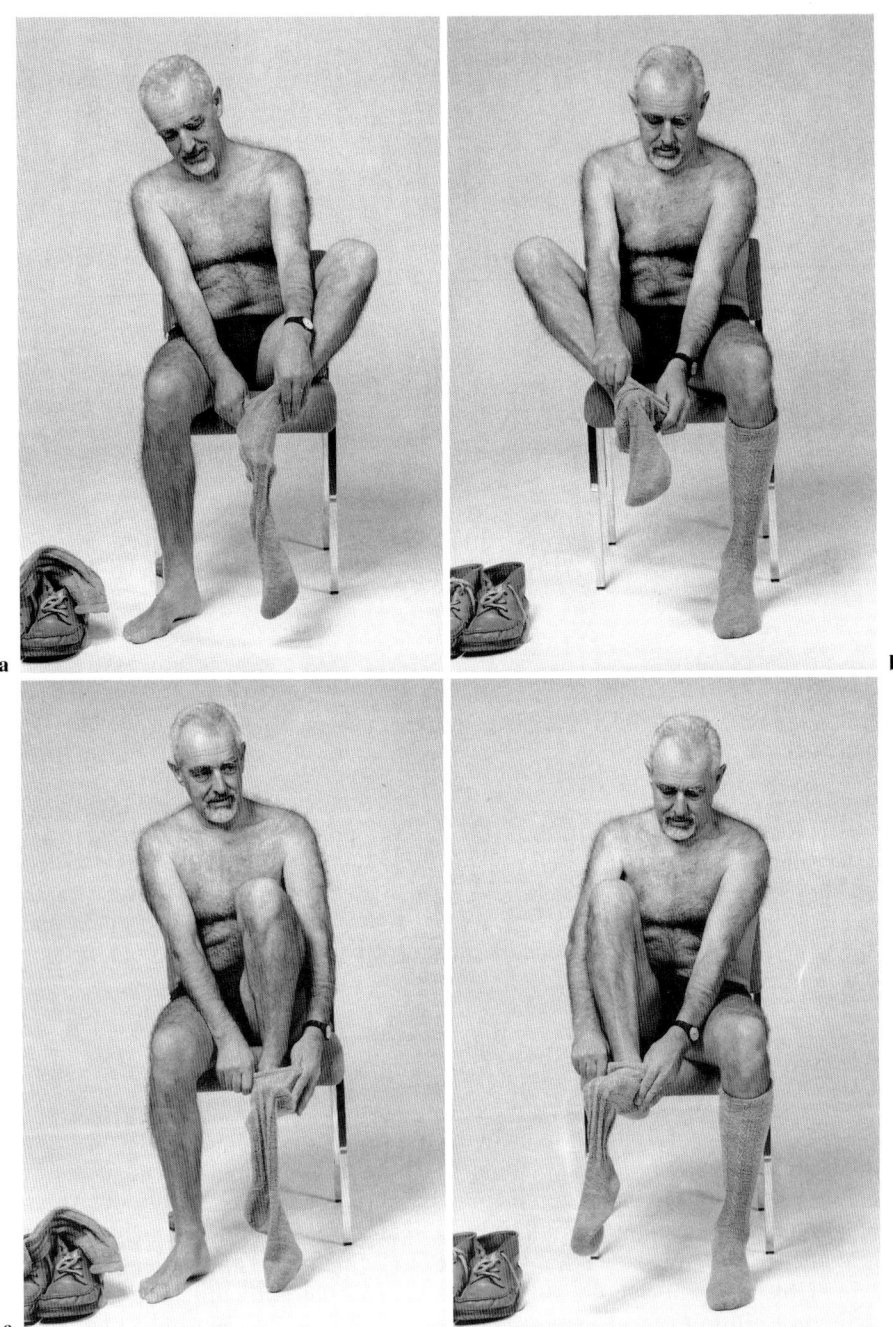

a                                         b

c                                         d

**Abb. 6.43 a–d.** Schuhe und Strümpfe anziehen – dabei das Bein aktiv anheben (rechtsseitige Hemiplegie). **a, b** Bei Außenrotation und Abduktion im Hüftgelenk werden die unteren Bauchmuskeln nicht aktiviert. **c, d** Hebt der Patient das Knie zwischen den Armen an, beugt er die Lendenwirbelsäule und spannt die unteren Bauchmuskeln an

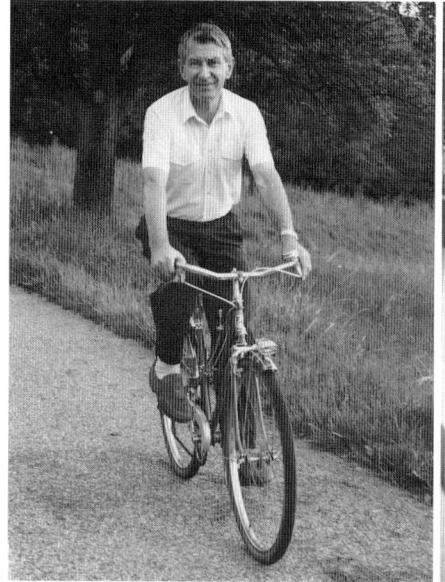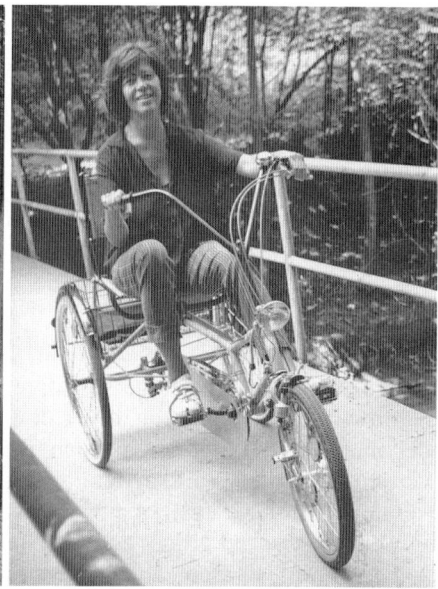

6.44                                                                      6.45

**Abb. 6.44.** Fahrradfahren macht Spaß und stimuliert die Rumpfaktivität (rechtsseitige Hemiplegie) (vgl. Abb. 3.23a und 3.39b)

**Abb. 6.45.** Die stärker behinderte Patientin braucht zunächst ein Dreirad mit einem Sitz an Stelle eines Sattels und kann so ihren Ausflug genießen (rechtsseitige Hemiplegie) (vgl. Abb. 3.29a und 3.35a)

über das andere zu legen. Ob er nun dabei die hemiplegische Hand mit einsetzen kann oder allein auf die gesunde Hand angewiesen bleibt, wichtig ist vor allem, daß er das Bein zwischen seinen Armen und nicht in Abduktion und Außenrotation hochnimmt (Abb. 6.43a, b). Zieht er das Knie vor die Brust, werden die Lendenwirbelsäule gebeugt und die unteren Bauchmuskeln aktiviert (Abb. 6.43c, d). Der andere Fuß soll flach auf dem Boden bleiben. Die Therapeutin sollte den Patienten bei den Aktivitäten des täglichen Lebens beobachten und prüfen, ob sie ihn lehren kann, das eine oder andere in einer therapeutisch wirksameren Weise zu tun.

Fahrradfahren kann ein sehr vergnügliches Hobby werden; es stimuliert zudem höchst effektiv Rumpfaktivität und Gleichgewichtsreaktionen (Abb. 6.44). Stärker behinderte Patienten können vielleicht mit einem Dreirad zurechtkommen (Abb. 6.45).

145

# 7 Aktivitäten zwischen Sitzen und Stehen

Vielen Patienten fällt es schwer, vom Sitzen normal aufzustehen. Diese Bewegung erfordert gleichzeitige selektive Aktivität des Rumpfs und der Beine. Wenn wir aufstehen, beugen wir den gestreckten Rumpf normalerweise so weit nach vorne, daß der Kopf sich über oder gar vor die Füße bewegt. Dabei werden die Hüft- und Knieextensoren schon aktiviert und sobald das Gesäß von der Unterlage abgehoben wird, werden die Knie zunächst über die Füße hinweg nach vorne geschoben. Deshalb müssen die Fußgelenke noch mehr dorsalflektiert werden, obwohl in den Hüft- und Kniegelenken die Extensionsaktivität zunimmt (Abb. 7.1). Beide Hüftgelenke behalten denselben Grad von Rotation und Abduktion, so daß sich die Knie weder zu- noch aus-

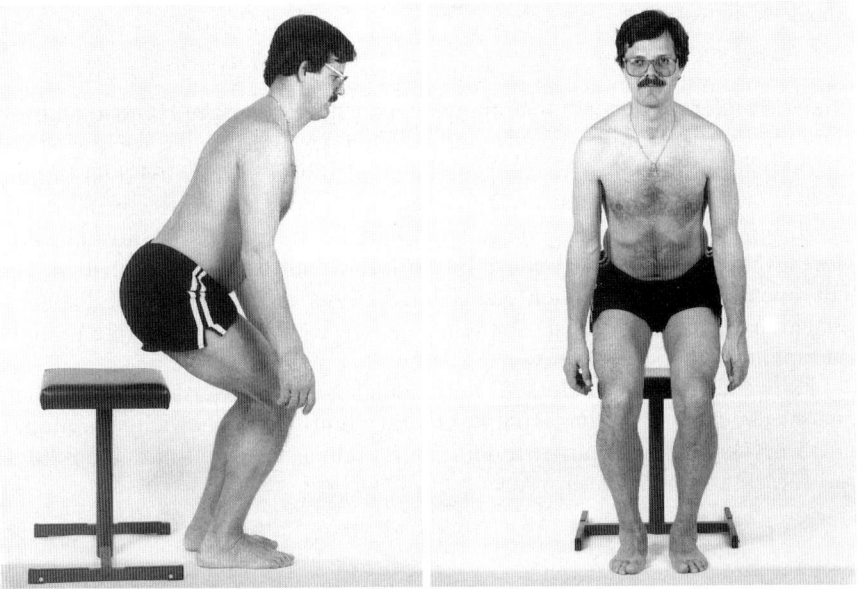

7.1                                                                                    7.2

**Abb. 7.1.** Vom Sitzen aufzustehen erfordert selektive Extensorenaktivität im Bereich des Rumpfs und der Beine (gesunder Proband)

**Abb. 7.2.** Beim Aufstehen bewegen sich die Knie weder zueinander noch auseinander, die Arme schwingen reaktiv leicht nach vorne (gesunder Proband)

146

einander bewegen (Abb. 7.2). Die Arme schwingen, durch die Vorwärtsbewegung des Rumpfs in Bewegung gesetzt, leicht nach vorne. Nur wenn wir von einem niedrigen Hocker aufstehen, nehmen wir mit den gestreckten Armen aktiv Schwung, um mehr Gewicht nach vorne zu bringen (Abb. 7.3). Das richtige Aufstehen ist für den Patienten eine sehr wichtige Aktivität. Beginnt er es mit einer abnormen Bewegung, wird er eine Massensynergie auslösen und durch ständige Wiederholung die Extensorenspastizität im Bein verstärken. Steht er nicht normal auf, werden auch die ersten Schritte nicht normal sein. Korrekt geübt aber fördert diese Aktivität vorzüglich selektive Bewegung der Beine und des Rumpfs, und diese verbessert wiederum das Gangbild des Patienten.

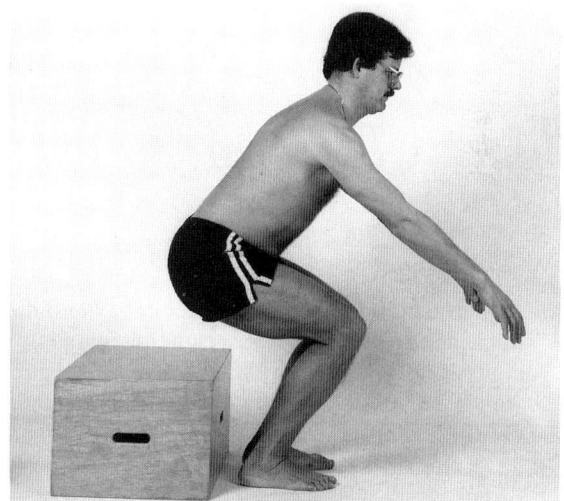

**Abb. 7.3.** Die Arme werden nur dann aktiv gestreckt, wenn der Sitz sehr niedrig ist (gesunder Proband)

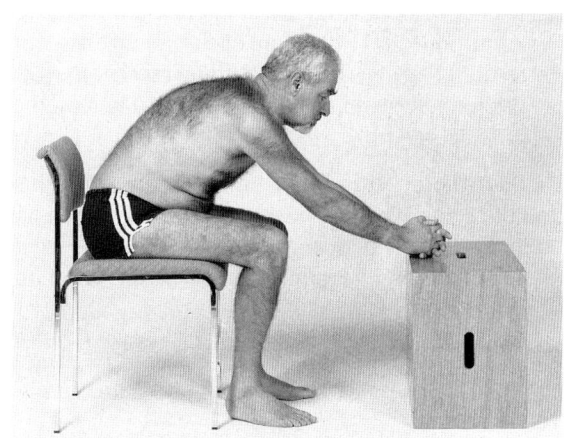

**Abb. 7.4.** Dem Patienten fällt es schwer, den Rücken zu strecken, wenn die Hüften gebeugt sind und die Hüften zu beugen, wenn im übrigen Extensionsaktivität gefordert wird (rechtsseitige Hemiplegie)

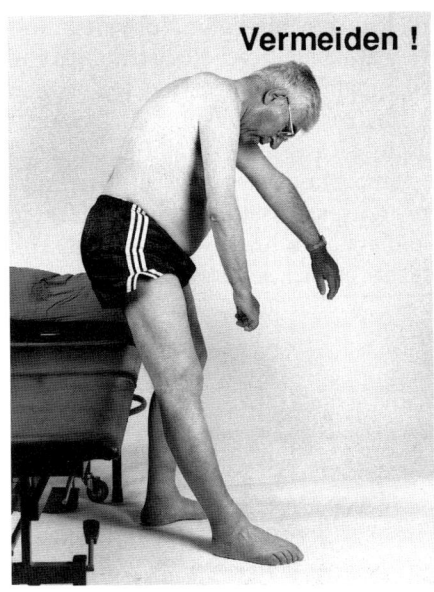

**Vermeiden !**

**Abb. 7.5.** Der Patient steht nicht korrekt auf: Das totale Extensionsmuster im gelähmten Bein verhindert, daß er sein Gewicht weit genug nach vorne bringen kann (rechtsseitige Hemiplegie)

Am häufigsten sind beim Patienten dreierlei Schwierigkeiten zu beobachten:

1. Er kann weder den Rumpf strecken, wenn die Hüftgelenke gebeugt sind, noch die Hüftgelenke ausreichend beugen, während im übrigen Extensionsaktivität gefordert wird (Abb. 7.4). Er kann also das Gewicht nicht weit genug über die Füße nach vorne bringen.
2. Das hemiplegische Bein zieht in Adduktion, da der Patient die notwendige Extensionsbewegung nicht ohne die Adduktionskomponente der Streckersynergie leisten kann. Die Ferse des gelähmten Beins hebt sich evtl. vom Boden, da in der Synergie die Plantarflexion mit der Knieextension verbunden ist.
3. Da der Patient zunächst sein Gewicht nicht weit genug nach vorne bringen kann und die Hüftextensoren gleichzeitig mit den Plantarflexoren in der totalen Massensynergie aktiviert werden, stößt er sich dann, in seinem Bemühen aufzustehen, nach hinten; das Knie bewegt sich rückwärts anstatt vorwärts (Abb. 7.5).

Ziel der therapeutischen Bemühungen ist es, diese Probleme zu überwinden und die selektive Aktivierung der involvierten Muskelgruppen wieder einzuüben. Die Therapeutin muß das normale Bewegungsmuster fazilitieren und die abnormen Bewegungskomponenten schon im Ansatz verhindern.

148

## 7.1 Therapeutische und funktionelle Aktivitäten

### 7.1.1 Den gestreckten Rumpf nach vorne bringen

Die Therapeutin stellt ihren Fuß direkt vor dem Patienten auf einen Hocker. Der Patient legt seine gestreckten Arme auf ihren Oberschenkel. Seine Ellbogen oder Oberarme sollen so abgestützt sein, daß die betroffene Schulter geschützt bleibt. Die Therapeutin drückt mit einer Hand die Wirbelsäule in Extension. Mit der anderen gibt sie entweder Gegendruck auf die Brust des Patienten oder sie stützt seine Schultern, wenn dies nötig ist. Indem sie ihr Bein abduziert, ermöglicht sie es dem Patienten, seinen Rumpf weiter nach vorne zu bringen, während die Extension der Wirbelsäule erhalten bleibt (Abb. 7.6).

Nach der vorbereitenden Extension mit abgestützten Armen läßt der Patient diese jetzt seitlich hängen und neigt den Rumpf aktiv nach vorne; die Therapeutin hilft ihm, je nach Bedarf, die Extension zu wahren (Abb. 7.7). Sie muß ihm evtl. mit ihrem Bein helfen, sein Knie über dem Fuß zu halten.

Manchen Patienten mag es anfänglich unmöglich sein, die Wirbelsäule zu strecken, selbst ohne sich vorzuneigen. Die Therapeutin kann dann mehr Hilfestellung geben, indem sie ein Knie in Höhe der Kyphose gegen die Wirbel-

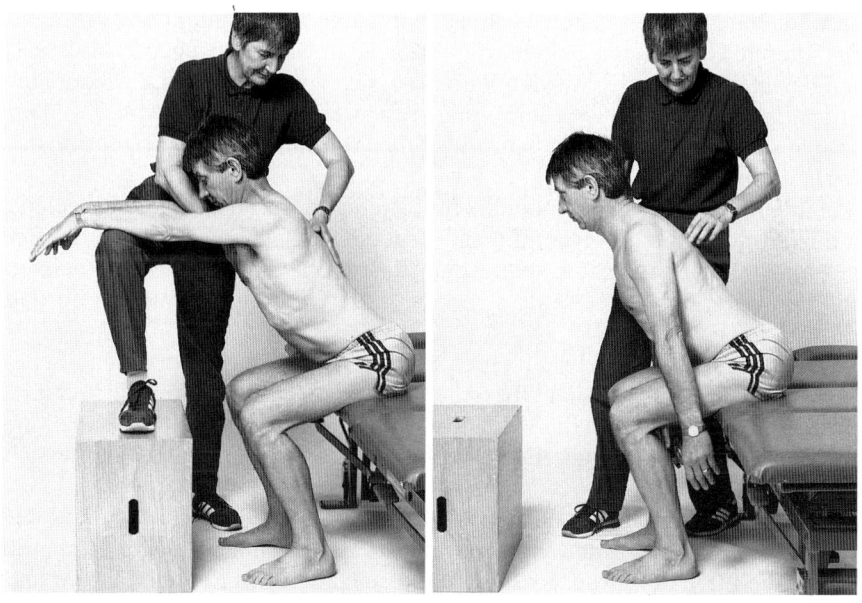

7.6

7.7

**Abb. 7.6.** Passive Extension des Rumpfs mit aufgelegten Armen. Der Patient soll seine Hände nicht falten, da diese Flexionsbewegung die Extension der Brustwirbelsäule erschwert (rechtsseitige Hemiplegie)

**Abb. 7.7.** Aktive Extension der Wirbelsäule, wenn der Rumpf nach vorne gebracht wird (rechtsseitige Hemiplegie)

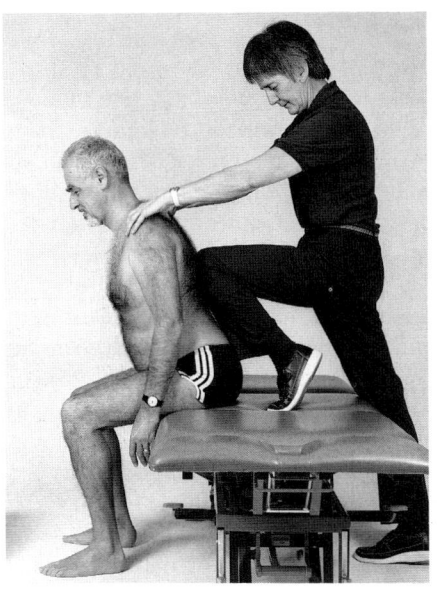

**Abb. 7.8.** Fazilitation der Rumpfextension wenn der Patient sich vorlehnt
(rechtsseitige Hemiplegie)

säule des Patienten stellt und ihm mit ihren Händen hilft, die Schultern zu-
rückzunehmen. So vermittelt sie ihm einen klaren Bezugspunkt und bittet ihn
nun, diesen Teil seines Rückens von ihrem Knie wegzubewegen. Mit derselben Fazilitation ermutigt sie den Patienten, sich vorzulehnen und wieder aufzurichten und bei jeder Wiederholung etwas weiter zu gehen (Abb. 7.8). Der
Patient soll nur so weit vorgehen, wie er dies vermag, ohne die Extension der
Wirbelsäule zu verlieren.

Für einige Patienten – besonders für diejenigen, deren Bein im Hüftgelenk
adduziert, wenn sie den Rumpf nach vorne neigen (Abb. 7.9) – kann die Bewegung einfacher zu lernen sein, wenn sie sich erst ganz nach vorne beugen
und dann nur die Wirbelsäule strecken, ohne Extensionsbewegung in den
Hüftgelenken.

Die Therapeutin setzt sich neben den Patienten an die betroffene Seite.
Sie legt ihr Bein über dessen Oberschenkel und hält damit sein Bein im Hüftgelenk in Abduktion und das Knie über dem Fuß. Der Druck ihres Beins verhindert gleichzeitig, daß die Ferse hochgedrückt wird, wenn der Patient sich
vorlehnt (Abb. 7.10).

Der Patient beugt sich nach vorne – die Nase bewegt sich dabei auf der
Mittellinie in bezug zu den Beinen, und die Arme hängen locker –, bis die
Hände die Füße berühren. Er sollte dabei auch den Kopf hängen lassen und
den Nacken entspannen (Abb. 7.11 a). Wenn er sich einige Male vorgebeugt
und wieder zum Sitzen aufgerichtet hat, wird die Therapeutin merken, daß
sein Bein nicht mehr in Adduktion zieht. Sie kann dann die Hilfestellung, die
sie mit ihrem Bein gibt, reduzieren. Nun bittet sie den Patienten, sein Bein bewußt in der vorgegebenen Stellung zu lassen, ohne daß der Oberschenkel in

150

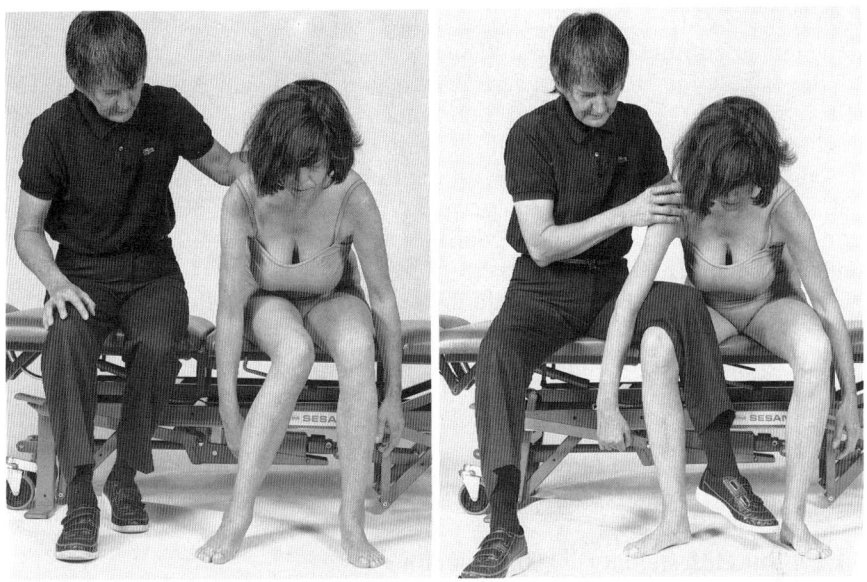

**Abb. 7.9.** Sobald die Patientin sich vorlehnt, zieht ihre betroffene Hüfte in Adduktion (rechtsseitige Hemiplegie)

**Abb. 7.10.** Die Therapeutin verhindert die Adduktion im Hüftgelenk, die auftritt, wenn die Patientin den Rumpf vorlehnt (rechtsseitige Hemiplegie)

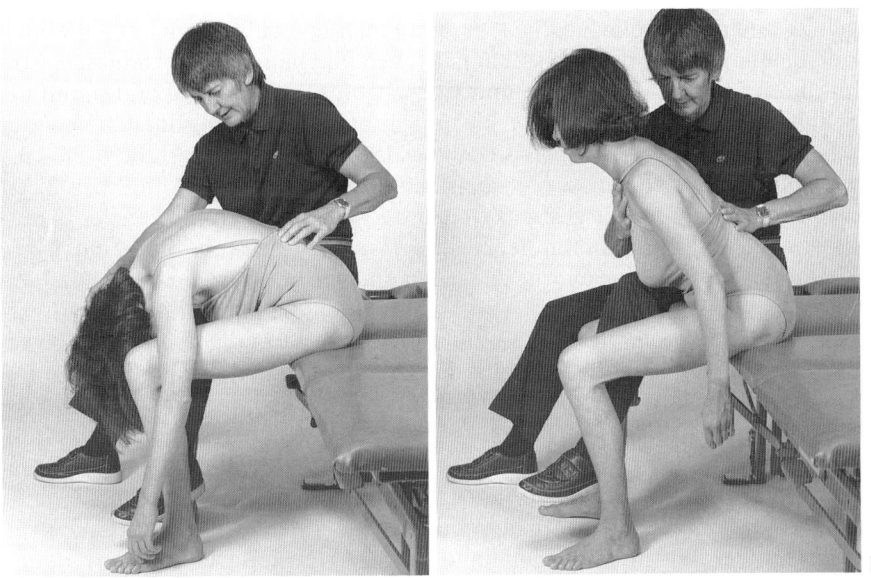

a                                                                                                                      b

**Abb. 7.11 a, b.** Fazilitation selektiver Extension des Rumpfs und des gelähmten Beins (rechtsseitige Hemiplegie). **a** Die Patientin entspannt sich, ganz nach vorne gebeugt, die Arme lose hängend. **b** Die Therapeutin hält das gelähmte Bein in Abduktion und assistiert bei der Rumpfextension

Adduktion zieht, und den Fuß bewußt flach auf dem Boden stehen zu lassen, ohne ihn aufzudrücken.

Sie behält ihr Bein über dem seinen und leitet den Patienten an, den Rücken zu strecken, ohne zum Sitzen hochzukommen. Mit ihrer Hand auf dem Sternum unterstützt sie die Extension der Brustwirbelsäule. Mit der anderen Hand gibt sie Gegendruck auf die Lendenwirbelsäule und verhindert, daß der Körper sich nach hinten bewegt (Abb. 7.11 b). Der Patient soll, wenn er den Rücken extendiert, den Kopf in bezug zur Wirbelsäule gerade halten und den Nacken nicht überstrecken.

Während er den Rücken genau in der korrigierten Stellung hält, kehrt er in die aufrechte Position zurück und bringt seinen Rumpf dann wieder nach vorne. Die Hüftgelenke bilden die Achse der Bewegung, kein Abschnitt der Wirbelsäule nimmt an der Flexion teil.

## 7.1.2 Vom Sitzen aufstehen

### 7.1.2.1 Mit Hilfestellung der Therapeutin

Solange das Aufstehen für den Patienten noch sehr schwierig ist, wird die Therapeutin ein beträchtliches Maß an Hilfestellung geben müssen, um ein normales Bewegungsmuster zu erreichen. Sie sitzt vor dem Patienten und hält sein gelähmtes Knie so zwischen ihren Knien, daß sie sowohl die Vorwärtsbewegung des Knies über den Fuß, als auch die notwendige Abduktion im Hüftgelenk unter Kontrolle hat. Sie sagt dem Patienten, daß er sich nur vorlehnen soll, daß er nicht versuchen soll aufzustehen. Sie hält seinen gelähmten Arm mit ihrem Arm an ihrer Seite und stützt behutsam seinen Oberarm, um die Schulter zu schützen. Ihre Hand plaziert sie als Orientierung auf den kyphotischen Abschnitt der Brustwirbelsäule – das ist meistens in Höhe Th 8–10 – und hilft dem Patienten, die Wirbelsäule dort zu strecken (Abb. 7.12 a). Erst wenn er die Wirbelsäule gestreckt hat, bittet sie ihn, das Gesäß von der Unterlage zu heben, ohne hinten gegen ihre Hand zu drücken. Sie benutzt ihre Knie, um sein Knie nach vorne zu ziehen und verhindert gleichzeitig, daß seine Ferse vom Boden abhebt (Abb. 7.12 b). Auch die Hand auf der Brustwirbelsäule beteiligt sich an der Fazilitation der notwendigen Vorwärtsbewegung. Wenn der Patient steht, gibt die Therapeutin den gelähmten Arm frei und hilft dem Patienten, die Hüftgelenke zu strecken, indem eine Hand die Hüftstrecker, die andere die unteren Bauchmuskeln unterstützt, um das Bekken aufzurichten (Abb. 7.12 c). Vor dem Patienten sitzend, kann die Therapeutin helfend eingreifen, wo immer das notwendig erscheint, da sie beide Hände frei hat (Abb. 7.13). Währenddessen kann sie ihm mit ihren Knien helfen, sein Gewicht über das gelähmte Bein zu transferieren und verhindern, daß sein Knie in Hyperextension nach hinten schlägt, wenn er den gesunden Fuß vom Boden abhebt (Abb. 7.13 b).

Die Hilfestellung zum Hinsetzen entspricht weitgehend der Fazilitation zum Aufstehen. Die Therapeutin hält den gelähmten Arm an ihrem Körper

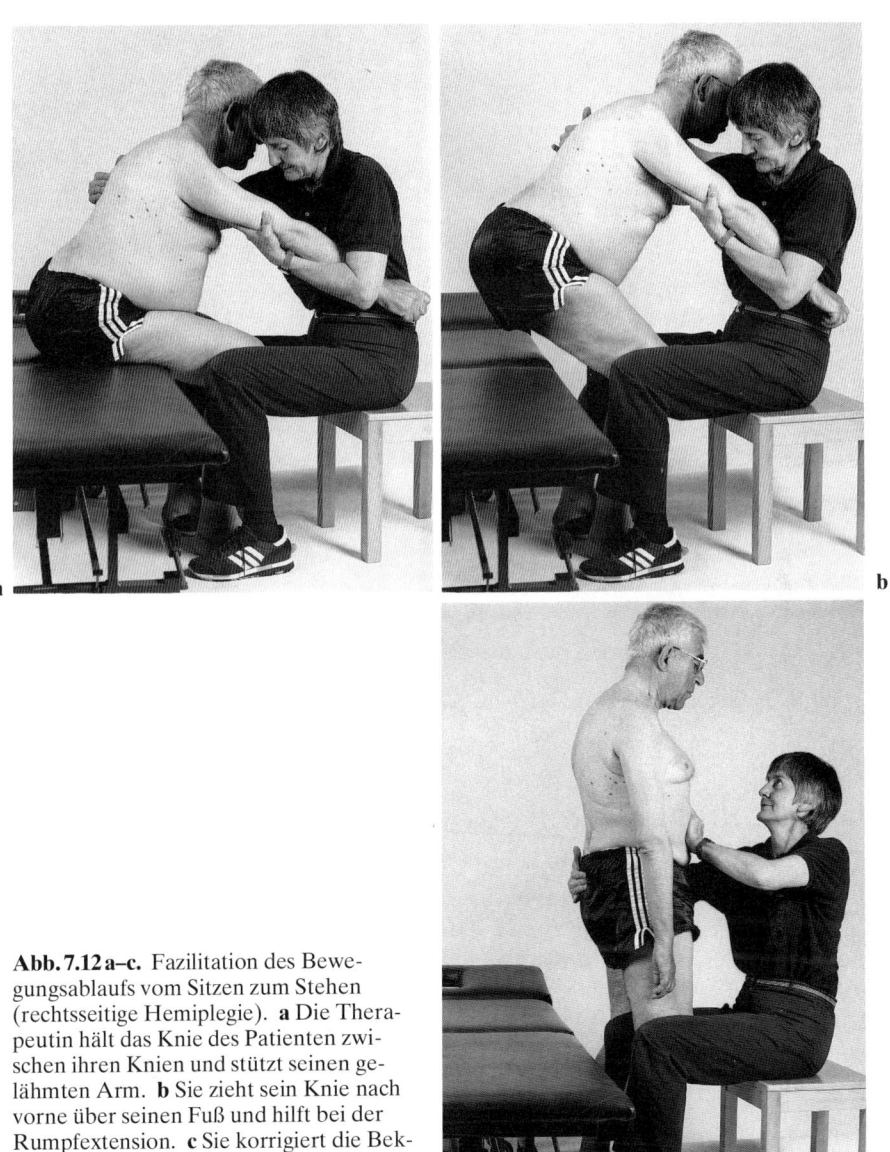

**Abb. 7.12 a–c.** Fazilitation des Bewegungsablaufs vom Sitzen zum Stehen (rechtsseitige Hemiplegie). **a** Die Therapeutin hält das Knie des Patienten zwischen ihren Knien und stützt seinen gelähmten Arm. **b** Sie zieht sein Knie nach vorne über seinen Fuß und hilft bei der Rumpfextension. **c** Sie korrigiert die Beckenstellung

und ermöglicht dem Patienten, sein Gesäß langsam auf die Bank zurückzubringen, indem sie mit ihrer Hand auf seiner Brustwirbelsäule sein Gewicht lange genug vorne hält. Die Bewegung des Rumpfs gegen den spastischen Arm hemmt dessen Beugehypertonus und dient so als Vorbereitung für den aktiven Einsatz des Arms.

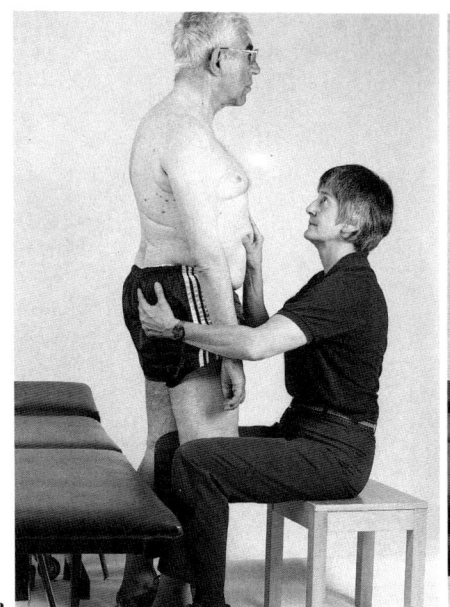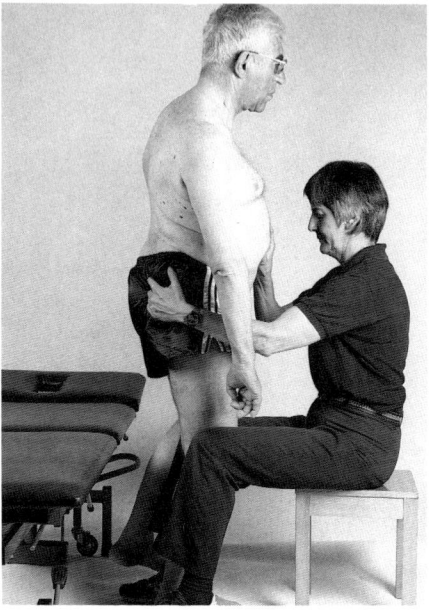

a                                                                              b

**Abb. 7.13a, b.** Gewichtsverlagerung auf das gelähmte Bein (rechtsseitige Hemiplegie).
**a** Mit ihren Knien führt die Therapeutin das Gewicht des Patienten zur hemiplegischen Seite. **b** Der Patient hebt den gesunden Fuß vom Boden ab

### 7.1.2.2 Die Hände auf einen Hocker gestützt

Die Therapeutin hilft dem Patienten, beide Hände flach auf einen direkt vor
ihn gestellten Hocker zu legen. Wenn nötig hält sie mit leichtem Druck nach
unten seinen Ellbogen in Extension um sicherzustellen, daß die Hand liegen
bleibt, wenn er das Gesäß von der Unterlage anhebt und sein Gewicht nach
vorne auf die Arme verlagert (Abb. 7.14). Mit der anderen Hand leitet die
Therapeutin das Knie des Patienten so über seinen Fuß, daß die aktive Extension des Beins ohne Adduktion im Hüftgelenk erfolgt. Eine aufgerollte elastische Binde unter den Zehen des Patienten hemmt deren Flexion.

Mit leicht gebeugten Knien streckt und rundet der Patient seinen Rücken
abwechselnd (Abb. 7.15a, b). Der Beugewinkel der Kniegelenke bleibt bei
der Extension und Flexion der Wirbelsäule konstant.

Mit gestrecktem Rücken bewegt der Patient sein Becken von einer Seite
zur anderen, indem er selektiv die Lateralflexoren der Lendenwirbelsäule aktiviert. Die Therapeutin stabilisiert den Thorax des Patienten zwischen ihrem
Körper und Oberarm, während sie mit ihren Händen die isolierte Lateralbe-
wegung des Beckens fazilitiert (Abb. 7.16a, b).

Der Patient setzt seine Hände flach vor sich auf den Boden und hebt dann
sein Gesäß vom Sitz. Die Therapeutin sichert die Extension im Ellbogengelenk und verhindert die Adduktion im Hüftgelenk (Abb. 7.17a, b).

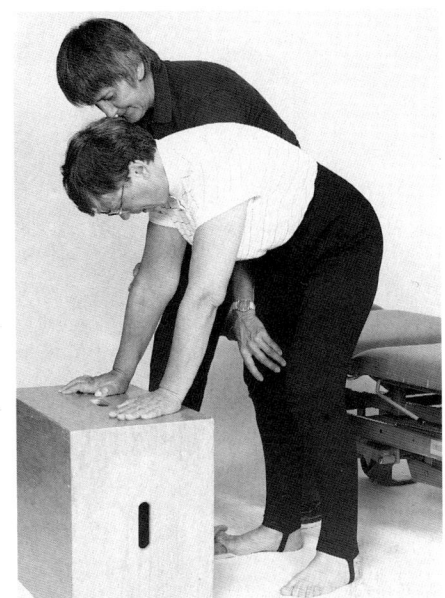

**Abb. 7.14.** Aufstehen, die Hände auf einen Hocker gestützt. Die Therapeutin hält auf der hemiplegischen Seite den Ellbogen in Extension und führt die Bewegung des Knies (rechtsseitige Hemiplegie)

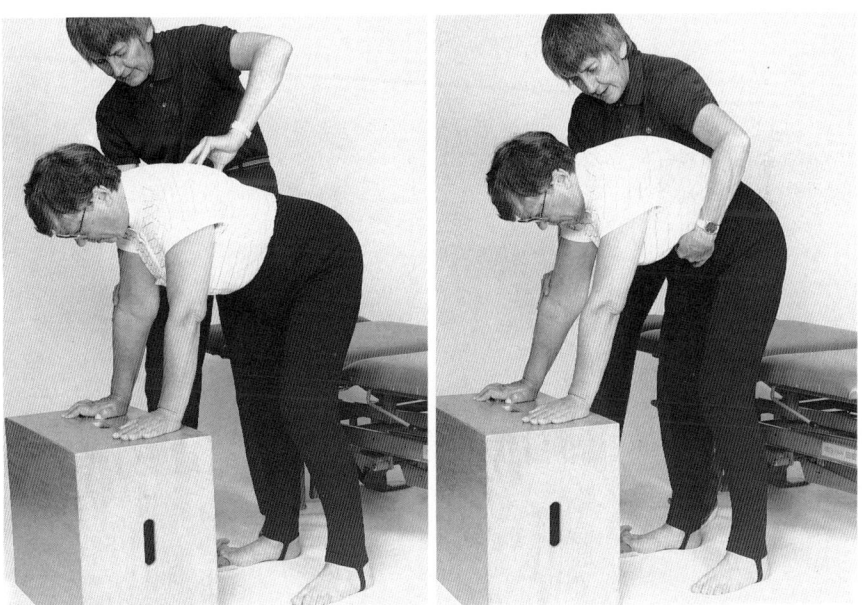

a
b

**Abb. 7.15 a, b.** Die Patientin stützt sich auf beide Arme und bewegt den Rumpf aktiv (rechtsseitige Hemiplegie). **a** Extension der Wirbelsäule. **b** Flexion der Wirbelsäule, ohne die Kniestellung zu verändern

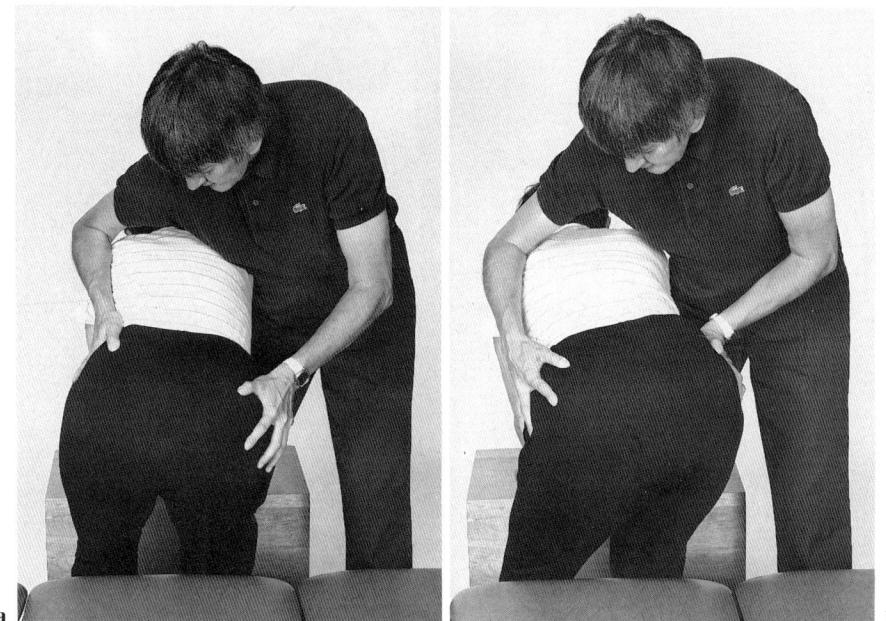

a                                                                    b

**Abb. 7.16 a, b.** Selektive Lateralflexion des Rumpfs; die Patientin stützt sich auf beide Arme (rechtsseitige Hemiplegie). **a** Die Therapeutin hält mit ihren Beinen den gelähmten Arm in Extension und hilft der Patientin, den Thorax zu stabilisieren. **b** Mit ihren Händen fazilitiert sie die Seitwärtsbewegungen des Beckens

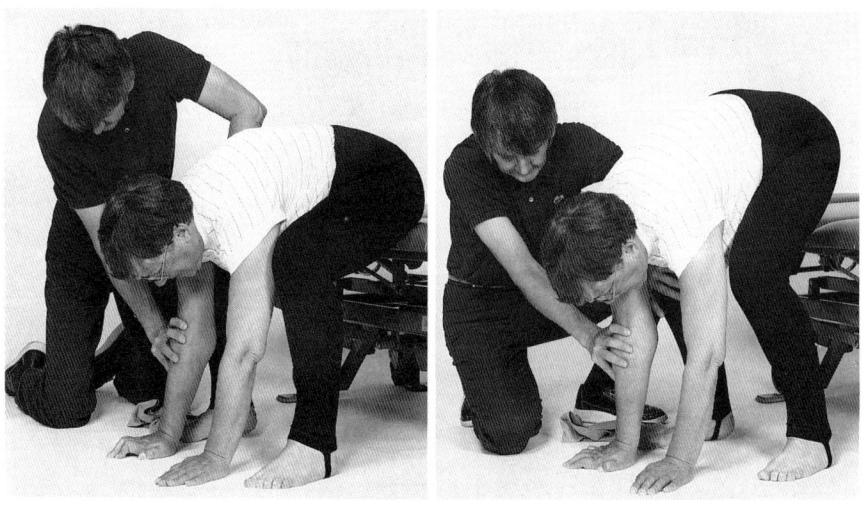

a                                                                    b

**Abb. 7.17 a, b.** Einüben selektiver Extensorenaktivität des gelähmten Beins; beide Hände liegen flach auf dem Boden (rechtsseitige Hemiplegie). **a** Die Therapeutin sichert die Ausgangsstellung. **b** Die Patientin hebt das Gesäß von der Bank

156

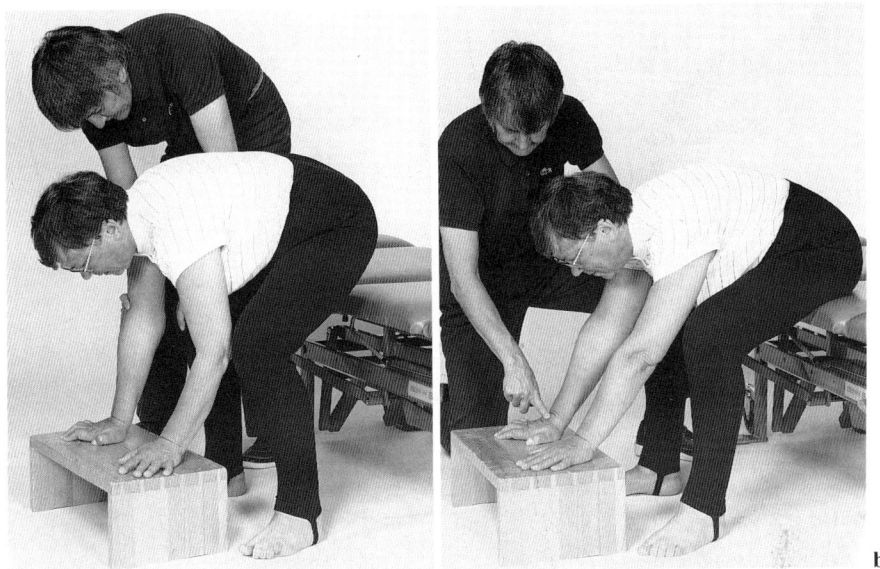

a                                                                       b

**Abb. 7.18 a, b.** Die Patientin lernt, das gelähmte Bein selektiv zu strecken; sie stützt beide Hände auf einem niedrigen Hocker auf (rechtsseitige Hemiplegie). **a** Die Therapeutin hilft, die Extension des Ellbogens zu halten und korrigiert die Stellung des Knies. **b** Die Patientin setzt sich auf die Bank zurück

Ist diese Übung für den Patienten anfangs zu schwierig, kann die Höhe des Hockers vor ihm schrittweise reduziert werden, bis er die Übung schließlich mit den Händen auf dem Boden ausführen kann. Ist der Hocker niedrig, fällt es dem Patienten gewöhnlich leichter, mit dem Zurücksetzen als mit dem Aufstehen zu beginnen. Im Anschluß an das Zurücksetzen wird aber die notwendige konzentrische Muskelaktivität, die Beine zu strecken, möglich sein (Abb. 7.18 a, b).

### 7.1.2.3 Das Gewicht nur auf dem hemiplegischen Bein

Der Patient schlägt sein gesundes Bein über das hemiplegische und hebt sein Gesäß von der Behandlungsbank. Die Therapeutin legt einen Arm von hinten um den Patienten und fazilitiert die Bewegung mit ihrer Hand auf seinem Trochanter. Mit ihrer Schulter verhindert sie, daß er den Rumpf nach hinten drückt (Abb. 7.19 a). Ein vor ihm stehender Hocker oder Stuhl gibt ihm Mut, sich weit genug nach vorne zu lehnen, da er weiß, daß er sich notfalls mit der gesunden Hand wieder ins Gleichgewicht bringen kann.

Kann er in dieser Stellung sein Gewicht halten, bittet ihn die Therapeutin, die Wirbelsäule zu strecken (Abb. 7.19 b). Er kann dann üben, das belastete Knie zu beugen und zu strecken. Diese Aktivität ist deshalb nützlich, weil sie selektive Extension im gewichttragenden hemiplegischen Bein sicherstellt.

157

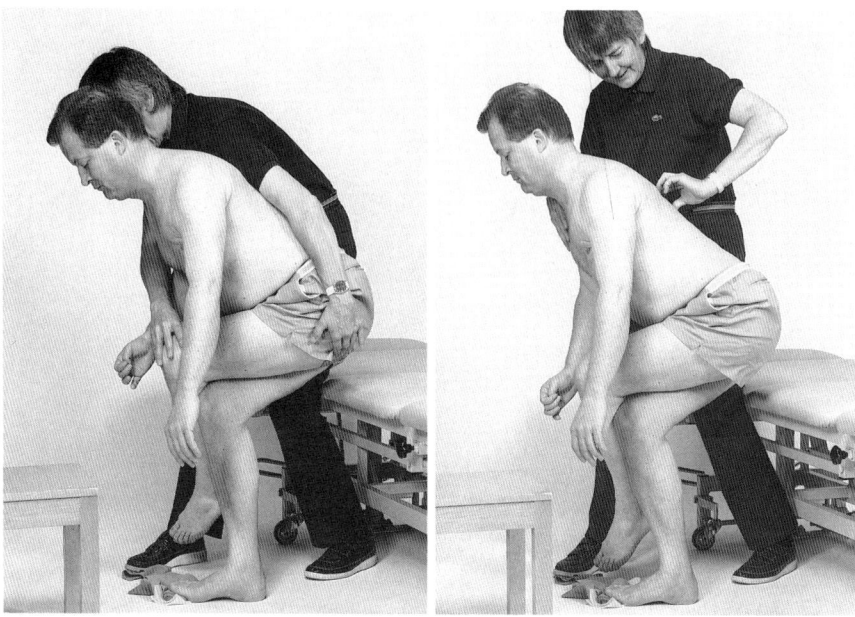

a                                                                                    b

**Abb. 7.19a, b.** Fazilitation selektiver Extensorenaktivität, mit dem Gewicht ausschließlich auf dem gelähmten Bein (rechtsseitige Hemiplegie). **a** Der Patient kreuzt sein gesundes Bein über das andere. Die Therapeutin hilft ihm, das Gesäß von der Bank zu heben. **b** Er hält die Balance, während er den Rücken streckt

Das gesunde Bein über dem gelähmten verhindert, daß sich die Ferse vom Boden abhebt und garantiert so die Dorsalflexion im Fußgelenk trotz aktiver Extension im Knie- und Hüftgelenk. Eine aufgerollte elastische Binde unter den Zehen des Patienten hält diese in Extension und verhindert, daß sie im spastischen Extensionsmuster plantarflektieren. Die Lateralflexoren des Rumpfs werden selektiv aktiviert, um auf einer so schmalen Standfläche die Balance zu halten.

### 7.1.3 Wechsel zwischen selektiver Extensoren- und Flexorenaktivität des Rumpfs und der Hüften

Mit den ersten der folgenden aufeinander aufgebauten Aktivitäten kann begonnen werden, sobald der Patient aus dem Bett herausgesetzt werden darf, ungeachtet der Schwere seiner Behinderung. Mit zunehmenden Fähigkeiten kann die Sequenz weiter ausgebaut werden. Die selektive Aktivität, die der Patient dadurch wiedererlangt, wird ihm letztlich helfen, normal aufzustehen und zu gehen.

Der Patient stützt seine Arme auf einen vor ihn gestellten Tisch; er ist oft noch nicht in der Lage, die Wirbelsäule genügend zu strecken (Abb. 7.20).

158

Die Therapeutin legt ihre Hände auf seinen Rücken und drückt seine Wirbelsäule, behutsam aber bestimmt, passiv in Extension (Abb. 7.21).

Kann der Patient die Brustwirbelsäule selbst strecken, hilft sie ihm bei der Extension am lumbosakralen Übergang. Sie drückt mit ihren Daumen auf die Kyphose, die fast immer in Höhe des 5. Lendenwirbelkörpers zu beobachten ist (Abb. 7.22). Der Patient übernimmt dann die Bewegung aktiv, beugt und streckt die Lendenwirbelsäule abwechselnd, während er die Brustwirbelsäule stabil hält. Die Bewegung wird zunehmend selektiv, das Becken mobiler (Abb. 7.23 a, b).

Der Patient legt seine Hände auf die Brust, die gesunde Hand über die gelähmte. Er bewegt den gestreckten Rumpf in den Hüftgelenken nach vor-

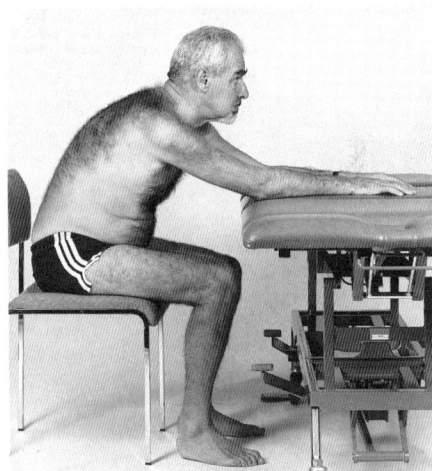

**Abb. 7.20.** Die Schwierigkeit, den Rumpf zu strecken, auch wenn die Arme auf einem Tisch liegen (rechtsseitige Hemiplegie)

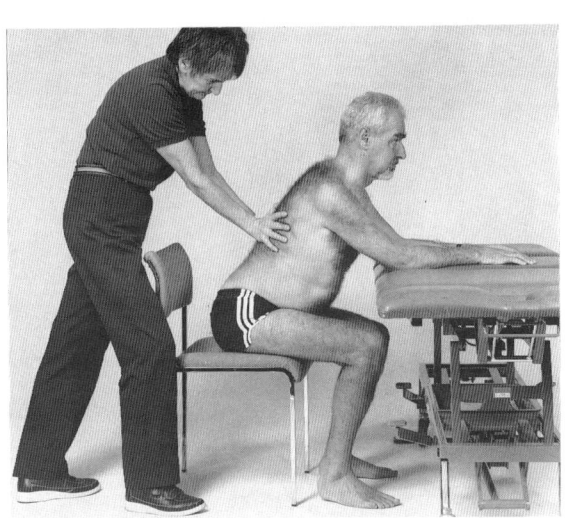

**Abb. 7.21.** Passive Extension der Wirbelsäule (rechtsseitige Hemiplegie)

159

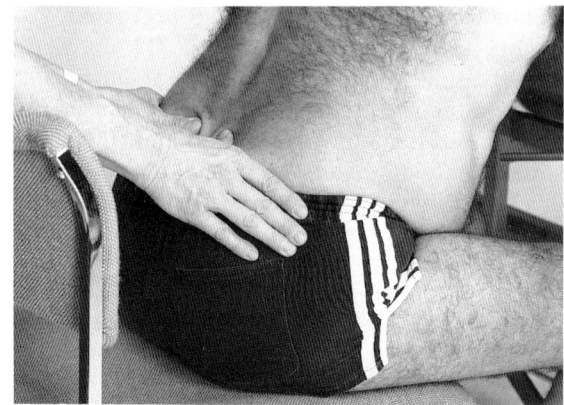

**Abb. 7.22.** Hilfestellung für die Extension der unteren Lendenwirbelsäule (rechtsseitige Hemiplegie)

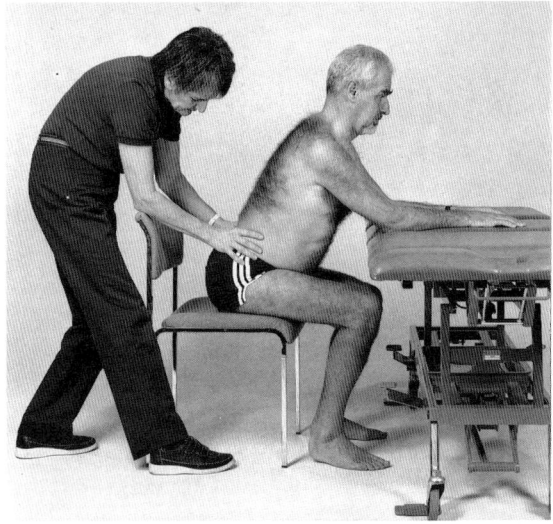

a

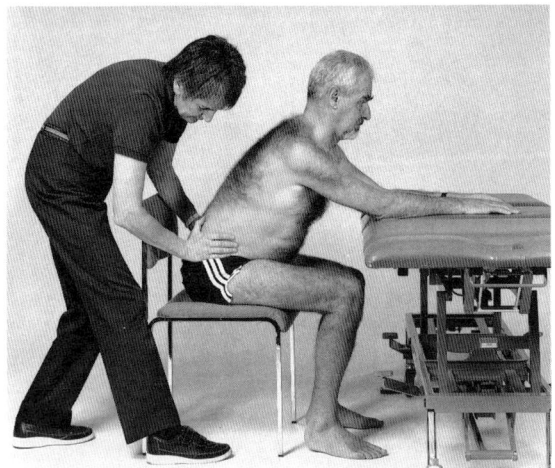

b

**Abb. 7.23 a, b.** Selektive Extension und Flexion der Lendenwirbelsäule (rechtsseitige Hemiplegie)

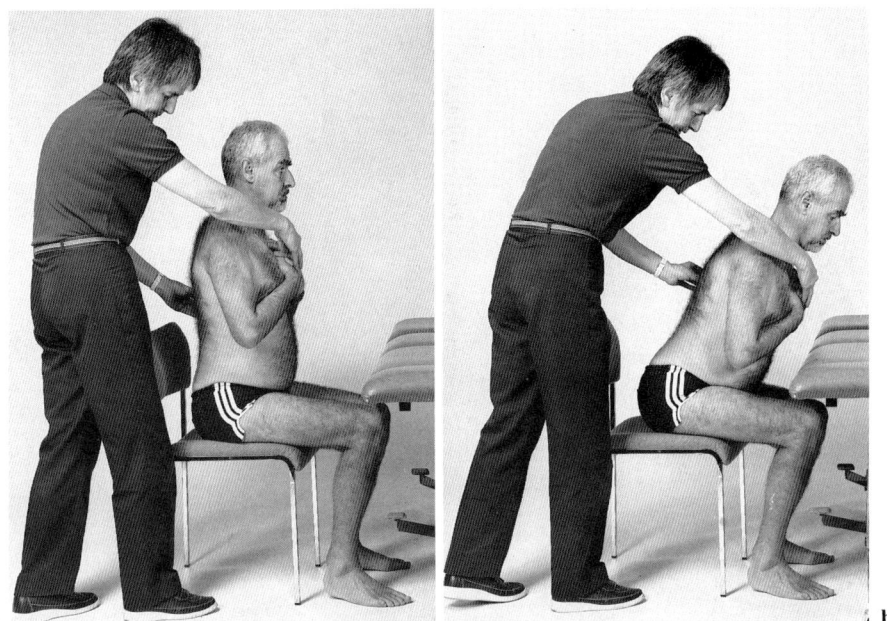

a                   b

**Abb. 7.24 a, b.** Vorlehnen, dabei den Rücken gestreckt halten (rechtsseitige Hemiplegie)

ne und läßt keinerlei Flexion im Bereich der Wirbelsäule zu (Abb. 7.24 a, b). Die Therapeutin hilft ihm, den Rumpf in Extension zu stabilisieren, indem sie eine Hand über seine Hände auf dem Sternum legt und mit der anderen die Extension der Brustwirbelsäule von hinten unterstützt. Sie bittet den Patienten, den Kopf in einer Linie mit dem Rumpf auszurichten, denn er wird in der Regel, im Bemühen den Rücken gerade zu halten, den Nacken überstrecken. Der Patient kann bei dieser Übung die Arme auch seitlich hängen lassen. Sobald er sich, ohne Hilfe durch die Hand der Therapeutin auf dem Sternum, vor und zurück bewegen kann, hat sie diese Hand frei, um die Adduktion im Hüftgelenk zu verhindern und sein Knie über dem Fuß zu halten (Abb. 7.25). Wenn der Patient den gestreckten Rumpf mühelos und ohne Hilfe bewegen kann, werden der Tisch oder die Behandlungsbank vor ihm überflüssig, er wird aber noch einen Hocker vor sich brauchen, der ihm Mut gibt, sich weit genug nach vorne zu lehnen, wenn er als nächstes das Gesäß vom Sitz heben soll.

Der Patient bringt seinen gestreckten Rumpf so weit nach vorne, bis der Kopf gut über den Füßen ist. Die Arme läßt er seitlich hängen. Die Therapeutin hilft ihm wiederum – mit einer Hand auf dem Sternum, mit der anderen auf der Brustwirbelsäule – den Rumpf zu stabilisieren (Abb. 7.26 a).

Der Patient hebt das Gesäß von der Unterlage, und hält dabei den Rücken gestreckt; er beugt nur die Hüftgelenke, um den Rumpf nach vorne zu bringen (Abb. 7.26 b).

161

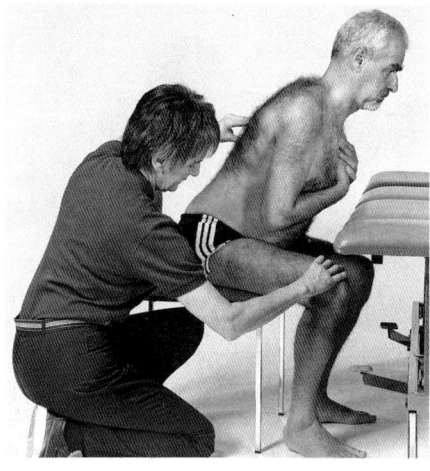

**Abb. 7.25.** Die Therapeutin verhindert die Adduktion im Hüftgelenk des gelähmten Beins, wenn der Patient den Rumpf in Extension nach vorne bringt (rechtsseitige Hemiplegie)

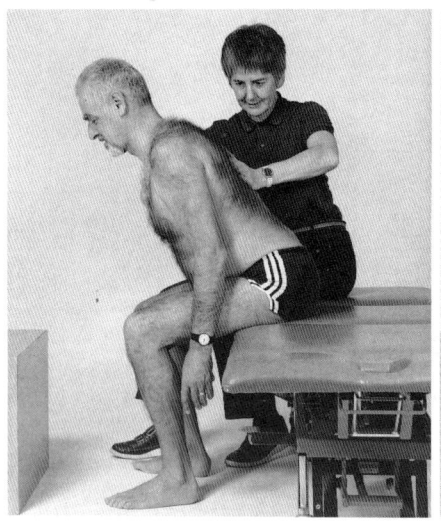
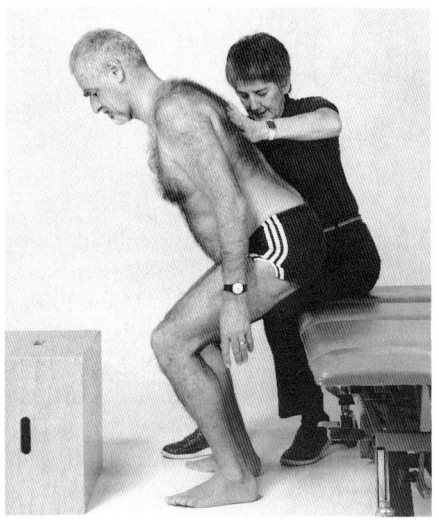

a

b

**Abb. 7.26 a, b.** Fazilitation der Rumpfextension, das Gewicht auf beiden Beinen (rechtsseitige Hemiplegie). **a** Die Therapeutin legt eine Hand auf das Sternum des Patienten, die andere auf seine Brustwirbelsäule. **b** Der Patient hebt das Gesäß von der Bank

Der Patient setzt sich wieder, lehnt sich zurück, hebt dabei seine Beine an, hält jedoch die Hüft-, Knie- und Fußgelenke alle im rechten Winkel gebeugt. Anfangs wird die Therapeutin dem gelähmten Bein bei der Bewegung in die gewünschte Stellung assistieren müssen. Wenn der Patient rückwärts wippt, braucht sie evtl. auch eine Hand, um die Extension der Brustwirbelsäule zu unterstützen. Der Kopf des Patienten bleibt mit dem Rumpf in einer Linie (Abb. 7.27).

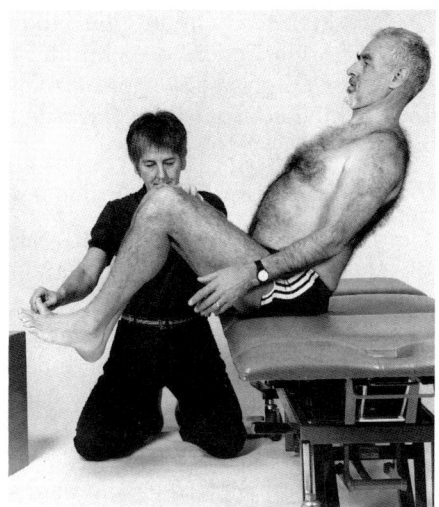

**Abb. 7.27.** Beim Zurückschaukeln heben beide Füße vom Boden ab, Hüft- und Kniegelenke werden im rechten Winkel gebeugt gehalten (rechtsseitige Hemiplegie)

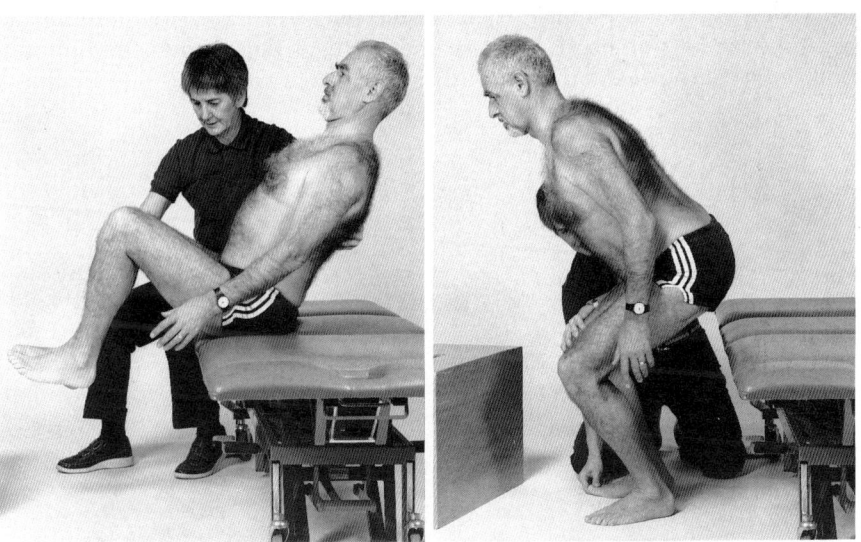

a                                                                                      b

**Abb. 7.28 a, b.** Alternierende selektive Aktivierung der Extensoren und Flexoren des Rumpfs und der Hüften. Die Therapeutin korrigiert die Knie- und Fußstellung (rechtsseitige Hemiplegie). **a** Flexorenaktivität. **b** Extensorenaktivität

Der Patient wiederholt die Bewegungssequenz. Beim Vorwärtsschaukeln hebt er das Gesäß von der Bank, beim Rückwärtsschaukeln hebt er die Beine. Die Therapeutin wird oft den gelähmten Fuß, wenn er auf dem Boden aufsetzt und auch, wenn die Beine gebeugt angehoben werden, in Dorsalflexion halten müssen (Abb. 7.28 a, b).

163

Sobald der Patient die Übung beherrscht, können mit zusätzlichen Variationen jeweils andere Aspekte der selektiven Aktivierung betont und der Schwierigkeitsgrad gesteigert werden. Für fortgeschrittene Patienten können diese Aktivitäten nutzbringend in das Heimprogramm aufgenommen werden.

### 7.1.3.1 Mit aktiver Plantarflexion des Fußes

Der Patient schaukelt vor und zurück wie zuvor, stellt sich jetzt aber, wenn er das Gesäß anhebt, nur auf den Fußballen und die Zehen, mit aktiver Plantarflexion im Fußgelenk. Die Knie müssen über den Füßen bleiben. Wenn er die Hände oben auf das Sternum und die Spitze des Zeigefingers der gesunden Hand auf das Kinn legt, hält er seinen Kopf automatisch in der richtigen Stellung (Abb. 7.29 a, b). Er muß versuchen, während der Rückwärtsbewegung des Rumpfs jegliche Flexion der Lendenwirbelsäule zu verhindern. Diese Übung schult die aktive Plantarflexion im Fußgelenk mit gleichzeitiger selektiver Extension im Kniegelenk während der Phase, in der das Körpergewicht auf das Standbein übertragen wird. Wenn das Gewicht nach hinten verlagert wird und die Füße vom Boden abgehoben werden, liegt die Betonung auf der selektiven Flexion der Beine, während die selektive Extension des Rumpfs trotz aktiver Flexion im Hüftgelenk und kräftiger Anspannung der unteren Bauchmuskeln aufrechterhalten wird.

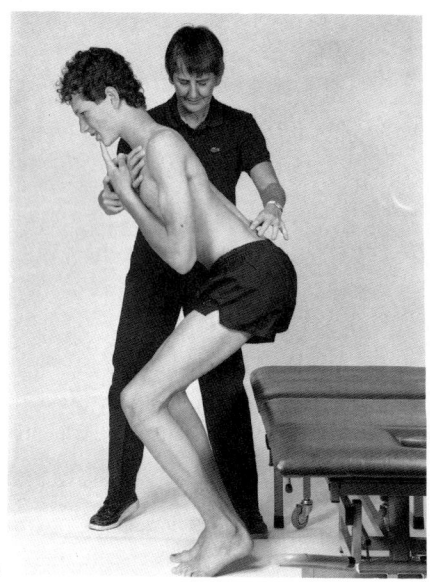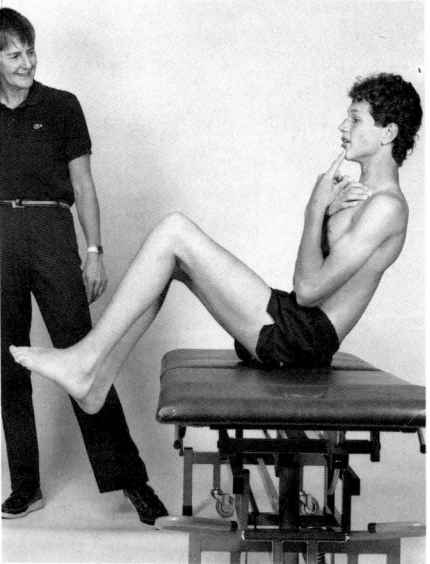

a
b

**Abb. 7.29 a, b.** Einüben aktiver Plantarflexion des Fußes mit Gewichtsbelastung (rechtsseitige Hemiplegie). **a** Wenn der Patient das Gesäß von der Bank hebt, sollen die Knie über die Füße zeigen. **b** Er versucht, den Rumpf gestreckt zu halten, wenn die Füße den Boden verlassen

### 7.1.3.2 Mit überkreuzten Beinen

Der Patient kreuzt während der nichtgewichttragenden Phase der Übung ein Bein vor das andere, bringt dann sein Gewicht nach vorne und auf die Füße, die dabei in der neuen Stellung zueinander bleiben. Wenn er wieder zurückwippt, kreuzt er das andere Bein nach vorne. Die Gewichtsbelastung mit gekreuzten Beinen zielt auf die selektive Extension der Hüftgelenke in Außenrotation und ohne Adduktion (Abb. 7.30 a, b). Sie erfordert auch eine kräftige Aktivierung der Lateralflexoren des Rumpfs, um die Balance zu halten.

### 7.1.3.3 Mit einer zusätzlichen Aufgabe

Damit die Bewegung allmählich automatisch und mühelos verläuft, schaukelt der Patient weiter vor und zurück und zieht gleichzeitig sein Hemd an (Abb. 7.31 a, b) oder er liest dabei ein Buch.

### 7.1.4 Aufstehen und Hinsetzen an einer hohen Behandlungsbank oder an einem hohen Bett

Bewegungssequenzen, bei denen dem Patienten geholfen wird, von einer hohen Behandlungsbank oder einem hohen Bett aufzustehen, verbessern sowohl die selektive Extension des Beins als auch die selektive Rumpfkontrolle. Auch wenn der Patient auf ein hohes Bett oder eine Behandlungsbank, die nicht höhenverstellbar sind, gehoben werden muß, läßt sich diese Aktivität nutzen.

#### 7.1.4.1 Transfer auf ein hohes Bett

Solange der Patient noch auf den Rollstuhl angewiesen ist und nicht genügend Gewicht auf sein hemiplegisches Bein übernehmen kann, braucht er die volle Unterstützung der Pflegeperson oder der Therapeutin, um auf ein Bett oder einen Behandlungstisch, die in der Höhe nicht verstellbar sind, gesetzt zu werden.

Die Therapeutin stellt den Patienten so auf, daß er sich rückseitig gegen das Bett lehnen kann. Seitlich stehend nimmt sie sein betroffenes Knie von vorne und hinten zwischen ihre Oberschenkel und zieht den Patienten zu sich her. Sie hält seinen Rumpf mit beiden Armen und stabilisiert sein gelähmtes Bein mit ihren Oberschenkeln (Abb. 7.32 a).

Der Patient hebt sein gesundes Bein vom Boden, die Therapeutin schiebt ihre Hand unter diesen Oberschenkel und hebt sein Gesäß auf das Bett (Abb. 7.32 b).

Sobald das Gewicht des Patienten sicher auf dem Bett ist, stellt sich die Therapeutin vor ihn und wechselt die Position ihrer Hände. Einen Arm legt sie um den Patienten und von hinten auf seine gesunde Schulter, so daß er sein Gewicht ohne Angst zur nicht betroffenen Seite verlagern kann. Mit ihrer an-

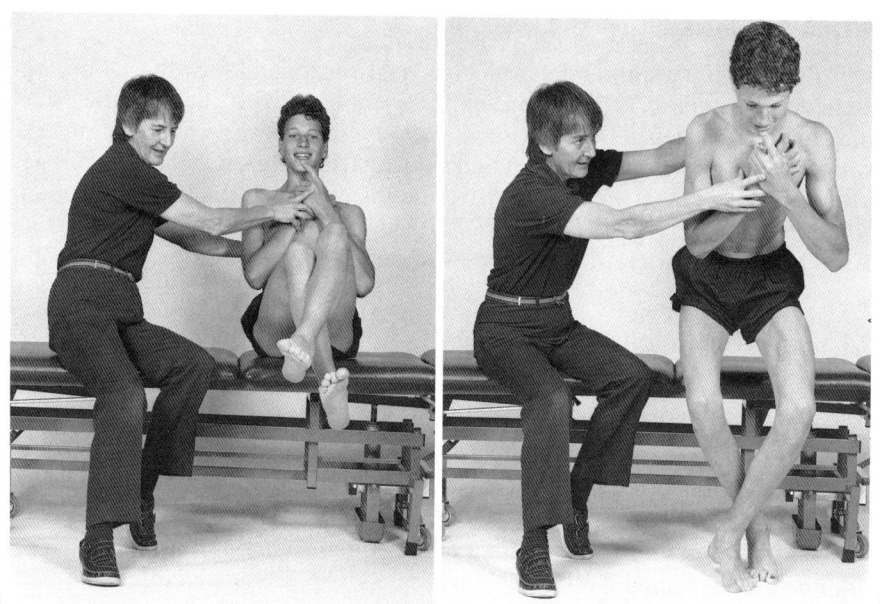

a                                                                   b

**Abb. 7.30 a, b.** Alternierende selektive Extensoren- und Flexorenaktivität des Rumpfs und der Hüfte mit überkreuzten Beinen (rechtsseitige Hemiplegie). **a** Flexion. **b** Extension

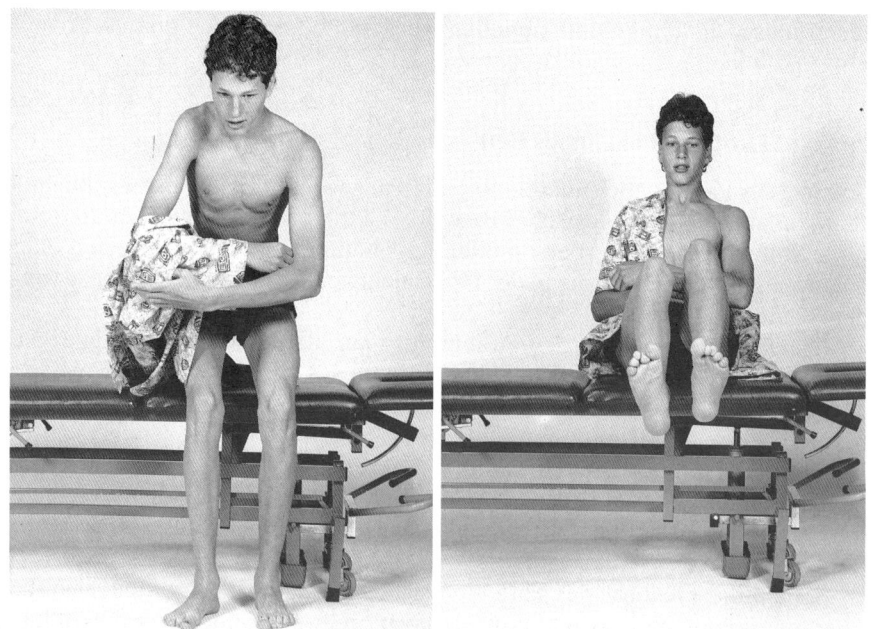

a                                                                   b

**Abb. 7.31 a, b.** Alternierende selektive Extensoren- und Flexorenaktivität des Rumpfs und der Hüften, während der Patient ein Hemd anzieht (rechtsseitige Hemiplegie)

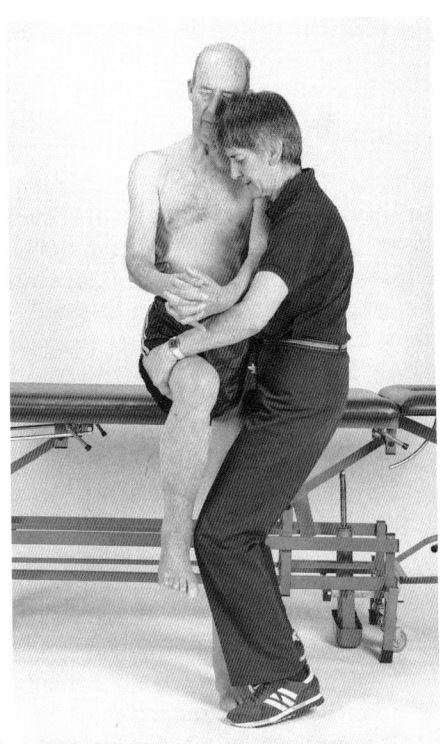

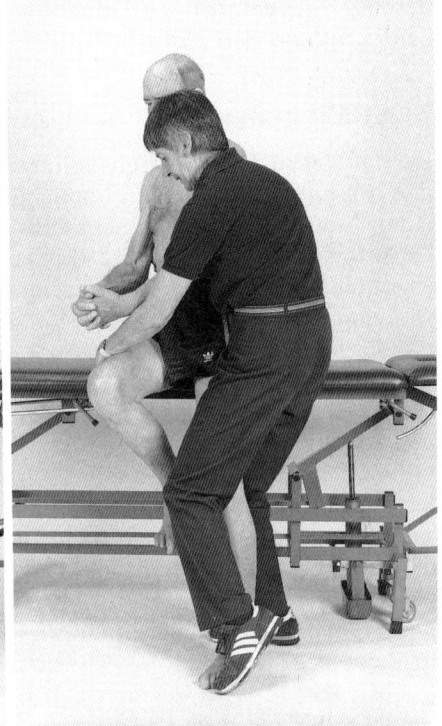

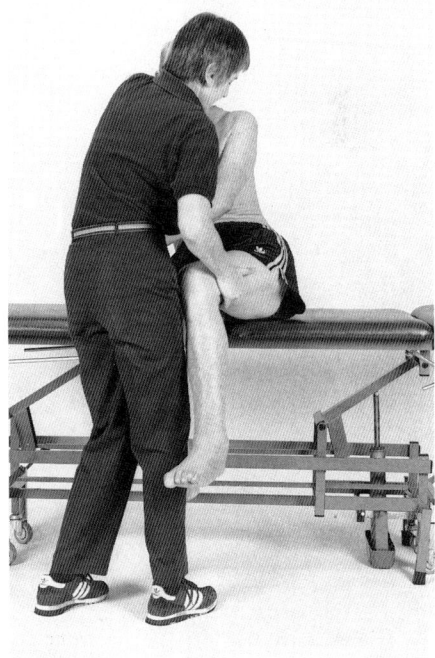

**Abb. 7.32 a–c.** Hilfestellung beim Transfer auf eine hohe Behandlungsbank für einen auf den Rollstuhl angewiesenen Patienten (linksseitige Hemiplegie). **a** Die Therapeutin hält das gelähmte Knie des Patienten zwischen ihren Oberschenkeln. **b** Sie hilft ihm, die gesunde Gesäßhälfte auf die Bank zu heben. **c** Sie hebt die andere Gesäßhälfte auf die Bank

deren Hand hebt sie das gelähmte Bein an und schiebt nun diese Gesäßhälfte zurück auf das Bett (Abb. 7.32c).

### 7.1.4.2 Mit Belastung des hemiplegischen Beins

Der Patient sitzt auf der Behandlungsbank, die Therapeutin kniet neben ihm und führt seinen gelähmten Fuß langsam zu Boden. Der Patient hält seinen Rumpf aufrecht und übernimmt selbst das Gewicht des hemiplegischen Beins. Er vermindert ganz allmählich die Flexionsaktivität, ohne Extensionsaktivität einschießen zu lassen. Die Therapeutin hält seine Zehen in voller Dorsalflexion und hilft ihm so, die Extensionssynergie zu verhindern. Sie setzt seinen Fuß flach auf den Boden (Abb. 7.33).

Nun stellt sich die Therapeutin neben den Patienten und fazilitiert mit der einen Hand die Hüftextension auf der hemiplegischen Seite, wie dies in Kap. 8 beschrieben wird. Den anderen Arm legt sie von hinten um den Patienten und hilft ihm mit ihrer Hand an seiner Taille, sich auf sein gelähmtes Bein zu stellen und den anderen Fuß langsam zum Boden hinunterzulassen (Abb. 7.34a).

Um sich wieder zu setzen, beugt der Patient das gesunde Bein an, schiebt die Gesäßhälfte dieser Seite auf der Unterlage zurück und achtet darauf, daß das gelähmte Knie dabei nicht in Hyperextension nach hinten durchschlägt. Die Therapeutin fazilitiert die korrekte Bewegung, indem sie die Hüfte auf der hemiplegischen Seite so weit vorne hält, daß das Knie über dem Fuß bleibt (Abb. 7.34b). Die Bewegungssequenz wird in beide Richtungen mehrmals wiederholt, dann auch so variiert, daß das gesunde Bein nicht mehr aufgesetzt, sondern der Fuß immer nur bis knapp über den Boden gebracht wird.

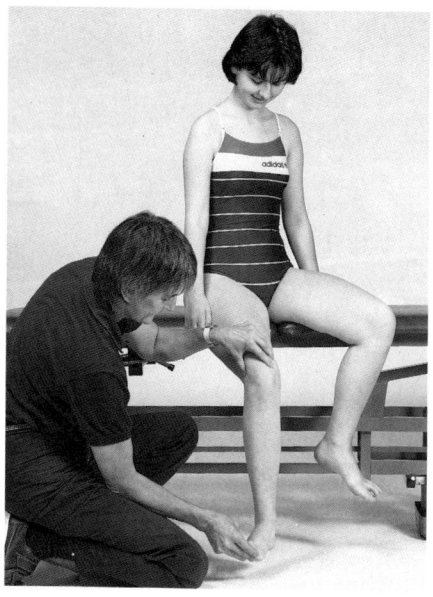

**Abb. 7.33.** Von einer hohen Behandlungsbank aufstehen. Die Therapeutin setzt zuerst den gelähmten Fuß flach auf den Boden (rechtsseitige Hemiplegie)

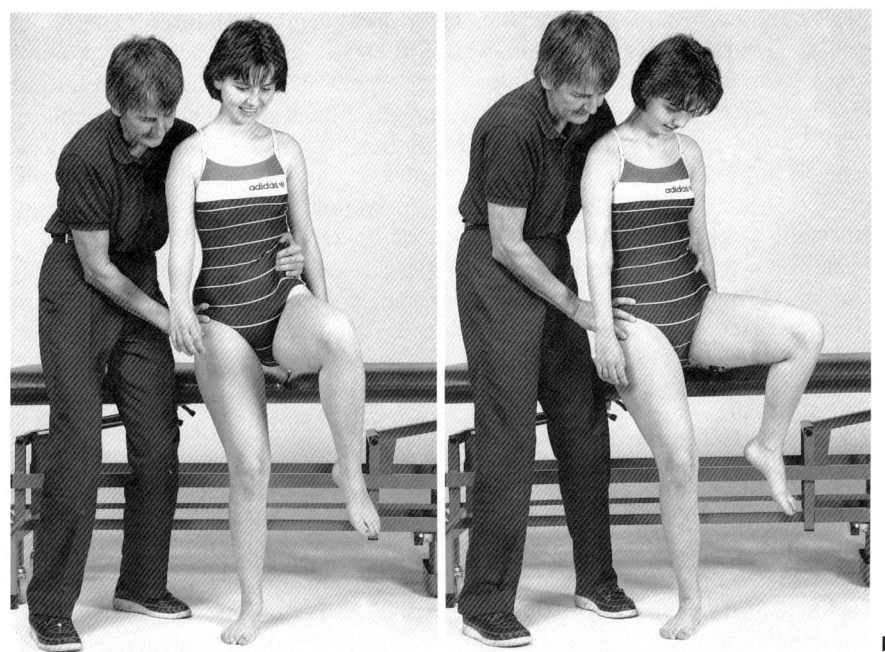

**Abb. 7.34 a, b.** Fazilitation, **a** beim Aufstehen von einer hohen Behandlungsbank und **b** beim Hinsetzen, mit dem Gewicht auf dem gelähmten Bein (rechtsseitige Hemiplegie)

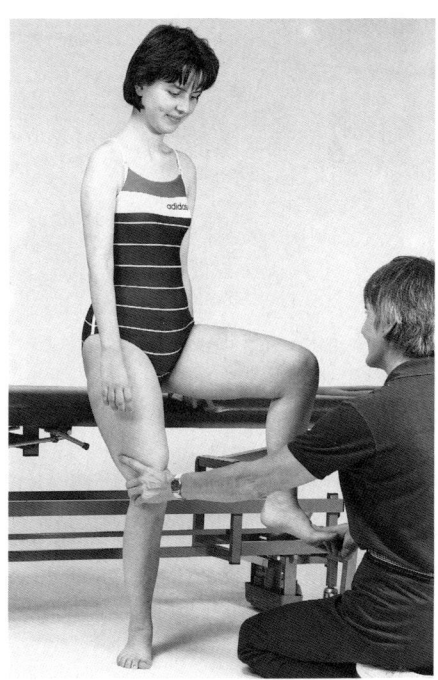

**Abb. 7.35.** Die Patientin behält das Gewicht auf dem hemiplegischen Bein, während sie abwechselnd von der hohen Bank aufsteht und sich wieder zurücksetzt (rechtsseitige Hemiplegie)

169

Wenn der Patient die Aktivität sicher und korrekt ausführen kann, kniet sich die Therapeutin vor ihn hin, während er von der Sitzfläche hochkommt und wieder in die sitzende Position zurückgeht. Die Therapeutin zeigt mit leichtem Griff an den Zehen des gesunden Fußes die Bewegungsrichtung zum Aufstehen und Hinsetzen an. Der Patient stellt sich auf sein hemiplegisches Bein und soll sich dann wieder zurücksetzen und wieder aufstehen, ohne den gesunden Fuß auf den Boden zu stellen. Mit ihrer anderen Hand stützt die Therapeutin das Knie auf der hemiplegischen Seite, so daß es nicht nach innen weicht und verhindert so, daß das gelähmte Bein bei der Extension im Hüftgelenk adduziert und innenrotiert wird (Abb. 7.35). Diese Aktivität verbessert die selektive Extension des Beins für die Standphase beim Gehen.

### 7.1.4.3 Mit Belastung des gesunden Beins

Der Patient sitzt auf der Behandlungsbank und stellt den gesunden Fuß auf den Boden. Zunächst sitzt die Therapeutin auf einem Hocker vor ihm und hilft ihm, das hemiplegische Bein kontrolliert nach unten zu führen. Mit ihrem Bein gibt sie ihm an der Außenseite des gesunden Beins Halt, so daß er sein Gewicht ausreichend auf diese Seite verlagern kann. Sie stabilisiert so das Standbein und vermittelt damit einen Bezugspunkt für das Maß der seitlichen Gewichtsverlagerung. Die Therapeutin führt den Patienten während der Be-

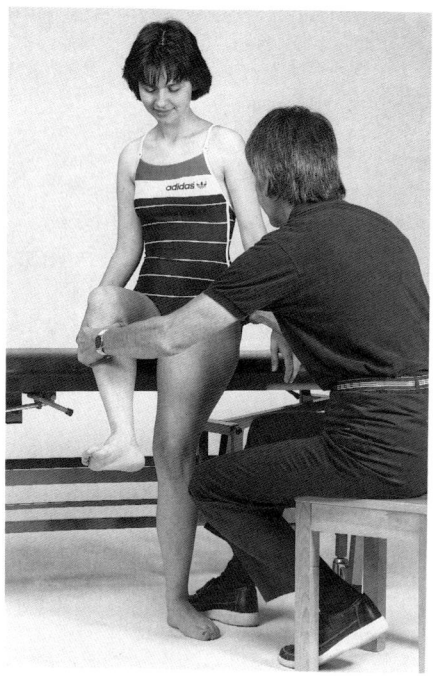

**Abb. 7.36.** Fazilitation der Bewegung zum Aufstehen und Hinsetzen mit dem Gewicht auf dem gesunden Bein (rechtsseitige Hemiplegie)

170

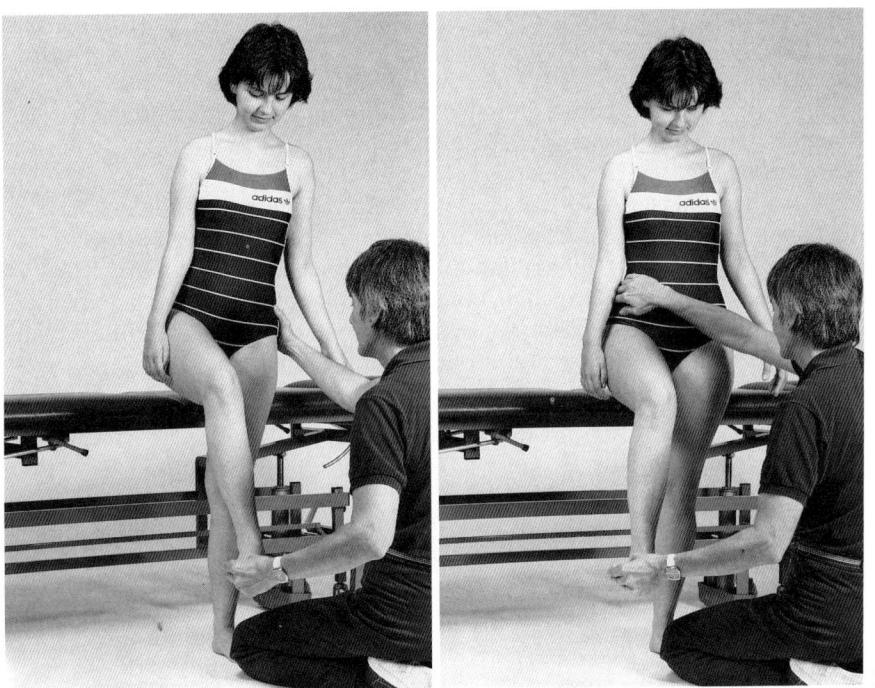

a                                                                                 b

**Abb. 7.37 a, b.** Mit dem Gewicht auf dem gesunden Bein von einer hohen Behandlungsbank aufstehen – reduzierte Hilfestellung (rechtsseitige Hemiplegie). **a** Die Therapeutin hält mit der einen Hand den gelähmten Fuß in Dorsalflexion. **b** Mit der anderen Hand verhindert sie, daß die Patientin das Becken auf der hemiplegischen Seite hochzieht, wenn sie den Fuß auf den Boden senkt

wegung zum Stehen und zurück zum Sitzen (Abb. 7.36). Er soll seinen Rumpf in jeder Phase aufrecht halten.

Sobald der Patient den korrekten Bewegungsablauf gelernt hat und sich sicher fühlt, kann die Therapeutin ihre Hilfestellung wesentlich verringern. Sie kniet vor ihm, hält mit einer Hand die Zehen des gelähmten Fußes in Dorsalextension, um die Supination zu verhindern (Abb. 7.37 a, b). Mit ihrer anderen Hand hilft sie dem Patienten, das Becken seitlich nicht hochzuziehen, wenn er das hemiplegische Bein beugt, um es vor- und zurückzubringen.

Diese Aktivität verbessert die selektive Kontrolle des Rumpfs und des hemiplegischen Beins für die Schwungphase des Gehens.

## 7.2 Schlußfolgerung

Alle Aktivitäten, die den Patienten darauf vorbereiten, korrekt aufzustehen, sind sehr hilfreich, um die selektive Rumpfkontrolle und die selektive Extension des gelähmten Beins wiederzuerlangen. Sobald wir uns im Sitzen nach

171

vorne lehnen, übernehmen unsere Beine Stützfunktion für den Rumpf, und die Hüft- und Knieextensoren werden aktiviert. Sobald wir das Gesäß von der Unterlage heben, müssen die Extensoren der Beine deren Flexion mit Kraft verhindern. Die wiederholte Übung der in diesem Kapitel beschriebenen Aktivitäten baut Tonus auf und stärkt die Hüft- und Knieextensoren. In der beschriebenen Stellung der Beine, das Knie jeweils in leichter Flexion, der Fuß in Dorsalflexion, ist die Aktivität selektiv und verhindert die Entwicklung einer zunehmenden Extensorenspastik im totalen Muster. Patienten profitieren in jedem Stadium der Rehabilitation von diesen Aktivitäten. Auch diejenigen, die bereits ohne Hilfe gehen, können ihr Gangbild verbessern. Patienten, die noch auf den Rollstuhl angewiesen sind, brauchen adäquate Hilfestellung und die Bewegungssequenz muß sorgfältig aufgebaut werden.

# 8 Aktivitäten im Stehen

Sicher und aufrecht zu stehen erfordert erhebliche Anpassungsfähigkeiten der posturalen Rumpfmuskeln, die den langen beweglichen Hebel der Wirbelsäule bzw. die Serie kleiner Hebel, aus der sie besteht, kontrollieren. Aufrechtes Stehen erfordert auch adäquate Muskelaktivität in den unteren Gliedmaßen, um das Gewicht des Rumpfs zu tragen. Trotz der stabilisierenden Aktivität der Beckengürtelmuskulatur muß das Becken frei beweglich bleiben. Gleichgewichtsreaktionen und funktionelle Aktivitäten im Stehen sind behindert, wenn der Rumpf in einer bestimmten Stellung fixiert werden muß, um Funktionsstörungen der unteren Extremitäten zu kompensieren. Auch der Kopf muß frei beweglich bleiben. Mobiles Stehen ist eine Grundvoraussetzung für normales Gehen.

Aktivitäten im Stehen sind im Behandlungsprogramm in zweierlei Hinsicht wichtig: der Patient übt, das Gewicht korrekt auf das hemiplegische Bein zu übernehmen, und je mehr er mit Hilfe der Therapeutin steht, desto weniger wird er vor der nicht mehr gewohnten Höhe Angst haben. In der ersten Zeit nach dem Schlaganfall ist der Patient vielleicht längere Zeit bettlägerig oder er sitzt, rundum gestützt, im Rollstuhl. Wenn er dann wieder aufsteht, kann ihm der Boden erschreckend weit entfernt erscheinen.

Die gestörte sensorische Rückmeldung verursacht beim Stehen ein Gefühl der Unsicherheit, da der Patient lediglich mit der Sohle seines gesunden Fußes sicheren taktilen Kontakt mit seiner Umgebung hat. Die notwendige Kontrolle über die Ausrichtung der anderen Teile seines Körpers hängt von den Informationen aus seinem inneren sensorischen System ab und diese sind oft verwirrend und ungenau. Der Patient muß sich erst wieder an die neue Höhe gewöhnen und ein Gefühl für normales aufrechtes Stehen entwickeln.

## 8.1 Wichtige Überlegungen vor Beginn der Aktivitäten im Stehen

Bevor der Patient stehen kann, müssen sowohl im Liegen als auch im Sitzen die notwendigen Bewegungsfolgen sorgfältig vorbereitet werden, besonders die selektive Knie- und Hüftextension. Wenn der Patient nicht genügend Extensorentonus und aktive Kontrolle darüber hat, ist er geradezu gezwungen, das totale Extensionsmuster, einschließlich Plantarflexion des Fußes, einzusetzen oder einen kompensatorischen Mechanismus, bei dem er das Knie in Hyperextension blockiert, indem er den Oberkörper vorlehnt und die Hüfte beugt. Behandlungssequenzen, die den Patienten auf das Stehen vorbereiten, wurden in den vorhergehenden Kapiteln und in *Steps to Follow* (Davies 1985; deutsche Ausgabe: Davies 1986) beschrieben.

Bei der großen Zahl involvierter Gelenke gibt es viele Möglichkeiten zu kompensatorischen oder alternativen Bewegungen. Die Therapeutin muß sehr genau und kritisch beobachten um sicherzustellen, daß die verschiedenen Körperabschnitte korrekt zueinander ausgerichtet sind. Die geringste Abweichung in der Haltung kann das Aktivitätsmuster verändern.

Die Therapeutin soll dem Patienten so viel Hilfestellung geben, daß er sich nicht mit dem gesunden Arm abstützen muß. Nimmt der Patient den Arm zu Hilfe, übernimmt dieser die eigentliche Funktion des Rumpfs, und eine korrekte und wirksame Rumpfkontrolle kann nicht erlernt werden.

Je mehr die taktil-kinästhetische Wahrnehmung des Patienten gestört ist, desto mehr Informationen braucht er aus der Umgebung. Konkrete, vertraute Objekte, z. B. ein vor ihn gestellter Tisch, helfen ihm, seinen Körper im Raum auszurichten. Instruktionen wie: „Lassen Sie Ihren Oberschenkel am Tisch" oder: „Schieben Sie Ihre Hüfte zur Seite, bis Sie den Tisch berühren" sind für ihn leichter zu befolgen als: „Behalten Sie Ihre Hüfte vorne" oder: „Verlagern Sie Ihr Gewicht nach links".

Aktivitäten im Stehen sollen barfuß geübt werden, so daß die Therapeutin die Bewegungen des Fußes und der Zehen beobachten und in die Behandlung miteinbeziehen kann. Nur so kann sie die volle Dehnbarkeit der Achillessehne und der Zehenflexoren sicherstellen und deren Spastizität hemmen. Die geringste Kontraktur der Achillessehne beeinträchtigt das Gehen erheblich. Jede Verkürzung vereitelt, daß der Patient sein Gewicht in der Standphase über den Fuß nach vorne bringen kann. Folglich wird er auf kompensatorische Stellungen des Kopfs, des Rumpfs, des Knies oder der Hüfte ausweichen müssen. Eine aufgerollte elastische Binde unter den Zehen des Patienten bei Aktivitäten, die die Belastung des hemiplegischen Beins üben, hemmt die distale Spastizität und wahrt die volle Länge der Achillessehne und der Zehenbeuger.

## 8.2 Aktivitäten zur Einübung selektiver Rumpf- und Beinbewegung

### 8.2.1 Das Becken nach vorn und nach hinten kippen

Der Patient steht auf beiden Beinen, die Knie leicht gebeugt (ungefähr 20°). Die Therapeutin sitzt auf einem Hocker vor ihm und hält mit ihren Knien seine Beine abduziert und außenrotiert, so daß seine Knie über seine Füße kommen. Sie plaziert eine Hand auf sein Gesäß, die andere auf seine unteren Bauchmuskeln und fazilitiert so die isolierte Bewegung des Beckens nach vorne und hinten (Abb. 8.1 a, b). Der Patient hält trotz der Bewegung des Bek-

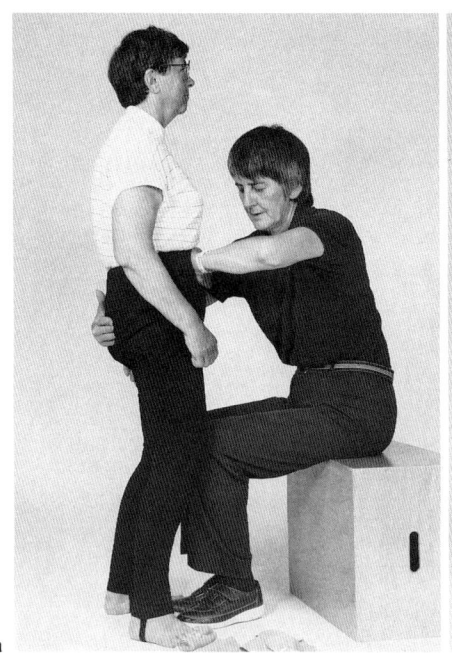
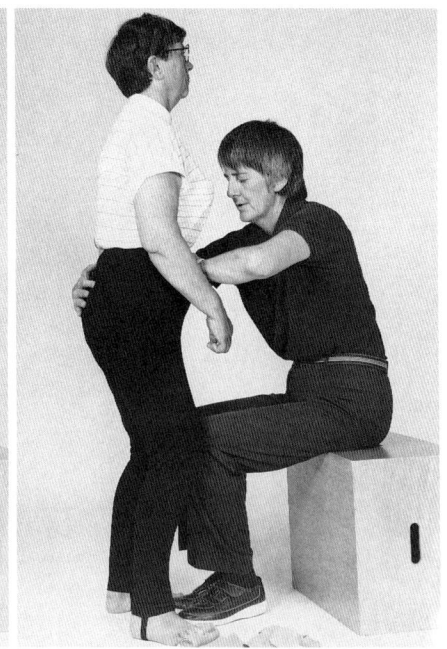

a                                                                     b

**Abb. 8.1 a, b.** Fazilitation selektiver Beckenbewegung
nach vorne und hinten
(rechtsseitige Hemiplegie).
**a** Die Therapeutin legt eine
Hand auf die Hüftextenso-
ren, die andere auf die unteren Bauchmuskeln der Pa-
tientin. **b** Mit ihren Knien
hält sie die Beine der Patientin im Hüftgelenk in Abduktion und Außenrotation

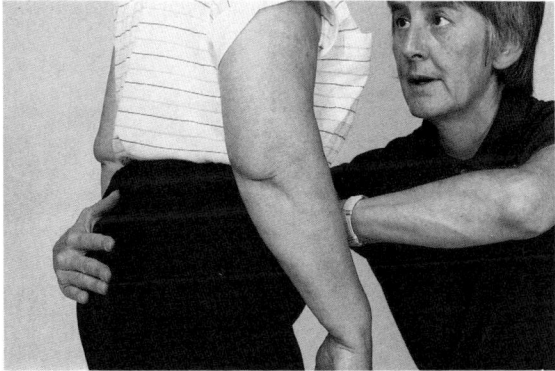

a

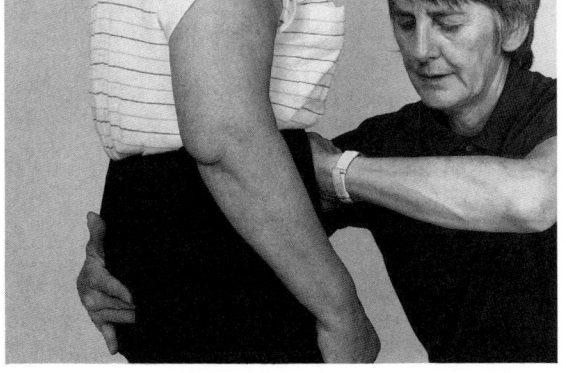

**Abb. 8.2 a, b.** Stabilisieren
der Brustwirbelsäule wäh-
rend alternierender Extension (**a**) und Flexion (**b**) der
Lendenwirbelsäule (rechtsseitige Hemiplegie)

b

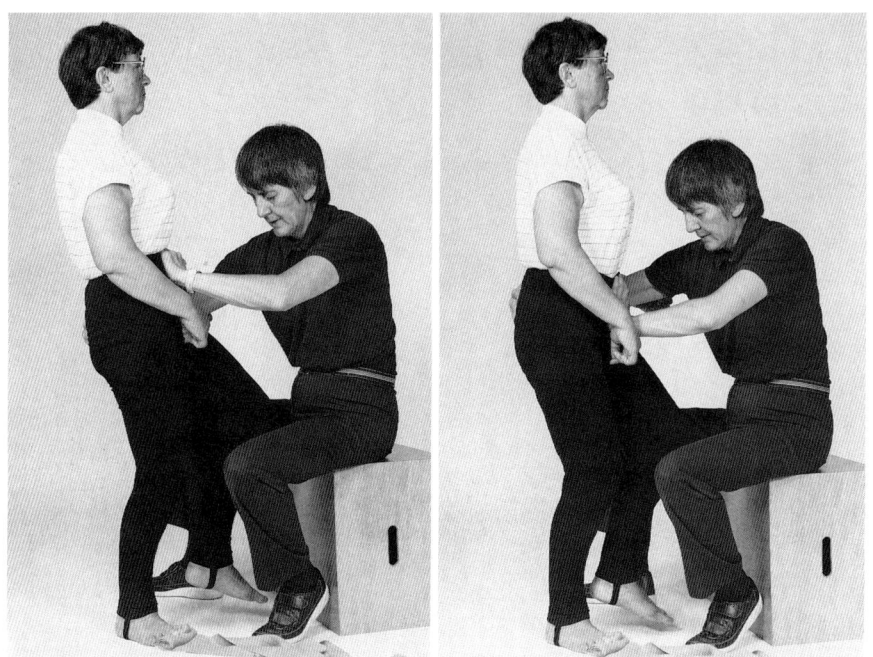

a                                                     b

**Abb. 8.3 a, b.** Das Becken rhythmisch kippen und aufrichten, dabei den gesunden Fuß in der Luft halten (rechtsseitige Hemiplegie)

kens die Knie in derselben Position. Er versucht außerdem, die thorakale Wirbelsäule zu stabilisieren, während er den lumbalen Abschnitt beugt und streckt (Abb. 8.2 a, b).

Sobald der Patient das Becken frei und rhythmisch nach vorn und hinten kippen kann, verlagert er sein Gewicht auf das hemiplegische Bein, ohne die Beckenbewegung zu unterbrechen. Er fährt mit der Bewegung auch fort, wenn er nun den gesunden Fuß vom Boden hebt (Abb. 8.3 a, b). Die Therapeutin bittet den Patienten, das gesunde Knie ganz ruhig vor sich zu halten, da er es sonst vor- und zurückschwingt und damit das Becken bewegt, anstatt die Muskeln der hemiplegischen Seite einzusetzen.

### 8.2.2 Gewichtsverlagerung auf das hemiplegische Bein, transversale Abduktion und Adduktion der kontralateralen Hüfte

Der Patient beugt leicht die Knie und bringt das Gewicht auf die hemiplegische Seite. Die Therapeutin sitzt auf einem Hocker, etwas zur betroffenen Seite hin vor ihm. Ihr Bein an der Außenseite seines gelähmten Beins gibt ihm den Bezugspunkt, wie weit er das Gewicht verlagern muß, nämlich bis sein

176

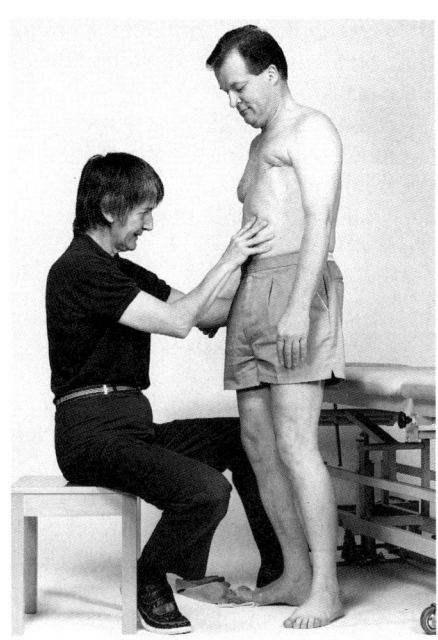

**Abb. 8.4.** Korrektur der Ausgangsstellung mit Gewichtsverlagerung auf das gelähmte Bein (rechtsseitige Hemiplegie)

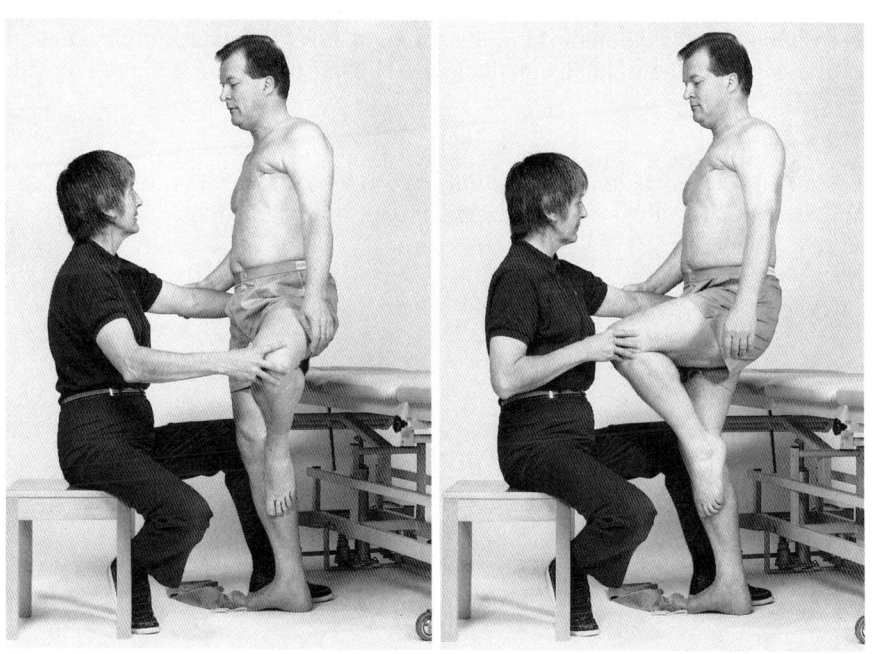

a

b

**Abb. 8.5 a, b.** Gewichtsverlagerung auf das hemiplegische Bein mit transversaler Abduktion und Adduktion der kontralateralen Hüfte. Der Patient plaziert seinen gesunden Fuß medial an das gelähmte Knie (rechtsseitige Hemiplegie). **a** Transversale Abduktion. **b** Transversale Adduktion

Bein fest an ihrem Bein lehnt. Mit ihren Händen korrigiert sie seine Haltung. Eine Hand hilft, die betroffene Hüfte zu strecken, die andere, die Bauchmuskeln anzuspannen (Abb. 8.4).

Dann setzt der Patient seinen gesunden Fuß an die mediale Seite des betroffenen Knies ohne die Stellung des Rumpfs, des Beckens oder des belasteten Beins zu ändern. Er bewegt das gesunde Bein in transversaler Abduktion nach außen, anschließend in transversaler Adduktion wieder nach innen (Abb. 8.5 a, b).

### 8.2.3 Den Rumpf vorbeugen und wieder aufrichten

Der Patient steht mit beiden Oberschenkeln gegen eine vor ihm stehende Behandlungsbank oder einen Tisch gelehnt, deren Oberkante etwa in Höhe seiner Hüftgelenke ist. Die Therapeutin steht hinter ihm, drückt sein Gesäß nach vorne und richtet seinen Rücken und seine Schultern auf (Abb. 8.6). Wenn er sein Knie nicht ausreichend strecken kann oder wenn er die Extension nur mit Plantarflexion des Fußes und der Zehen halten kann, sollte das Knie in Extension geschient werden. Eine einfache Schiene kann man aus festem Material, z. B. aus Gips, Plastik oder Tuch mit Metallverstärkung herstellen. Sie wird mit einer leicht elastischen Binde fest angewickelt (Abb. 8.7 a, b, c). Ziel ist es, das Knie gestreckt zu halten, ohne daß der Patient sich anstrengen muß, weil er sonst den Fußballen gegen den Boden stemmen oder die Hüfte nach hinten schieben würde. Die Schiene ist auch ein nützliches Hilfsmittel für die Behandlung von

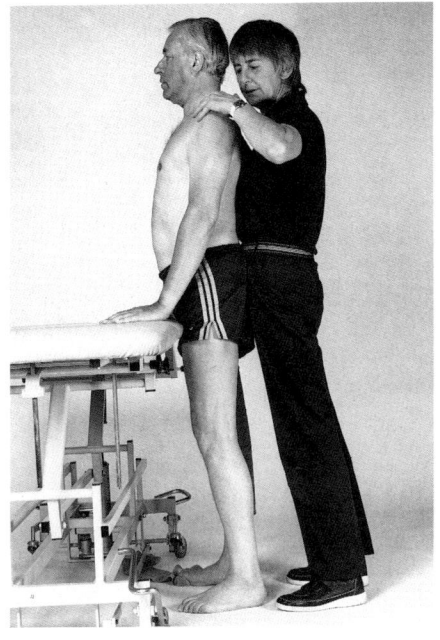

**Abb. 8.6.** Der Patient steht in voller Extension, die Oberschenkel gegen die Behandlungsbank gelehnt (rechtsseitige Hemiplegie)

178

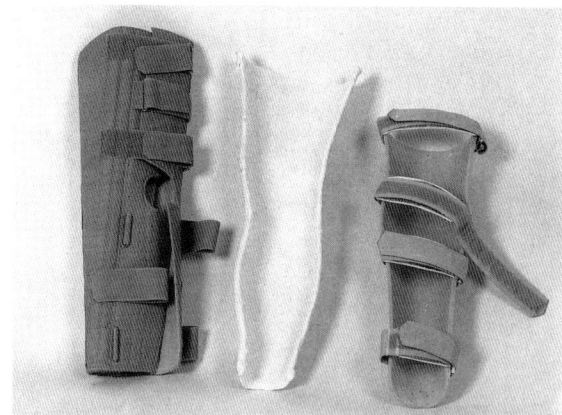

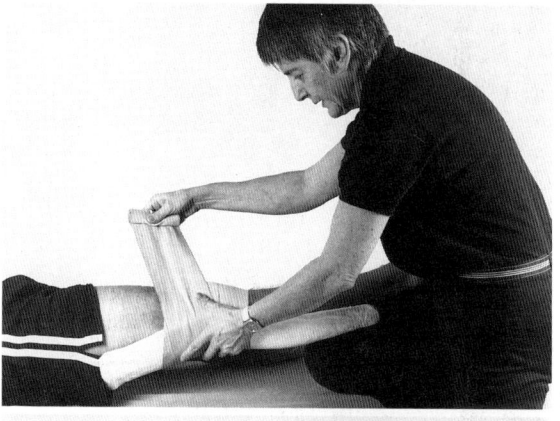

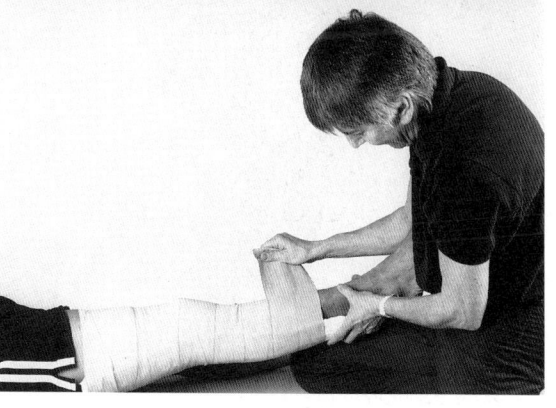

**Abb. 8.7 a–c.** Das Knie wird
mit einer Schiene in Extension gehalten. **a** Knieexten-
sionsschienen. **b** Die Therapeutin bandagiert zuerst das
Knie fest auf die Schiene,
**c** dann wickelt sie die ganze
Schiene an (rechtsseitige
Hemiplegie)

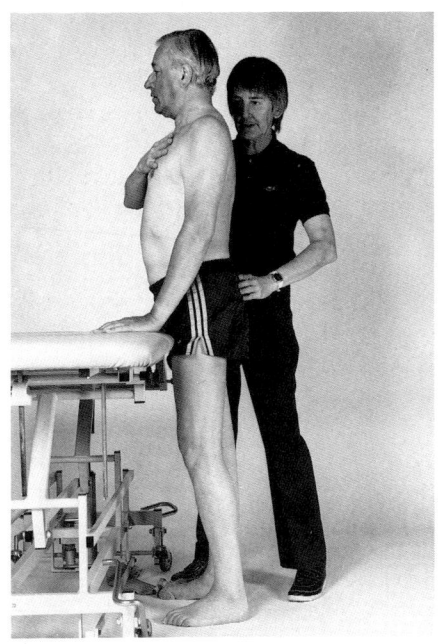

**Abb. 8.8.** Die Therapeutin hilft dem Patienten, die Hüften vorne zu halten, während er den Rumpf streckt (rechtsseitige Hemiplegie)

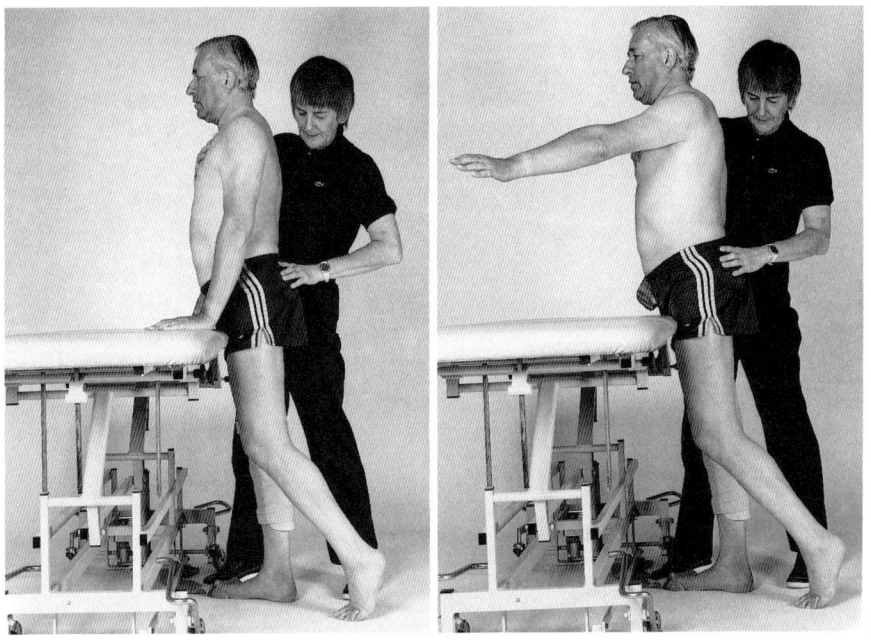

a                                                            b

**Abb. 8.9 a, b.** Der Patient stellt sein gesundes Bein einen Schritt zurück und hebt dann die stützende Hand von der Behandlungsbank (rechtsseitige Hemiplegie)

Patienten, die zu wenig Kraft oder zu wenig Gefühl im gelähmten Bein haben. Auch Patienten mit Flußklonus oder gar Achillessehnenverkürzung profitieren, wenn sie mit angelegter Schiene das gelähmte Bein belasten und ihr Gewicht mit zunehmender Dorsalflexion im Fußgelenk nach vorne verlagern.

Die Therapeutin reduziert ihre Hilfestellung und bittet den Patienten, die Oberschenkel aktiv im Kontakt mit der Behandlungsbank zu halten. Mit ihrer Hand auf dem Sternum des Patienten unterstützt sie die Rumpfextension (Abb. 8.8).

Mit der gesunden Hand leicht auf die Behandlungsbank gestützt und mit aufrechtem Körper setzt der Patient den gesunden Fuß einen Schritt zurück; die Oberschenkel bleiben mit der Bank in Kontakt (Abb. 8.9 a).

Er hebt den gesunden Arm vor sich in die Höhe, ohne die Stellung des Rumpfs zu verändern (Abb. 8.9 b).

Kann der Patient diese Bewegungsfolgen ohne große Anstrengung wiederholen, legt die Therapeutin seine gelähmte Hand flach auf den Behandlungstisch und hält seinen Arm in Extension, um die Beugespastizität zu hemmen und die Extensorenaktivität zu fördern (Abb. 8.10).

Der Patient stellt die Füße wieder parallel zueinander und faltet die Hände. Die Therapeutin hilft ihm, die Unterarme auf die Bank zu legen; das gesunde Knie soll er so gerade wie möglich halten (Abb. 8.11 a). Die Therapeutin bittet nun den Patienten, die Oberschenkel immer gegen die Bank gelehnt zu lassen und sich wieder aufzurichten, ohne sich mit den Ellbogen abzustoßen. Der Kopf bleibt nach vorne gebeugt, bis der Patient aufrecht steht (Abb. 8.11 b). Die Bewegung soll nicht mit einer Extension des Nackens eingeleitet werden.

Der Patient stellt dann den gesunden Fuß einen Schritt zurück und wiederholt die gleiche Bewegung. Die Therapeutin achtet darauf, daß der Oberschenkel der betroffenen Seite den Kontakt mit der Bank nicht verliert (Abb. 8.12 a, b).

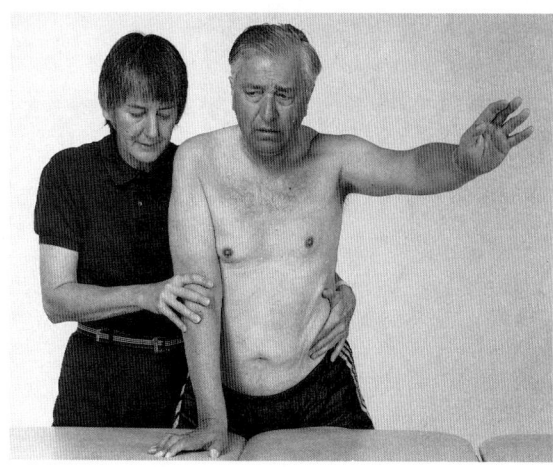

**Abb. 8.10.** Hemmung der Spastik im hemiplegischen Arm (rechtsseitige Hemiplegie)

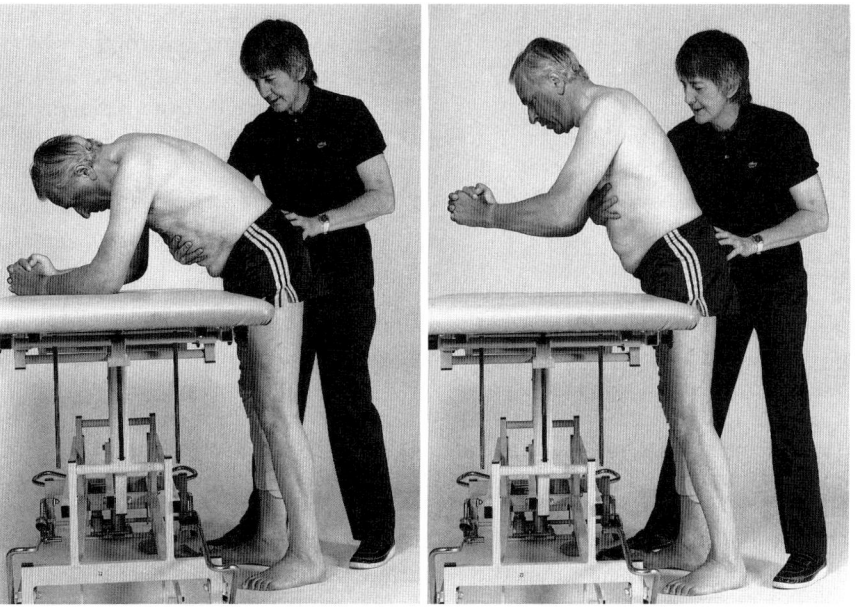

a                                                                 b

**Abb. 8.11 a, b.** Der Patient faltet die Hände, beugt sich vor und legt beide Unterarme auf die Behandlungsbank (**a**). Dann richtet er sich wieder auf, ohne sich mit den Ellbogen oder Händen abzustoßen (**b**) (rechtsseitige Hemiplegie)

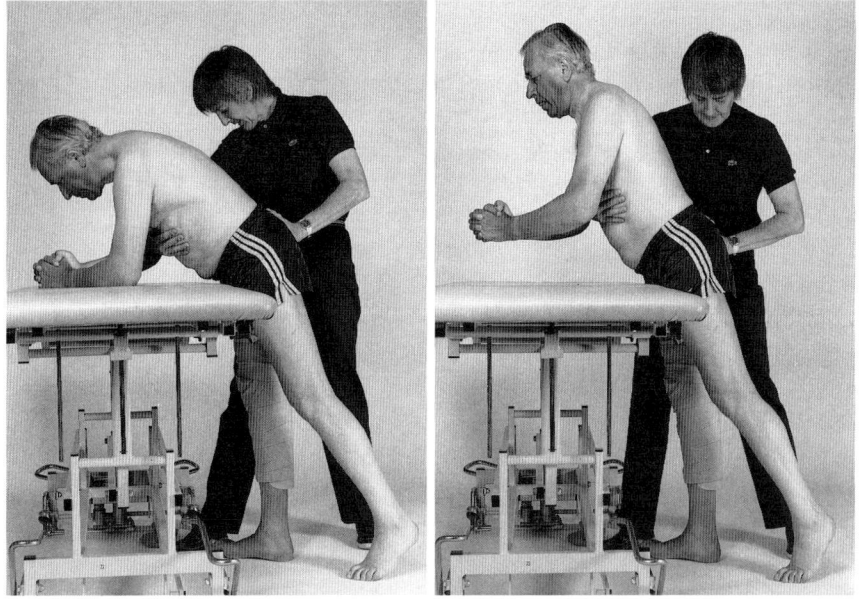

a                                                                 b

**Abb. 8.12 a, b.** Der Patient bringt beide Unterarme auf die Behandlungsbank und richtet sich wieder auf, wobei das Gewicht ganz auf das gelähmte Bein verlagert ist (rechtsseitige Hemiplegie)

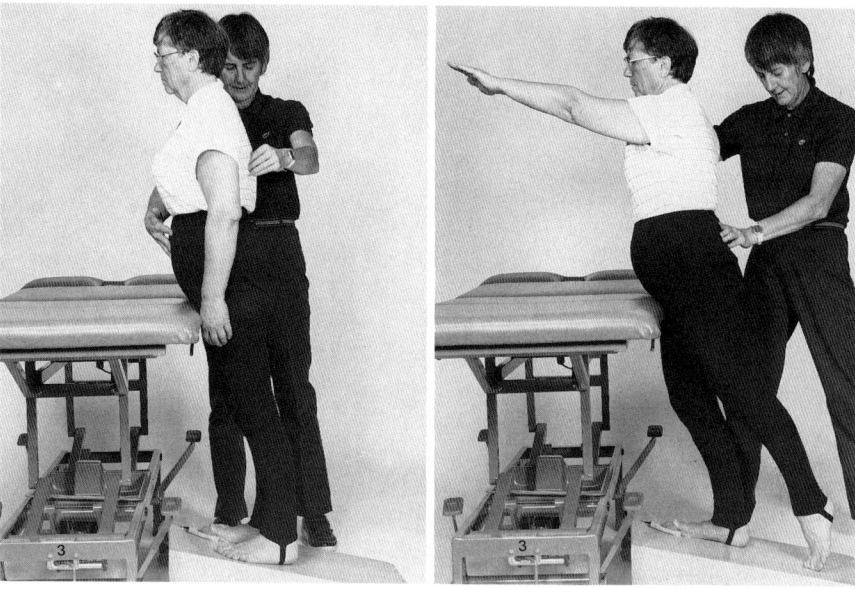

**Abb. 8.13.** Rumpf- und Hüftextension, auf einem Keilbrett stehend; unter den Zehen des betroffenen Fußes eine Bandagerolle (rechtsseitige Hemiplegie)

**Abb. 8.14.** Gewichtsverlagerung auf das hemiplegische Bein, auf einer schiefen Ebene stehend. Die Patientin hebt die gesunde Hand von der Bank ab (rechtsseitige Hemiplegie)

## 8.2.4 Den Rumpf nach vorne beugen und wieder aufrichten, auf einer schiefen Ebene stehend

Der Patient steht auf einem Keilbrett vor der Behandlungsbank. Eine aufge-rollte Binde unter den Zehen des gelähmten Beins akzentuiert den Effekt der schiefen Ebene. Sie verstärkt die Dorsalflexion des Fußes und der Zehen (Abb. 8.13).

Die Therapeutin korrigiert die Rumpfstellung und bittet den Patienten, sich etwas von der Bank zu entfernen und sich ihr wieder zu nähern, wobei allein die Fußgelenke die Achse der Bewegung bilden.

Die Oberschenkel gegen die Bank gelehnt, nimmt er den gesunden Fuß einen Schritt zurück und stellt ihn mit dem großen Zehen auf. Dann hebt er den gesunden Arm vor sich in die Höhe (Abb. 8.14).

Der Patient beugt sich nach vorne, erst mit parallel stehenden Füßen, dann mit zurückgesetztem Fuß, bis seine Ellbogen auf der Bank ruhen. Die Hände gefaltet, den Kopf darauf gestützt, richtet er sich wieder auf. Solange seine Stirn Kontakt mit den Händen hält, wird er nicht die Halswirbelsäule strecken, um den Rumpf aufzurichten (Abb. 8.15 a–c). Die Therapeutin fazili-tiert die Bewegung, indem sie eine Hand auf seinen Bauch legt und den Rumpf hoch führt. Mit der anderen Hand hilft sie dem Patienten, während er

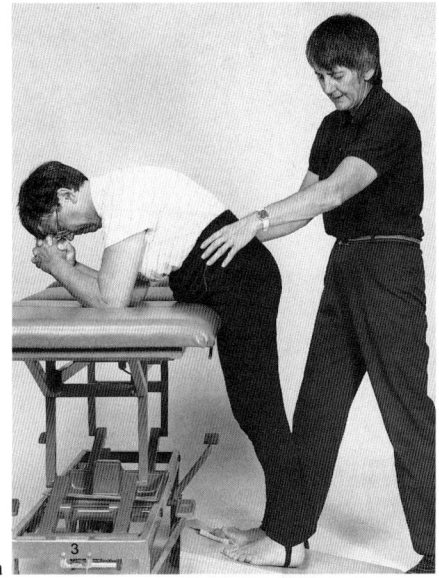
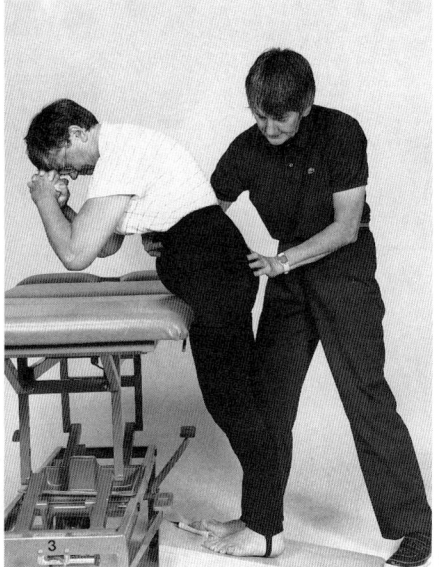
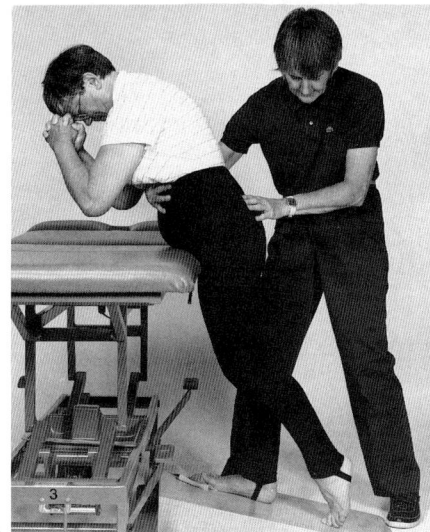

**Abb. 8.15 a–c.** Die Patientin steht auf einer schiefen Ebene, beugt sich vor, setzt
die Ellbogen auf die Behandlungsbank und
richtet sich wieder auf (rechtsseitige
Hemiplegie). **a** Die Hüften bleiben in
Kontakt mit der Behandlungsbank, die
Knie sind gestreckt. **b** Die Patientin hält
unverändert ihre Stirn auf die gefalteten
Hände gesenkt. **c** Sie wiederholt die gleiche Bewegung mit dem ganzen Gewicht
auf dem hemiplegischen Bein

die Bewegung mehrfach wiederholt, die Oberschenkel in Kontakt mit der
Bank zu halten.

Diese Aktivität verbessert nicht nur die selektive Hüftextension, sondern
vermindert auch den Hypertonus der Plantarflexoren des Fußes in erstaunli-
chem Maß. Es ist eine Aktivität, die dem Patienten ermöglichen kann, ohne
Schiene oder Feder, die den Fuß in Dorsalflexion halten, zu gehen.

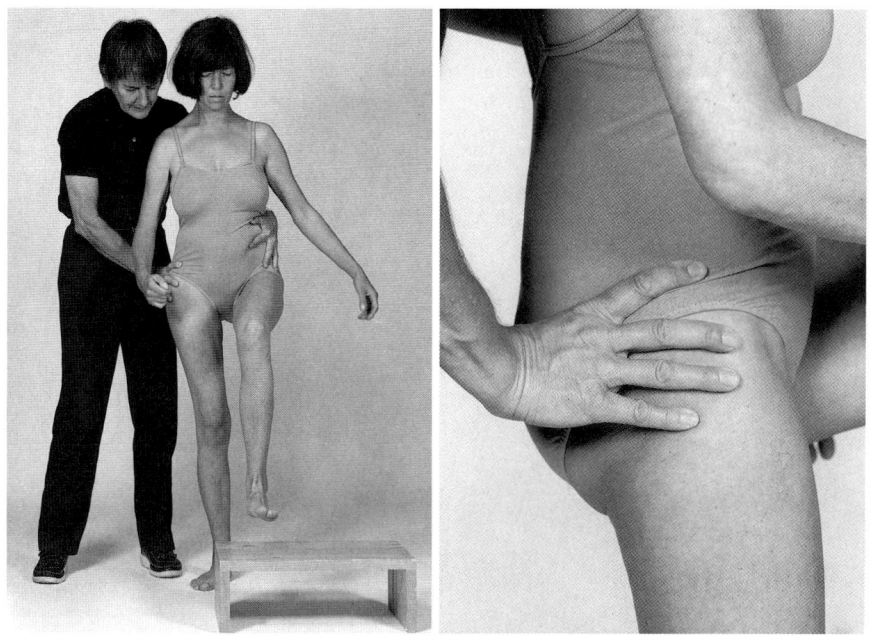

a                                                                                    b

**Abb. 8.16 a, b.** Fazilitieren der Hüftextension, wenn der gesunde Fuß auf eine niedrige Stufe gesetzt wird (rechtsseitige Hemiplegie). **a** Das betroffene Knie zeigt in dieselbe Richtung wie der Fuß. **b** Die Therapeutin fazilitiert die Extension und Außenrotation der Hüfte

## 8.2.5 Gewichtsverlagerung auf das hemiplegische Bein, wenn der gesunde Fuß auf eine Stufe gesetzt wird

Der Patient stellt sich auf sein hemiplegisches Bein und hebt den gesunden Fuß auf eine vor ihm stehende Stufe. Die Therapeutin steht auf seiner gelähmten Seite, unterstützt mit einer Hand die Hüftextension und hilft ihm mit der anderen Hand von der Gegenseite her, das Gewicht über dem gelähmten Bein zu halten (Abb. 8.16 a). Sie unterstützt die Hüftextension auf der hemiplegischen Seite, indem sie ihren Daumen auf den Femurkopf setzt und diesen mit dem nötigen Druck nach vorne schiebt. Ihre Hand wirkt mit anderen Worten als zusätzlicher Hüftextensor, korrigiert die Beckenstellung über dem Femur und die Femurstellung über dem Fuß (Abb. 8.16 b). So kann der Patient verhindern, daß sein Knie in die Hyperextensionsstellung schlägt. Die Therapeutin könnte unmöglich allein mit ihrem Daumen die volle Kraft der Extensoren, die das Knie nach hinten drücken, überwinden. Sie fazilitiert mit ihrer Hand lediglich die korrekte Bewegung, während der Patient selbst versucht, die Stellung des Knies zu kontrollieren, nachdem er verstanden hat, was erwartet wird.

Der Patient setzt seinen Fuß nur leicht auf die Stufe und dann wieder zurück auf den Boden. Kann er diese Bewegung gut kontrollieren, bittet ihn die

185

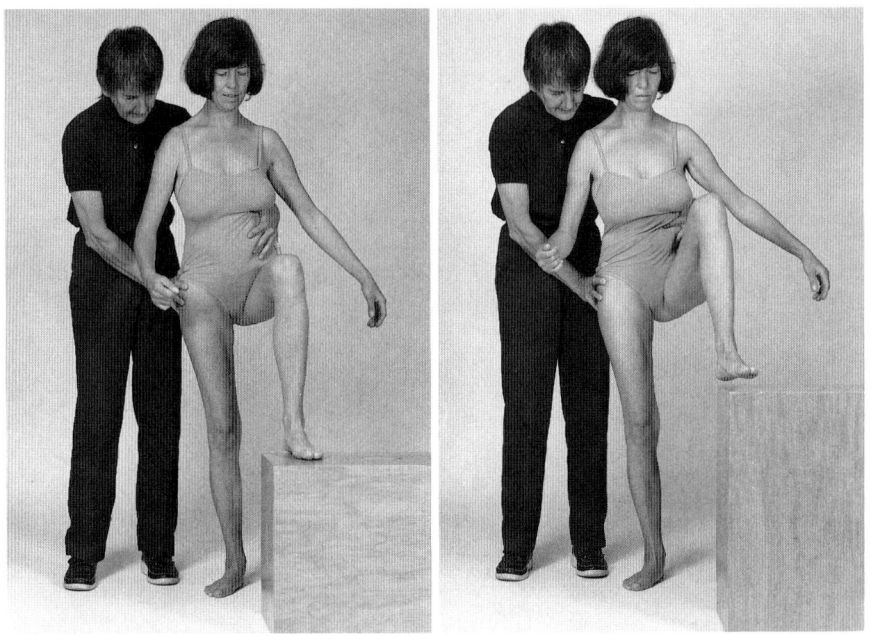

a                                                              b

**Abb. 8.17 a, b.** Mit dem gesunden Fuß auf eine Stufe tippen; die Stufe wird zunehmend erhöht (rechtsseitige Hemiplegie)

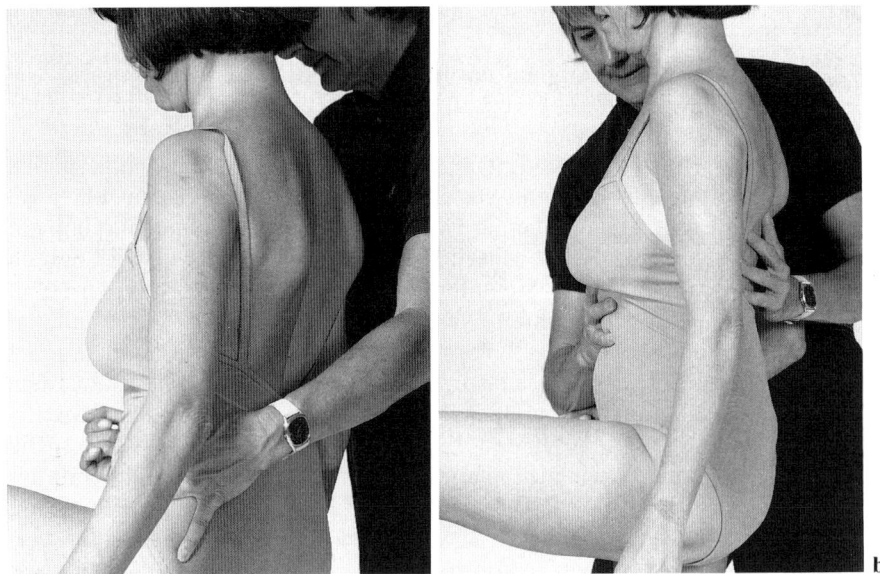

a                                                              b

**Abb. 8.18 a, b.** Hilfe bei der Extension der Brustwirbelsäule, wenn die Patientin das gesunde Bein anbeugt (rechtsseitige Hemiplegie). **a** Schwierigkeiten beim Stabilisieren des oberen Rumpfs. **b** Die Therapeutin stützt den Thorax

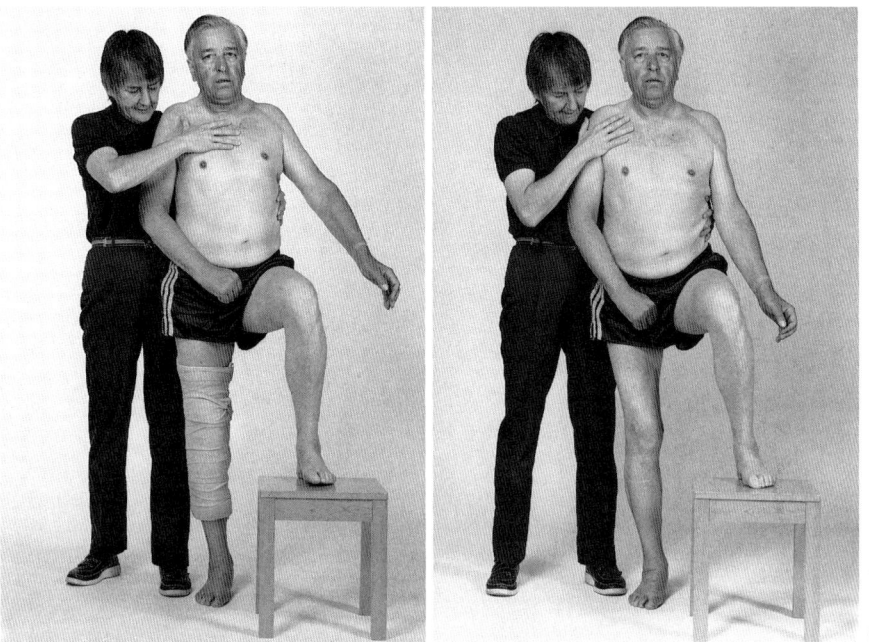

a                                                              b

**Abb. 8.19 a, b.** Der Patient lernt, das hemiplegische Bein aktiv zu strecken (rechtsseitige Hemiplegie). **a** Mit der Knieextensionsschiene kann der Patient wieder ein Gefühl für die Belastung des gelähmten Beins entwickeln. **b** Unmittelbar anschließend hält er die Extension aktiv

Therapeutin, mit dem Fuß wiederholt auf die Stufe zu tippen, ohne das hemiplegische Bein auch nur geringfügig zu bewegen. Er soll den ganzen Fuß flach auf die Stufe setzen, nicht nur den großen Zehen, was viel weniger Aktivität erfordern würde. Allmählich kann er die Anzahl des jeweiligen Auftippens steigern.

Vermag der Patient die Aktivität korrekt und wiederholt auszuführen, kann eine höhere Stufe gewählt werden (Abb. 8.17 a, b). Je höher die Stufe, desto mehr selektive Hüftaktivität in Verbindung mit unterer Bauchmuskelaktivität ist nötig, um mit dem gesunden Fuß auf die Stufe zu tippen. Es mag sein, daß es dem Patienten schwer fällt, den oberen Rumpf zu stabilisieren, während er den unteren Anteil beugt (Abb. 8.18 a). Sobald er gelernt hat, die Hüfte ohne Hilfe zu kontrollieren, kann die Therapeutin dann seinen Thorax stützen; sie legt eine Hand von hinten in entsprechender Höhe auf die Brustwirbelsäule, die andere von vorne auf den unteren Brustkorb (Abb. 8.18 b).

*Merke:* Auf keinen Fall soll der Patient die Gewichtsverlagerung auf das hemiplegische Bein mit hyperextendiertem Knie üben. Erstens würde er eine falsche Bewegung einüben, die später schwer zu korrigieren ist. Zweitens nimmt die Spastizität in den Plantarflexoren des Fußes zu, wenn er die totale Extensionssynergie einsetzt.

187

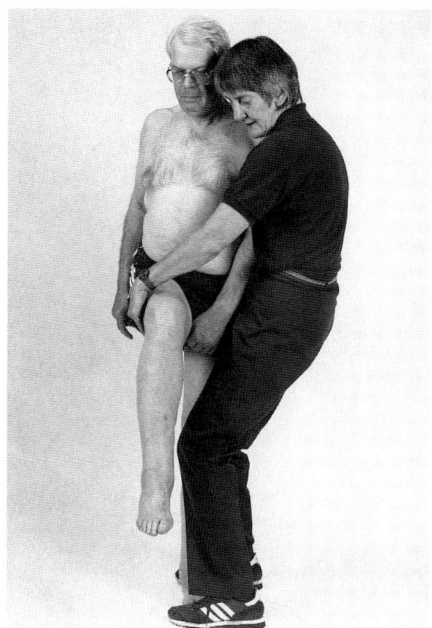

**Abb. 8.20.** Der Patient erspürt die Knie-
bewegung, während er das hemiplegische
Bein belastet. Die Therapeutin hält das
Knie des Patienten fest zwischen ihren
Knien und hilft ihm, das gesunde Bein in
der Luft zu halten (linksseitige Hemiplegie)

a
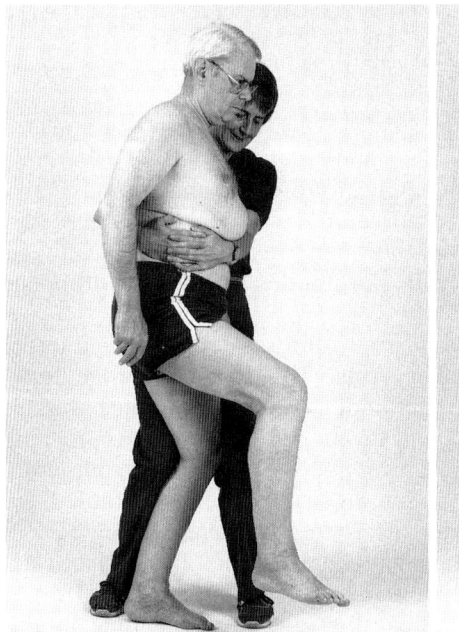
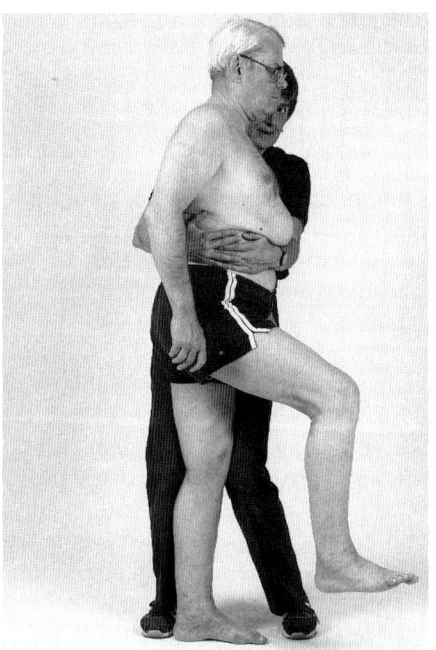
b

**Abb. 8.21 a, b.** Fazilitation der Extensorenaktivität des gelähmten Knies unter Gewichtsbelastung. Die Therapeutin zieht das Gewicht des Patienten zu sich. Indem sie abwechselnd
ihre Beine langsam adduziert und abduziert, beugt und streckt sie sein Knie (linksseitige
Hemiplegie)

Wenn der Patient die Extension im Bein auf Grund gestörter Sensibilität, Hypotonus oder Flexionsspastizität nicht halten kann, empfiehlt es sich, diese Bewegungssequenz mit einer Schiene, die das Knie in Extension hält, zu üben. Oft ist er direkt anschließend fähig, die Bewegung auch ohne Schiene zu wiederholen, wenn er nämlich den Bewegungsablauf gespürt hat, der Tonus genügend aufgebaut oder die Beugespastizität durch die Gewichtsbelastung reduziert wurde (Abb. 8.19 a, b).

Damit der Patient die Bewegung seines Knies unter Gewichtsbelastung durch Spüren zu erfahren vermag, kann die Therapeutin ihn maximal stützen und sein Bein in die korrekte Stellung führen. Sie steht neben dem Patienten, nimmt sein Knie von vorne und hinten zwischen ihre Beine und bringt seinen Körper zu sich. Mit einer Hand hilft sie ihm, das gesunde Bein hochzuheben (Abb. 8.20). Dann umfaßt sie wieder die Taille des Patienten, faltet ihre Hände, hält sein Gewicht gut über seinem Standbein und unterstützt dabei die Verlängerung der hemiplegischen Rumpfseite. Indem sie nun ihre Beine wechselseitig abduziert und adduziert, beugt und streckt sie das betroffene Knie des Patienten (Abb. 8.21 a, b). Solange der Patient so viel Hilfe benötigt, soll er den gesunden Fuß nicht auf eine Stufe stellen oder andere zusätzliche Aktivitäten ausführen, da er sonst nicht die Bewegung in seinem gelähmten Bein wahrnehmen würde. Wenn er die korrekte Bewegung spürt, bittet ihn die Therapeutin, die Knieextension und -flexion aktiv mitzumachen und reduziert allmählich die Unterstützung, die sie mit ihren Beinen gibt. Erst wenn der Patient sein Knie ohne ihre Hilfe strecken kann, wird die Stufe wieder vor ihn gestellt. Er setzt seinen gesunden Fuß darauf, während er das betroffene Bein aktiv kontrolliert.

### 8.2.6 Gewichtsverlagerung auf das hemiplegische Bein, wenn das gesunde Bein abduziert wird

Die Therapeutin steht seitlich neben dem Patienten und gibt ihm etwas Unterstützung. Er setzt seinen Fuß auf eine höhere Stufe vor ihm und zwar zuerst lateral, dann medial. Wie bei der vorherigen Aktivität soll er jedes Mal die ganze Fußsohle flach aufsetzen und nicht nur mit dem großen Zehen die Trittfläche berühren (Abb. 8.22). Die Therapeutin kann die betroffene Hüfte des Patienten mit ihrer eigenen von hinten stützen und ihm auf diese Weise helfen, diese in Extension vorne zu halten. Gleichzeitig wahrt sie mit einer Hand die korrekte Stellung der hemiplegischen Schulter.

Eine flache Stufe wird in einiger Entfernung auf der gesunden Seite des Patienten aufgestellt. Wenn der Patient das gesunde Bein seitlich anhebt, um den Fuß auf die Stufe zu setzen, unterstützt die Therapeutin mit ihrer einen Hand die Extension der hemiplegischen Hüfte. Mit der anderen Hand auf der Taille der gesunden Seite sichert sie die Gewichtsverlagerung auf das hemiplegische Bein (Abb. 8.23 a). Es erfordert mehr selektive Aktivität der Hüftextensoren des belasteten Beins, wenn der Patient den gesunden Fuß so versetzt, daß die Zehen stets nach vorne und nicht nach lateral zeigen.

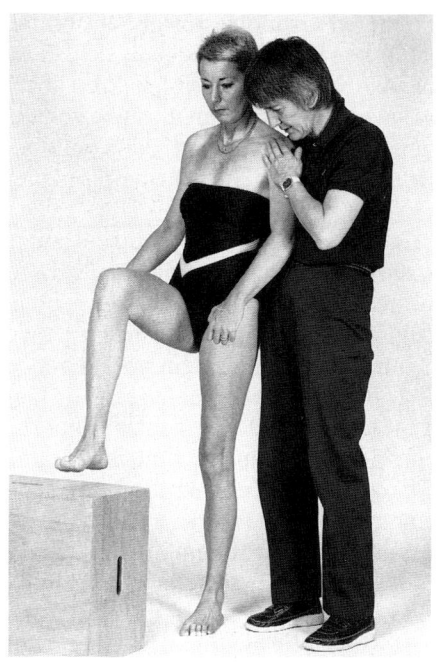

**Abb. 8.22.** Die Patientin steht auf dem hemiplegischen Bein und setzt den gesunden Fuß abwechselnd lateral und medial auf die Stufe (linksseitige Hemiplegie)

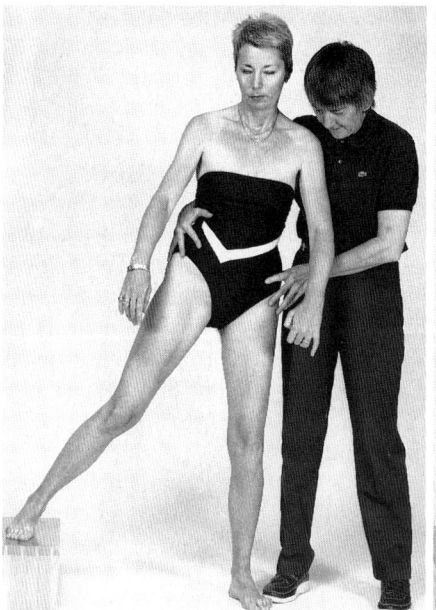

a

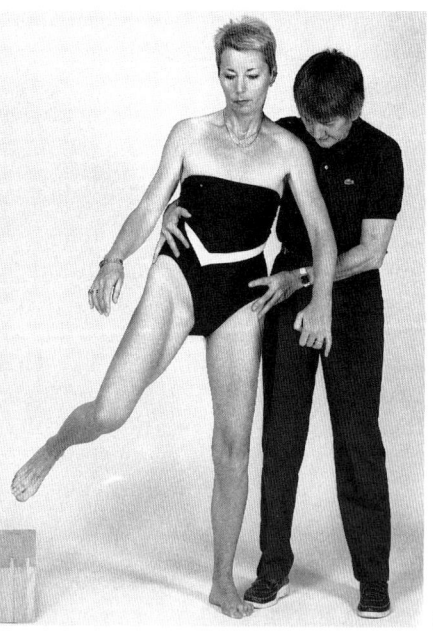

b

**Abb. 8.23 a, b.** Die Patientin steht auf dem hemiplegischen Bein und abduziert das gesunde Bein (linksseitige Hemiplegie). **a** Sie setzt ihren gesunden Fuß auf eine neben sie gestellte Stufe; die Zehen zeigen nach vorne. **b** Die Therapeutin fazilitiert die Hüftextension

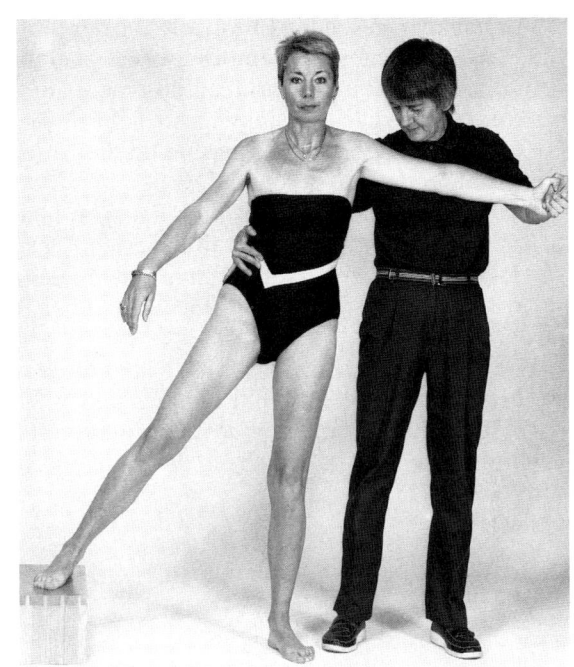

**Abb. 8.24.** Gewichtsverlagerung auf das hemiplegische Bein, Abduktion der gesunden Hüfte. Die Therapeutin stützt den gelähmten Arm mit ihrem Brustkorb und hält das Gewicht der Patientin auf der betroffenen Seite (linksseitige Hemiplegie)

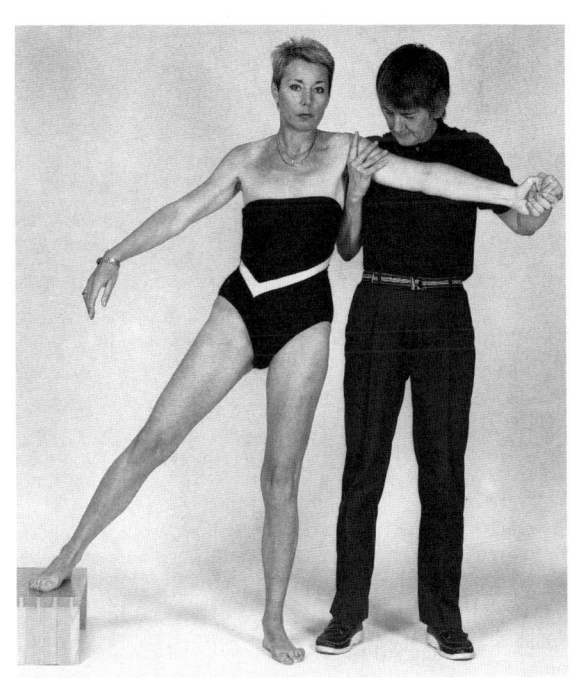

**Abb. 8.25.** Hemmung der Beugespastik im hemiplegischen Arm, während die Patientin ihren gesunden Fuß auf eine seitlich aufgestellte Stufe setzt und versucht, die Hüftstellung auf der belasteten Seite ohne Hilfe zu kontrollieren (linksseitige Hemiplegie)

191

Er hebt den gesunden Fuß etwas von der Stufe ab und hält ihn in der Luft, ohne die Stellung des Rumpfs und des hemiplegischen Beins zu ändern (Abb. 8.23 b). Dann setzt er den Fuß erneut auf die Stufe, wiederholt die Bewegung einige Male und stellt ihn schließlich auf den Boden zurück.

Wenn der Patient die Extension der betroffenen Hüfte ohne Hilfe halten kann, während er das gesunde Bein abduziert, kann die Therapeutin die assoziierte Flexionsreaktion im gelähmten Arm hemmen. Mit ihrer einen Hand hält sie seinen gestreckten und abduzierten Arm gegen ihren Oberkörper, seine Hand und Finger in Dorsalextension, mit der anderen Hand auf der Taille seiner gesunden Seite sein Gewicht über dem hemiplegischen Bein (Abb. 8.24).

Hat der Patient soweit Kontrolle über die Bewegung, kann die Therapeutin ihre Hand von seiner Taille nehmen und mit ihr den gelähmten Arm unter der Schulter in Abduktion und Außenrotation stützen, während er den gesunden Fuß abwechselnd seitlich auf die Stufe und wieder zurück auf den Boden setzt (Abb. 8.25).

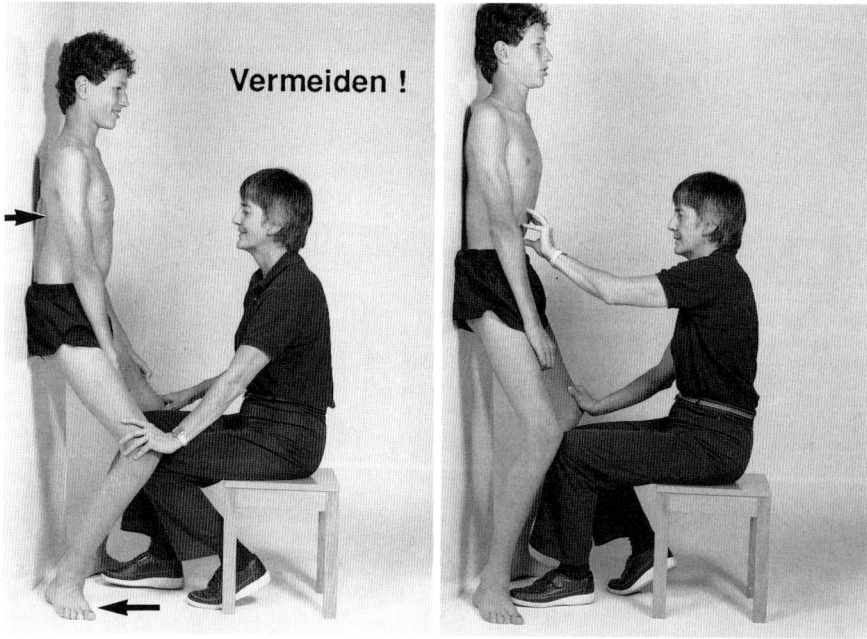

8.26                                                                                          8.27

**Abb. 8.26.** Aktives Hüftextensionstraining bei vorgegebener Abduktion und Außenrotation. Der Rücken des Patienten muß flach an der Wand bleiben, die Knie müssen in die Längsrichtung der Füße zeigen (rechtsseitige Hemiplegie)

**Abb. 8.27.** Korrektur der Ausgangsstellung. Die Therapeutin bittet den Patienten, die Bauchmuskeln anzuspannen und drückt seine Knie fest auseinander (rechtsseitige Hemiplegie)

### 8.2.7 Hüftextension mit Abduktion und Außenrotation

Der Patient steht mit dem Rücken gegen die Wand, die Beine im Hüftgelenk abduziert und außenrotiert, und beugt beide Knie. Er gleitet dabei mit dem Rücken an der Wand nach unten.

Die Therapeutin sitzt auf einem Hocker vor dem Patienten. Sie drückt mit ihren Knien und Händen seine Knie so auseinander, daß die Beine im Hüftgelenk abduziert und nach außen rotiert werden. Oft fällt es dem Patienten schwer, mit dem Rücken flach an der Wand zu bleiben und oft wird die mangelnde Abduktion bei gleichzeitiger Extensorenaktivität der Hüften durch Pronation der Füße kompensiert (Abb. 8.26).

Die Therapeutin bittet den Patienten, die Bauchmuskeln anzuspannen und drückt seine Knie dabei fester auseinander (Abb. 8.27).

Der Patient hält mit der ganzen Länge des Rückens und dem Kopf Kontakt zur Wand, beugt die Knie so weit er kann und streckt sie dann wieder. Er wiederholt die Bewegung und versucht jedesmal, etwas tiefer zu kommen (Abb. 8.28a, b). Die Therapeutin drückt mit ihren Händen die Knie fester auseinander, so daß sie in Richtung der Längsachse der Füße zeigen.

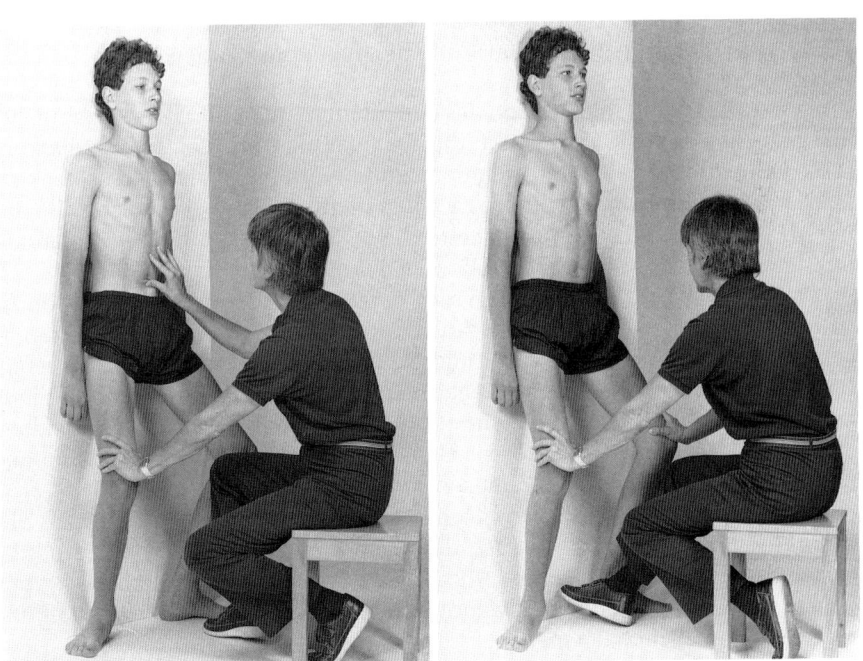

a                                                      b

**Abb. 8.28 a, b.** Der Patient gleitet mit dem Rücken an der Wand nach unten; die Hüften werden abduziert und nach außen rotiert gehalten (rechtsseitige Hemiplegie). **a** Die Therapeutin stimuliert die Bauchmuskelaktivität, während der Patient seine Knie langsam beugt und streckt. **b** Sie drückt seine Knie auseinander, so daß sie über die Füße zeigen

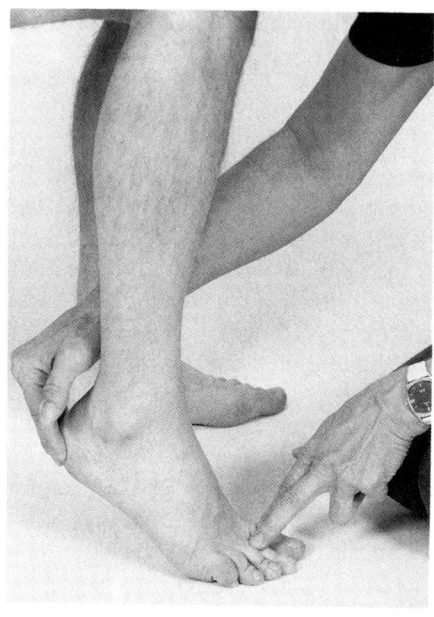

**Abb. 8.29.** Fazilitation aktiver Plantarflexion des gelähmten Fußes ohne Flexion
der Zehen (rechtsseitige Hemiplegie)

### 8.2.8 Aktive Plantarflexion der Füße bei gebeugten Knien

Zunächst wird die Plantarflexion des betroffenen Fußes im Sitzen (Abb. 8.29)
und Stehen (Abb. 8.30 a, b) geübt; die Therapeutin führt den Fuß in die korrekte Bewegung. Dann stellt sich der Patient vor eine Wand und stützt sich
mit der gesunden Hand leicht ab. Er beugt die Knie und hebt gleichzeitig die
Fersen vom Boden. Die Knie beugen sich genau so viel, wie die Füße plantarflektieren, so daß der Kopf des Patienten auf derselben Höhe bleibt.

Anfangs wird es dem Patienten schwer fallen, den Rumpf in Extension zu
halten, wenn er die Knie beugt. Auch wird der gelähmte Fuß adduzieren,
wenn er ihn aktiv plantarflektiert und die Zehen werden sich beugen anstatt
strecken (Abb. 8.31 a). Die Therapeutin kniet neben dem Patienten, hilft ihm
mit ihrer Hand auf seiner Brustwirbelsäule, die Extension aufrechtzuerhalten
und fordert ihn auf, gleichzeitig die Bauchmuskeln anzuspannen. Mit der anderen Hand hilft sie ihm, die Zehen zu strecken (Abb. 8.31 b).

Der Patient stabilisiert seinen Rumpf selbst, die Therapeutin fazilitiert die
korrekte Plantarflexionsbewegung des gelähmten Fußes, d. h. ohne Adduktion und mit gestreckten Zehen (Abb. 8.32 a). Die Fersen sollen, wenn sie vom
Boden abheben, einander zugewandt sein und die Knie sollen über die Fußrücken zeigen, nicht nach medial.

Wenn der Patient die Bewegung akkurat ausführen kann und nur noch ge-
ringe Hilfe braucht, nimmt er die Hand von der Wand und versucht, sein
Gleichgewicht alleine zu halten, während er die Fersen hebt und senkt
(Abb. 8.32 b).

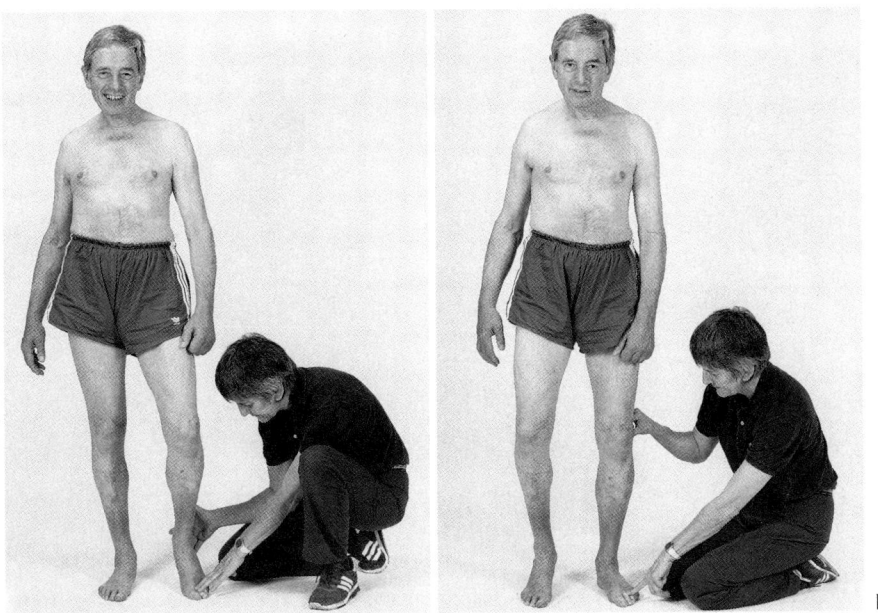

a                  b

**Abb. 8.30 a, b.** Der Patient lernt die selektive Plantarflexion des Fußes (linksseitige Hemiplegie). **a** Die Therapeutin fazilitiert die korrekte Bewegung. **b** Der Patient wiederholt die Bewegung mit dem gesunden Fuß

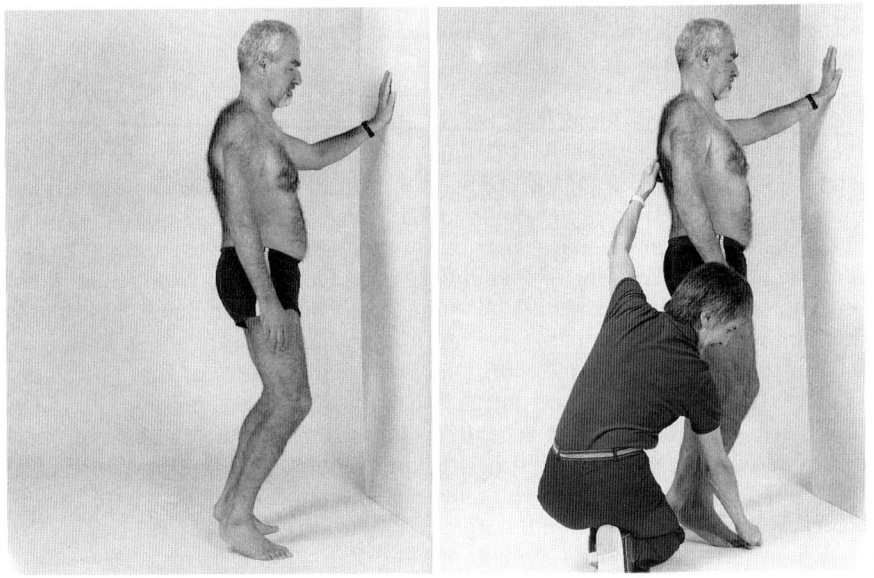

a                  b

**Abb. 8.31 a, b.** Der Patient stellt sich auf die Zehen; er stützt sich an der Wand ab (rechtsseitige Hemiplegie). **a** Dem Patienten fällt es schwer, die Rumpfextension zu halten und dabei die Inversion des Fußes und Flexion der Zehen zu verhindern. **b** Die Therapeutin korrigiert die Rumpf- und Fußstellung

195

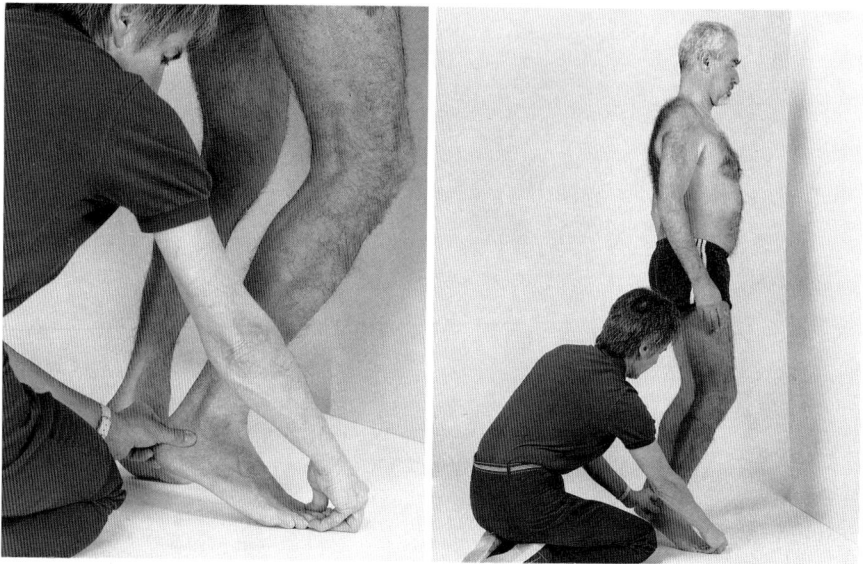

a
b

**Abb. 8.32 a, b.** Fazilitation selektiver Plantarflexion des Fußes unter Gewichtsbelastung (rechtsseitige Hemiplegie). **a** Die Therapeutin hemmt die Flexion der Zehen und korrigiert die Stellung der Ferse. **b** Der Patient hält die korrigierte Stellung aktiv – ohne sich an der Wand abzustützen

## 8.2.9 Das hemiplegische Bein aktiv und kontrolliert gegen die Schwerkraft bewegen

Der Patient steht mit dem Rücken zur Behandlungsbank. Die Therapeutin kniet vor ihm und beugt sein gelähmtes Bein. Ohne sich gegen die Bank zu lehnen, kontrolliert er sein Bein, während die Therapeutin es zum Boden führt. Er muß letztlich fähig sein, den Fuß ohne jegliche Gewichtsbelastung und ohne irgendeine unbeabsichtigte Bewegung auf dem Boden ruhen zu lassen. Nur auf diese Weise wird er sein Bein beim Gehen vorschwingen können.

Anfangs jedoch lehnt sich der Patient gegen die Behandlungsbank hinter ihm, um seine Balance nicht zu verlieren, wenn die Therapeutin sein Bein in 90° Hüft- und Kniebeugung hebt. Die Therapeutin sitzt vor ihm auf einem Hocker, beugt sein Bein und bittet ihn, während sie es langsam zu Boden führt, dessen Gewicht selbst zu halten ohne die Kontrolle zu verlieren und ohne den Fuß gegen den Boden zu drücken (Abb. 8.33 a, b). Den meisten Patienten fällt es schwer, ihr Gewicht ausreichend auf die gesunde Seite zu verlagern, während sie den Rumpf aufrecht halten.

Kann der Patient, das Gesäß gegen die Behandlungsbank gestützt, sein Bein den ganzen Bewegungsablauf hindurch kontrollieren, stellt er sich auf und verlagert sein Gewicht auf das gesunde Bein. Zunächst bleibt die Therapeutin noch auf dem Hocker sitzen, so daß sie ihm mit einem Bein an der Außenkante seines gesunden Beins Halt und Sicherheit geben kann. Der Patient

196

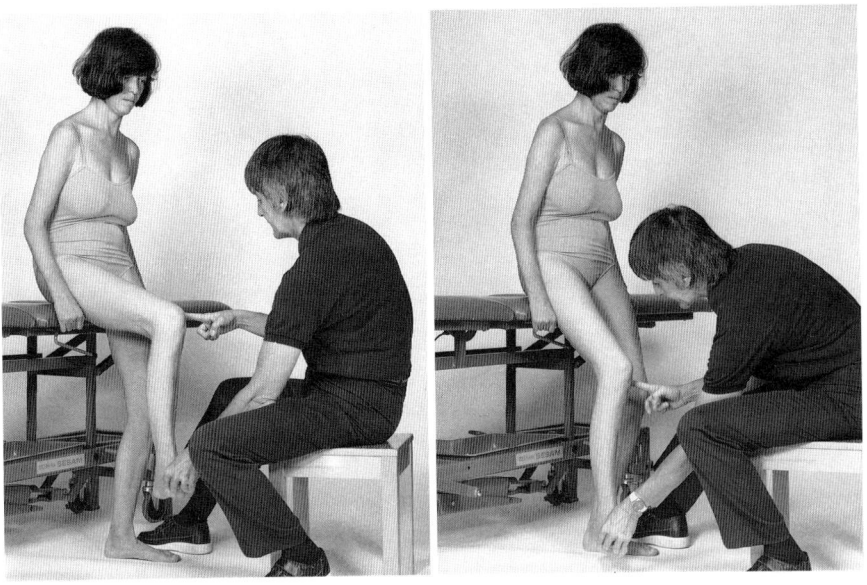

a           b

**Abb. 8.33 a, b.** Die Patientin lernt, das gelähmte Bein aktiv gegen die Schwerkraft zu kontrollieren (rechtsseitige Hemiplegie). **a** Anfangs lehnt sich die Patientin gegen die Behandlungsbank. **b** Sie versucht, den Fuß langsam zu senken

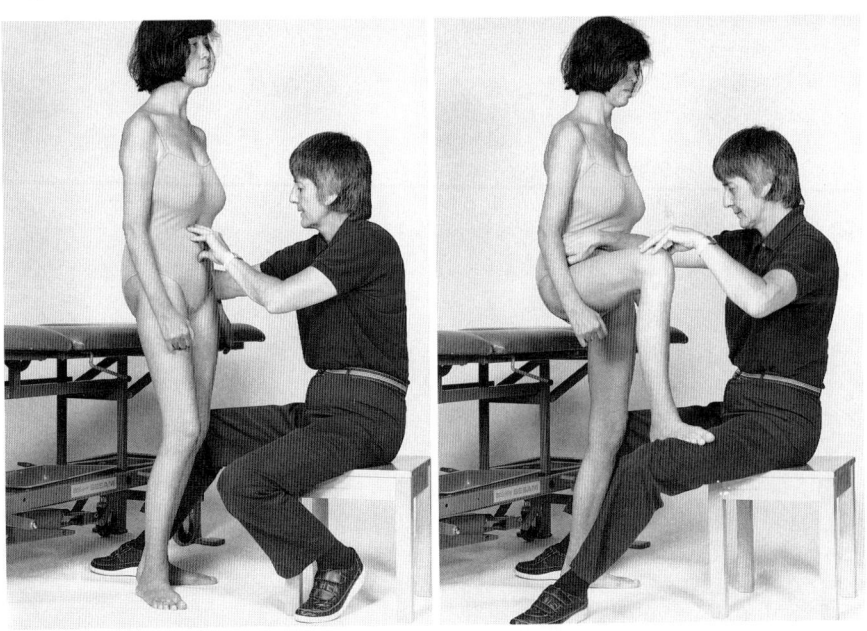

8.34           8.35

**Abb. 8.34.** Ohne sich anzulehnen verlagert die Patientin ihr Gewicht auf das gesunde Bein und entspannt das gelähmte Bein (rechtsseitige Hemiplegie)

**Abb. 8.35.** Die Patientin steht auf dem gesunden Bein und setzt den gelähmten Fuß auf den Oberschenkel der Therapeutin (rechtsseitige Hemiplegie)

197

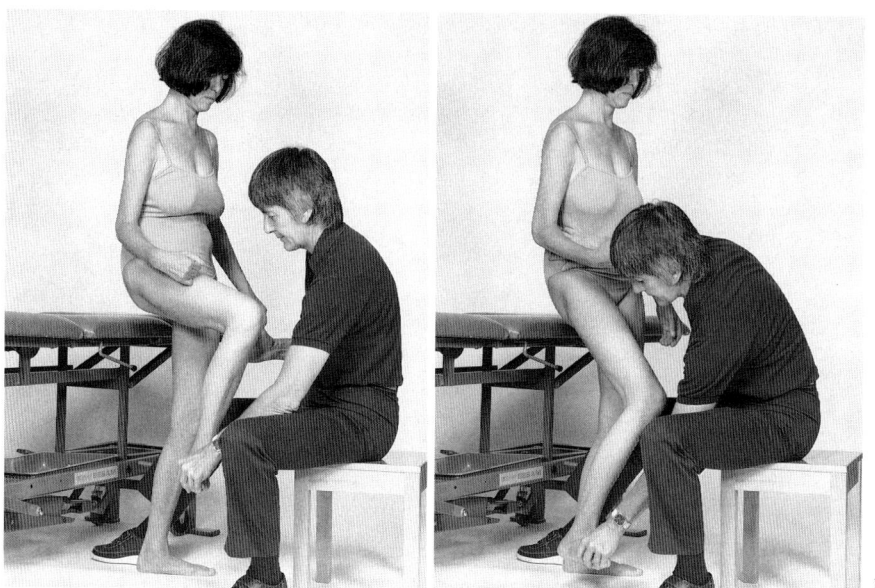

a                                                                                          b

**Abb. 8.36 a, b.** Aktive Kontrolle des gelähmten Beins gegen die Schwerkraft (rechtsseitige Hemiplegie). **a** Die Therapeutin hält die Zehen der Patientin in Dorsalextension und bittet sie, das Gewicht ihres Beins aktiv zu übernehmen. **b** Das Becken soll trotz Flexionsaktivität im Bein nicht seitlich hochgezogen werden

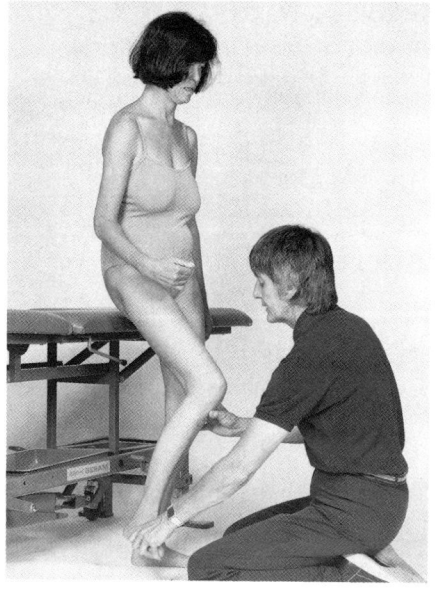

**Abb. 8.37.** Aktive Kontrolle des hemiplegischen Beins, bis der Fuß ohne Druck auf dem Boden ruht – mit minimaler Hilfestellung (rechtsseitige Hemiplegie)

198

seinerseits bleibt mit seinem Bein in festem Kontakt mit dem ihren, während sie die Haltung seines Rumpfs korrigiert (Abb. 8.34).

Der Patient hält mit seinem gesunden Bein Kontakt mit dem der Therapeutin und hilft mit, wenn sie sein hemiplegisches Bein anhebt und seinen Fuß auf ihren anderen Oberschenkel setzt. Die Therapeutin korrigiert die Haltung des Patienten, insbesondere das überaktive Anheben des Beckens auf der hemiplegischen Seite, bis er sein Bein ohne übermäßige Anspannung und mit aufrechtem Rumpf auf ihrem Oberschenkel ruhen lassen kann (Abb. 8.35).

Die Therapeutin hält die Zehen des Patienten in Dorsalextension und bittet ihn, das Gewicht seines Beins selbst zu übernehmen, während sie es zum Boden führt. Er versucht, den Fuß nicht nach unten stoßen zu lassen, wenn dieser sich dem Boden nähert. Sollte er das Becken während dieser exzentrischen Beugeaktivität auf der betroffenen Seite hochziehen, legt sie ihre freie Hand auf den Beckenkamm und fordert ihn auf, diesen in neutraler Stellung zu lassen (Abb. 8.36 a, b). Hat der Patient bessere Kontrolle, kniet die Therapeutin vor ihn und führt nur seinen Fuß zum Boden (Abb. 8.37).

### 8.2.10 Aktive Kontrolle über das hemiplegische Bein bei gestreckter Hüfte

Beim Gehen muß der Patient das hemiplegische Bein auch dann kontrollieren können, wenn es hinter ihm ist, also mit Extension der Hüfte, entsprechend dem Anfang der Schwungphase. Rückwärtsgehen erfordert Knieflexion bei gleichzeitiger aktiver Hüftextension.

Die Therapeutin steht hinter dem Patienten und hebt sein hemiplegisches Bein vom Boden. Damit er ohne Angst sein Gleichgewicht halten kann, legt sie ihren anderen Arm um seine gesunde Seite und stützt mit ihrer Hand seinen Rumpf von vorne (Abb. 8.38).

Sie nimmt den Unterschenkel des hemiplegischen Beins zwischen ihre Beine, während sie das Becken des Patienten waagerecht ausrichtet (Abb. 8.39 a). Sie reduziert ihre Hilfestellung immer mehr, bis sie nur noch seine Schulter oder die Seite seines Beckens hält (Abb. 8.39 b).

Bewahrt der Patient in dieser Stellung das Gleichgewicht, kann die Therapeutin seinen gelähmten Fuß in die Hand nehmen und langsam auf den Boden setzen. Sie bittet ihn, diese Bewegung aktiv zu kontrollieren. Die Therapeutin setzt den Fuß des Patienten hinter ihm auf den Boden. Er hält die Balance und läßt den Fuß dort entspannt ruhen (Abb. 8.40).

Die Lateralflexoren des Rumpfs müssen hart arbeiten, um das Becken von oben her waagerecht zu halten, andernfalls müßte es von unten her durch das Bein gestützt werden.

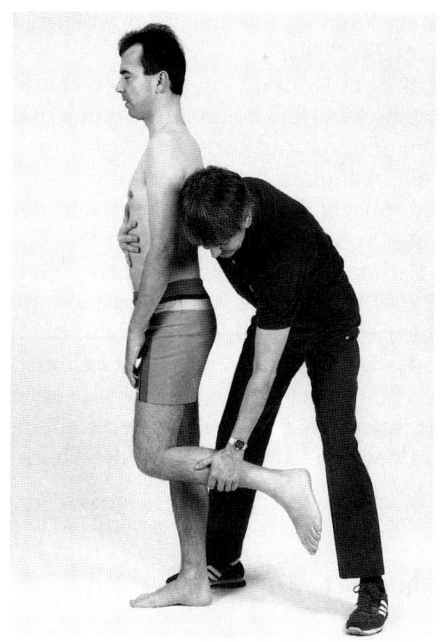

**Abb. 8.38.** Die Therapeutin stützt den Patienten, indem sie eine Hand von vorne auf seinen Brustkorb legt. Mit der anderen Hand hebt sie den gelähmten Fuß von hinten an (linksseitige Hemiplegie)

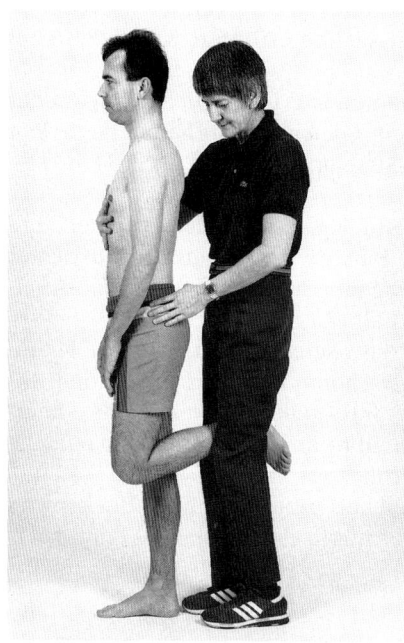

a

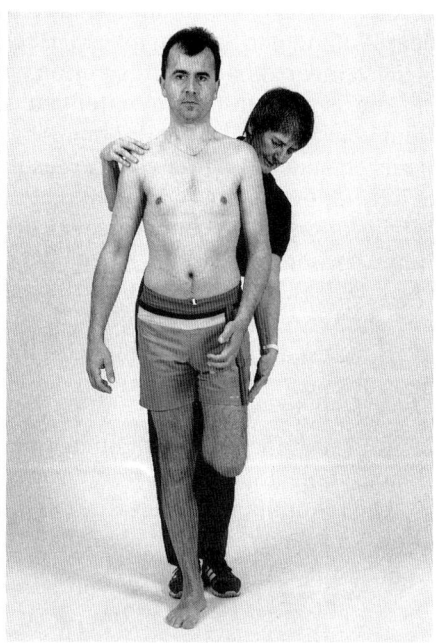

b

**Abb. 8.39 a, b.** Der Patient hält das Becken im Einbeinstand waagerecht (linksseitige Hemiplegie). **a** Die Therapeutin hält den gelähmten Fuß des Patienten zwischen ihren Knien. **b** Der Patient entspannt dieses Bein und verhindert die Abduktion in der Hüfte

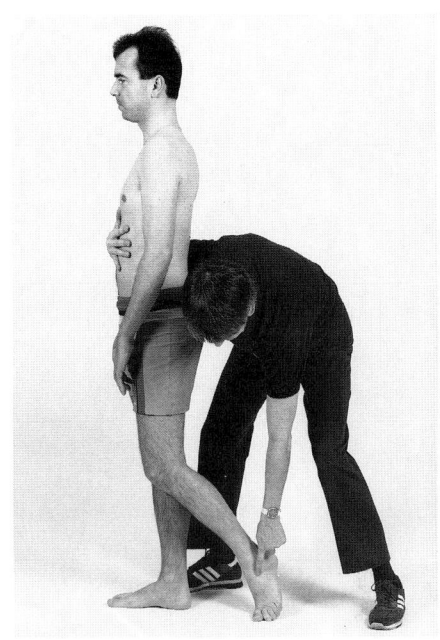

**Abb. 8.40.** Langsames Absenken des hemiplegischen Fußes zum Boden (linksseitige Hemiplegie)

### 8.2.11 Die Arme im Stehen aktiv bewegen

Aktivitäten, bei denen die Arme im Stehen bewegt werden, stimulieren die Rumpfaktivität. Sie helfen dem Patienten, sich ohne Angst an die aufrechte Position zu gewöhnen und sie machen auch Spaß.

#### 8.2.11.1 Einen Stab in beiden Händen halten

Der Patient greift einen Stab mit beiden Händen und hält ihn vor sich. Die Therapeutin gibt schnelle approximierende Stimuli gegen den Stab und fordert den Patienten auf, dabei die Balance zu halten (Abb. 8.41). Durch den jeweils kurzen, forschen Schlag, den die Therapeutin mit der Hand gegen den Stab führt, werden die Bauchmuskeln des Patienten aktiviert. Sie kann ihre Position zur einen oder anderen Seite hin variieren, um jeweils die gewünschten Muskeln zu aktivieren.

#### 8.2.11.2 Einen zugeworfenen Ball mit dem Stab zurückspielen

Der Patient steht mit leicht gebeugten Knien. Eine dritte Person spielt dem Patienten einen harten Ball zu, den er mit dem waagerecht gehaltenen Stab zurückschlägt. Die Therapeutin steht auf der hemiplegischen Seite des Patienten, hält sein Gewicht gleichmäßig auf beide Beine verteilt und kann helfen, die gelähmte Hand fest am Stab zu halten.

201

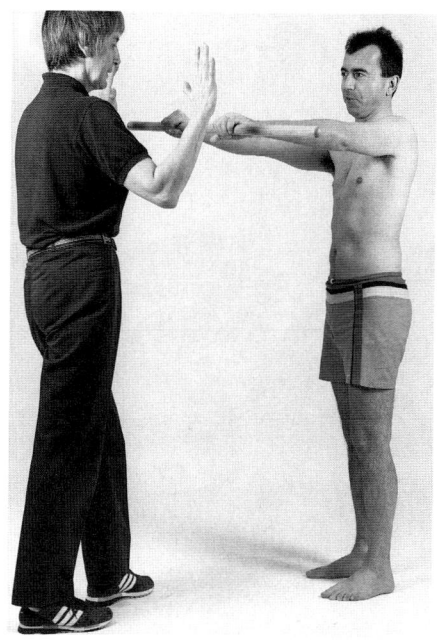

**Abb. 8.41.** Schnelle approximierende Schläge gegen den Stab stimulieren die Bauchmuskelaktivität (linksseitige Hemiplegie)

Der Patient läßt die Arme gestreckt und schlägt den Ball zu seinem Gegenüber zurück (Abb. 8.42). Stimuliert wird die Extensionsaktivität des Rumpfs.

Der Patient hält den Stab mit gebeugten Armen und stößt den Ball zurück, indem er die Ellbogen streckt. Die Bauchmuskelaktivität wird stimuliert, um den Rumpf zu stabilisieren (Abb. 8.43).

### 8.2.11.3 Mit der hemiplegischen Hand einen Luftballon wegschlagen

Die Therapeutin steht neben dem Patienten, legt ihre Hände auf seine Schultern und rotiert seine hemiplegische Seite möglichst weit nach hinten. Eine dritte Person wirft dem Patienten einen Luftballon zu. Die Therapeutin hilft ihm, seinen gelähmten Arm und die Rumpfseite nach vorne zu schwingen, so daß seine Hand den Luftballon wegschlägt. Sie bittet den Patienten, nicht zu versuchen, seine Hand aktiv zu heben, sondern seinen Arm wie einen Tennisschläger vorschwingen zu lassen. So bewegt sich der Arm normal nach vorne und wird nicht in einer totalen Flexionssynergie gebeugt (Abb. 8.44a, b).

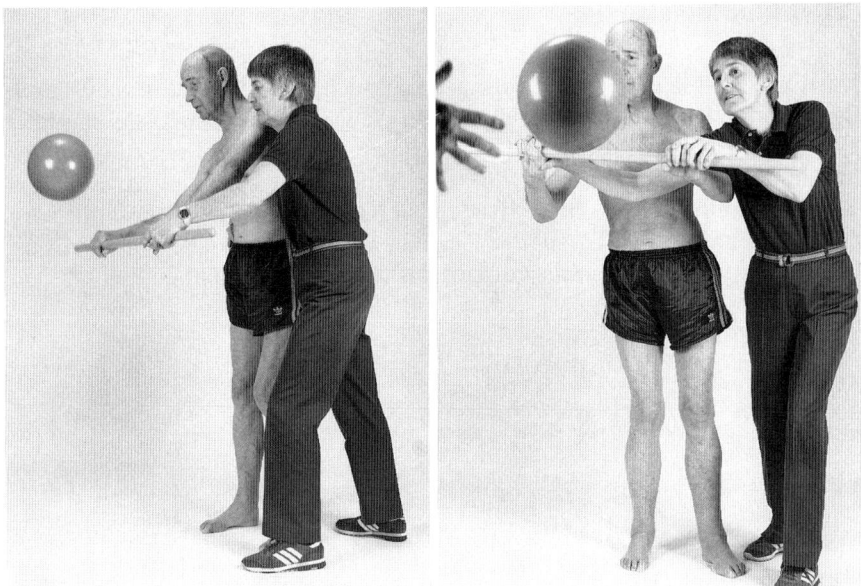

8.42                                                      8.43

**Abb. 8.42.** Der Patient hält den Stab mit beiden Händen waagerecht vor sich und spielt den Ball zurück (linksseitige Hemiplegie)

**Abb. 8.43.** Der Patient hält den Stab mit im Ellbogen gebeugten Armen und stößt den Ball zurück (linksseitige Hemiplegie)

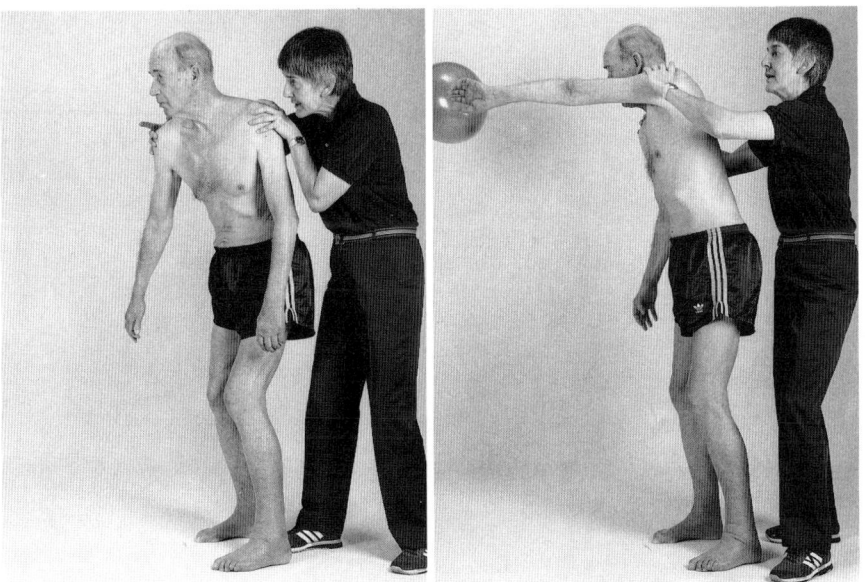

a                                                              b

**Abb. 8.44 a, b.** Der Patient schlägt einen Luftballon mit der gelähmten Hand weg (linksseitige Hemiplegie). **a** Die Therapeutin rotiert die hemiplegische Seite gut zurück. **b** Der Patient läßt seinen Arm nach vorne schwingen, ohne dabei die Hand aktiv zu heben

203

## 8.3 Schlußfolgerung

Korrektes und sicheres Stehen wird immer auch das Gangbild normalisieren. Den meisten Patienten fällt es schwer, ihr Gewicht sowohl auf die gesunde als auch auf die hemiplegische Seite zu verlagern. Auf einem Bein zu stehen erfordert erhebliche Rumpfaktivität, durch die das Becken auf der Seite des Beins, das keinen Kontakt zum Boden hat, von oben her gehalten wird. Sorgfältig vorbereitendes Üben der einzelnen Schrittkomponenten wird das Gangmuster weit mehr verbessern als das Gehen selbst zu üben.

# 9 Ballaktivitäten

Sorgfältig ausgewählte Aktivitäten mit einem Ball können als nützliches Element in das Behandlungsprogramm eingebaut werden. Der Ball mit seiner charakteristischen Form und den ihm eigenen Bewegungen ist uns allen vertraut, ein Gegenstand, den wir seit der frühesten Kindheit kennen. Im Verlauf der Entwicklung erwachsener Bewegungsmuster haben die meisten Menschen irgendwann auf einem Ball gesessen, auf einem Ball gelegen, einen Ball geworfen, gefangen, geprellt oder gekickt. Diese Erfahrungen können deshalb als integraler Teil unseres motorischen Lernens betrachtet werden. Selbst in Ländern, wo es Bälle, wie wir sie kennen, nicht gibt, machen Kinder ähnliche Erfahrungen mit anderen runden Gegenständen wie Baumstämmen, runden rollenden Steinen oder aufgewickeltem Leder. Der Ball kann aus verschiedenen Gründen sehr wertvoll für die Behandlung sein.

Patienten jeden Alters haben an solchen Aktivitäten Freude. Sie bringen Abwechslung und Spaß in die therapeutische Arbeit, die gelegentlich zur eintönigen Routine werden kann. Jeden Tag, oder gar zweimal am Tag, wird vom Patienten erwartet, daß er eine Reihe von Aktivitäten übt, um wieder stehen, gehen oder die Arme gebrauchen zu können. Bei der notwendigen langfristigen Rehabilitationsbehandlung werden die gleichen Aktivitäten viele Male geübt, so daß Variationen mit dem Ball sowohl von der Therapeutin als auch vom Patienten gerne ausgeführt werden.

Der Ball vermittelt dem Patienten Informationen aus seiner Umgebung und trägt so dazu bei, die Bewegung korrekt auszuführen.

- Der Patient kann eine neue Fertigkeit erlangen, die er selbst einschätzen kann. Er ist nicht von der Bestätigung der Therapeutin abhängig, daß die Bewegung „ein bißchen besser" war. Der unmittelbar erlebte Erfolg ist eine positive Erfahrung für ihn.
- Die Beobachtung des Balls, wie er sich bewegt oder nicht bewegt, erlaubt es der Therapeutin, kompensatorische Aktivität leichter zu erkennen.
- Der Ball trägt das Gewicht eines jeweils bestimmten Teils des Körpers. So können Muskeln mit relativ wenig Anstrengung gezielt für Bewegungen aktiviert werden, die der Patient noch nicht selbständig ausführen könnte.
- Bei der Arbeit mit Patienten auf bereits hohem funktionellem Niveau kann subtil koordinierte Muskelaktivität stimuliert werden.

Die Arbeit mit dem Ball wurde in verschiedene Behandlungskonzepte aufgenommen. Die hier für dieses Kapitel ausgewählten Aktivitäten haben sich bei vielen hemiplegischen Patienten besonders bewährt.

Muskelaktivität wird dabei auf dreierlei Art stimuliert:

1. Der Patient bewegt den Ball in eine bestimmte Richtung.
2. Der Patient hält eine bestimmte Stellung und verhindert, daß sich der Ball bewegt.
3. Der Ball bewegt sich oder wird bewegt und der Patient reagiert darauf.

Die erzielte Muskelaktivität gehorcht den Prinzipien des „Tentakels" und der „Brücke", wie in Kap. 2 beschrieben. Das Tentakel ist der Anteil des auf den Ball gestützten Körperteils, der sich frei im Raum bewegt. Die Brücke ist der Teil oder sind die Teile des Körpers, die zwischen Ball und Boden ausgespannt sind (Klein-Vogelbach 1990). Die richtige Wahl der Ballgröße ist wichtig für Aktivitäten, bei denen der Patient mit seinem ganzen Gewicht auf dem Ball sitzt oder liegt. Sitzt der Patient auf dem Ball, muß der vertikale Abstand zwischen dem Hüftgelenk des Patienten und dem Boden zumindest gleich groß, wenn nicht etwas größer sein als der Abstand von seinem Kniegelenk zum Boden. Der Ball soll so stramm aufgepumpt werden, daß er seine Kontur unter dem Gewicht des Patienten nur leicht verändert und noch ungehindert rollen kann.

## 9.1 Ballaktivitäten in Rückenlage

Der Patient liegt auf dem Rücken, beide Füße auf dem Ball. Er hebt sein Gesäß von der Unterlage und achtet darauf, daß sich der Ball nicht bewegt.

Wenn sich der Patient noch nicht auf den Boden niederlassen kann, wird die Aktivität auf einer Behandlungsbank geübt. Die Therapeutin hilft dem Patienten, beide Füße auf den Ball zu legen, den sie genau in der Längsachse seines Körpers plaziert. Die Übung ist leichter, wenn der Ball zunächst näher zu den Knien hin gelegt wird.

Der Patient läßt die Arme neben sich liegen, streckt die Knie, indem er den Ball von sich wegdrückt und hebt das Gesäß von der Unterlage. Beide Knie bleiben gestreckt und der Patient versucht, den Ball absolut still zu halten (Abb. 9.1). Bewegt sich der Ball doch, hilft ihm die Therapeutin, indem sie seine Beine korrigierend führt, so daß er die Änderung spüren kann. Keinesfalls sollte sie den Ball festhalten, da der Patient nicht wahrnehmen würde, daß ihm geholfen wurde. Dieselbe Aktivität kann auf einer festen Gummimatte auf dem Boden ausgeführt werden (Abb. 9.2). Gewinnt der Patient mehr Kontrolle, wird der Ball allmählich weiter distal plaziert, bis er unter seinen Fersen liegt. Die Aktivierung der Lateralflexoren des Rumpfs verhindert, daß der Ball zur Seite rollt.

Die Therapeutin bittet den Patienten, den gesunden Arm im Schultergelenk um 90° zu heben. Es erfordert mehr Rumpfaktivität, den Ball still

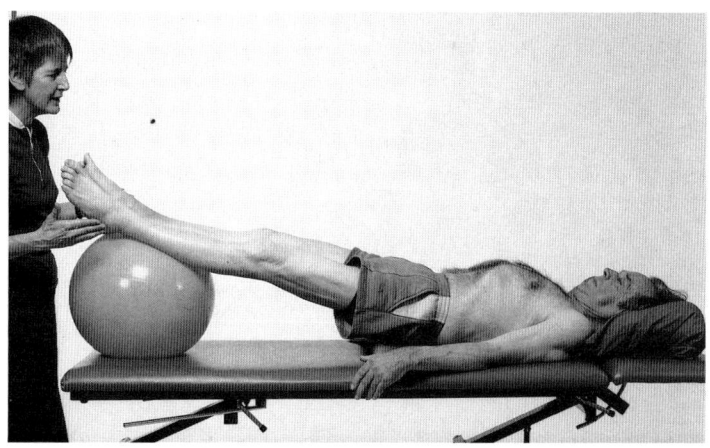

**Abb. 9.1.** Der Patient hebt das Gesäß von der Liege ab. Beide Knie sind gestreckt (linksseitige Hemiplegie)

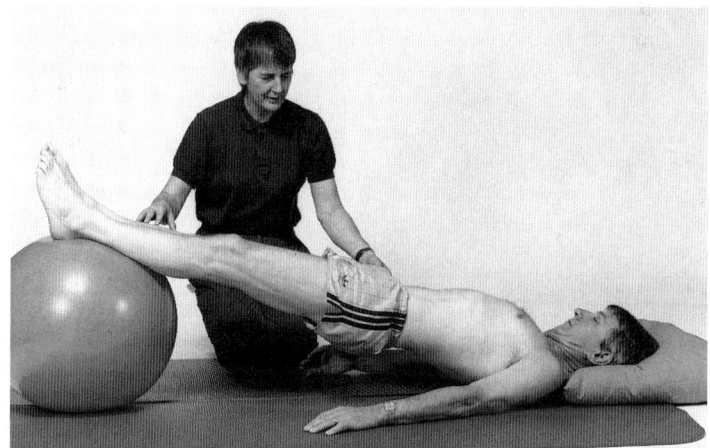

**Abb. 9.2.** Der Patient hält, das Gesäß angehoben, den Ball an Ort und Stelle (rechtsseitige Hemiplegie)

zu halten, wenn der Patient den Arm nicht gegen den Boden drückt (Abb. 9.3 a, b).

Hat der Patient genügend aktive Bewegungsfähigkeit im hemiplegischen Arm, hebt er diesen ebenfalls parallel zum gesunden Arm in die Luft. Ist der Arm jedoch paralytisch, hält ihn die Therapeutin in Extension, führt ihn in Elevation und zurück und bittet den Patienten, die Bewegung ohne Widerstand gegen die eine oder andere Bewegungsrichtung zuzulassen (Abb. 9.4).

Sobald der Patient wieder genügend Kontrolle über seinen Rumpf erlangt hat, d. h. den Ball ohne Hilfe seiner Arme ruhig halten kann, bittet ihn die

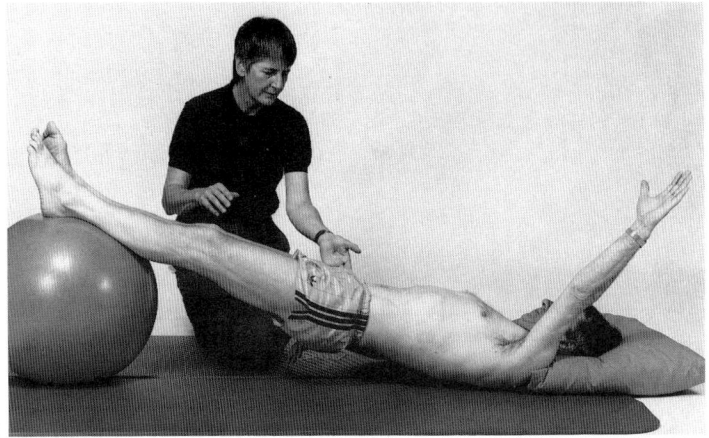

a

b

**Abb.9.3a,b.** Wenn der Patient den gesunden Arm anhebt, braucht er mehr
Rumpfmuskelaktivität, um den Ball unter Kontrolle zu halten; das Becken
bleibt waagrecht (rechtsseitige Hemiplegie)

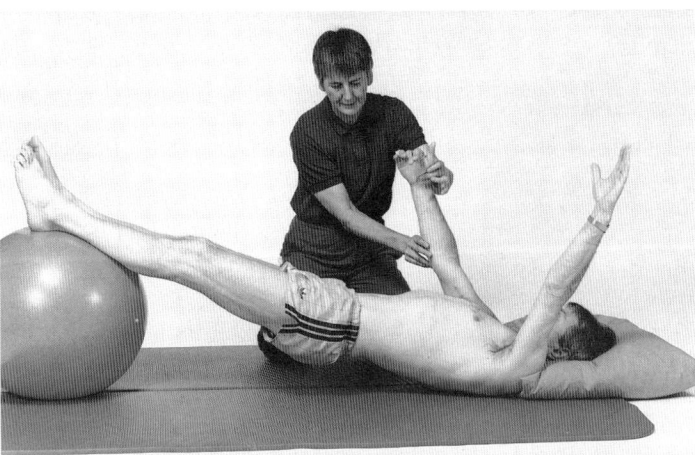

**Abb.9.4.** Der Patient läßt die passive Bewegung seines hemiplegischen Arms ohne jegli-
chen Widerstand geschehen und hält dabei den Ball in Position (rechtsseitige Hemiplegie)

208

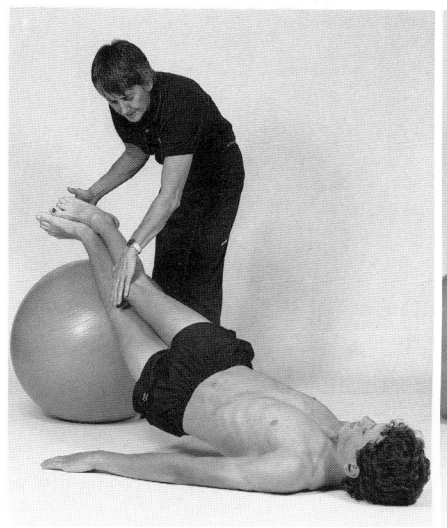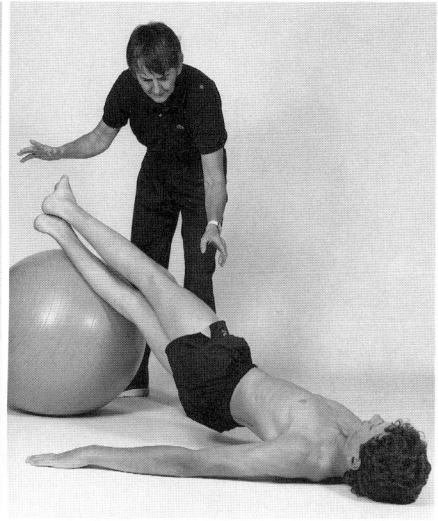

**Abb. 9.5.** Der Patient dreht beide Beine miteinander zur gesunden Seite, das Gesäß bleibt angehoben (rechtsseitige Hemiplegie)

**Abb. 9.6.** Der Patient hat beide Beine zur hemiplegischen Seite gedreht und hält nun den Ball still (rechtsseitige Hemiplegie)

Therapeutin, beide Beine zusammen zu einer Seite zu drehen, bis nur noch die laterale Seite des unteren Beins Kontakt mit dem Ball hat. Das andere Bein liegt auf dem unteren Bein und der Patient versucht, das Becken nicht absinken zu lassen (Abb. 9.5).

Er lernt, die Bewegungen nach beiden Seiten auszuführen und dabei stets das Becken in der Körperlängsachse zu halten. Die Therapeutin nimmt ihre Hände weg, der Patient hält den Ball ruhig. Er läßt beide Arme flach neben sich auf dem Boden liegen (Abb. 9.6).

### 9.1.1 Den Ball mit beiden Beinen anheben

Der Patient liegt auf dem Rücken, legt beide Beine auf den Ball und zieht ihn zu sich heran. Er preßt seine Fersen gegen den Ball und hebt ihn hoch. Dabei beugt er aktiv seine Hüft- und Kniegelenke und hebt dann auch das Gesäß von der Unterlage. Die Wirbelsäule bleibt flach liegen.

Die Aktivität kann zuerst auf einer Behandlungsbank ausgeführt werden. Die Therapeutin hilft dem Patienten, den Ball zu halten und achtet darauf, daß er den hemiplegischen Arm neben sich auf der Unterlage liegen läßt (Abb. 9.7).

Der Patient lernt, die Knie voneinander entfernt und in gleicher Höhe zu halten, während er das Gesäß durch Anspannung der unteren Bauchmuskeln vom Boden hebt (Abb. 9.8). Er läßt den Rücken und die Schultern trotz der Flexorenaktivität im unteren Rumpf flach auf dem Boden liegen.

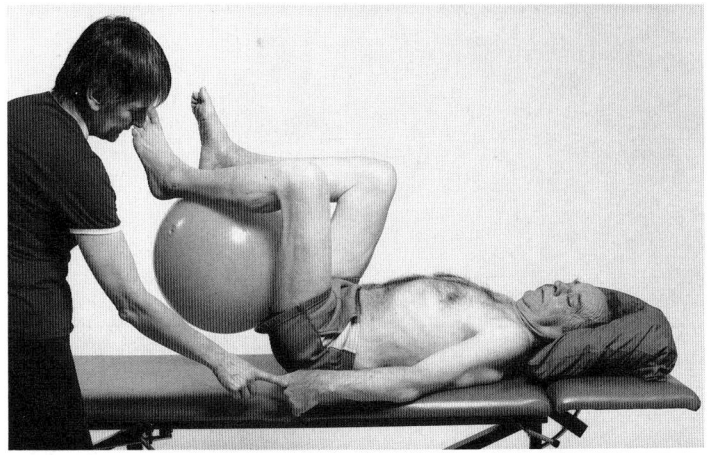

**Abb. 9.7.** Der Patient hebt den Ball mit beiden Beinen an; der hemiplegische Arm soll nicht in Flexion ziehen (linksseitige Hemiplegie)

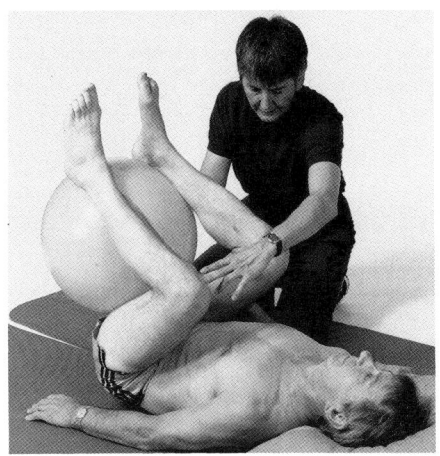

**Abb. 9.8.** Der Patient hält, wenn er den Ball anhebt, die gespreizten Knie auf gleicher Höhe (rechtsseitige Hemiplegie)

Wenn der Patient den Ball korrekt aufnehmen und halten kann, bewegt er ihn zuerst zur einen, dann zur anderen Seite; der Rücken bleibt flach auf dem Boden. Er bewegt den Ball durch selektive alternierende Kontraktion der Lateralflexoren seines Rumpfs. Die Hüft- und Kniegelenke bleiben während des gesamten Bewegungsablaufs in derselben Stellung zueinander (Abb. 9.9 a, b).

Die für das Anheben des Balls erforderliche Flexorenaktivität kann abwechselnd mit der in der vorigen Sequenz beschriebenen Extensorenaktivität („Brücke"; Abb. 9.3) geübt werden.

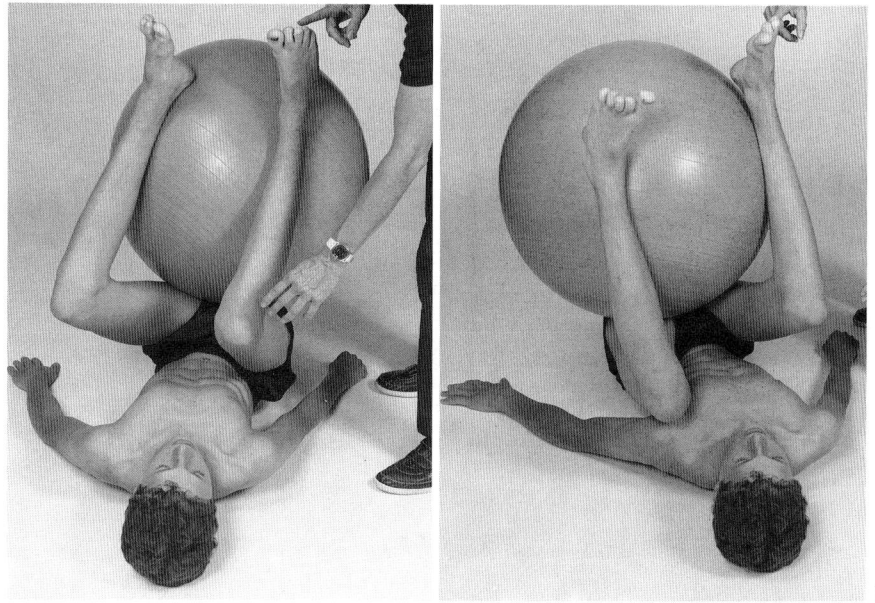

a                                                                              b

**Abb. 9.9 a, b.** Der Patient hebt den Ball an und bewegt ihn durch selektive Lateralflexion der Lendenwirbelsäule von einer Seite zur anderen (rechtsseitige Hemiplegie). **a** Zur hemiplegischen Seite. **b** Zur gesunden Seite

### 9.1.2 Abduktion und Adduktion eines Beins, während das andere auf dem Ball liegt

Der Patient liegt auf dem Rücken und legt ein Bein auf den Ball. Das andere hebt er in mindesten 90° Hüftbeugung und bewegt es durch transversale Adduktion und Abduktion der Hüfte rhythmisch von einer Seite zur anderen. Der Ball mit dem aufgestützten Bein rollt reaktiv in die jeweils entgegengesetzte Richtung.

Der Kopf des Patienten ruht auf einem Kissen, der Rumpf liegt flach auf der Matte. Er läßt seine Arme etwas abduziert auf dem Boden liegen, die Handflächen zeigen nach unten. Die Therapeutin sorgt dafür, daß sein hemiplegisches Bein entspannt auf dem Ball ruht. Der Patient hebt das gesunde Bein in die Luft und hält es etwas mehr als 90° in der Hüfte gebeugt. Er adduziert dieses Bein und läßt sich das hemiplegische Bein auf dem Ball in die kontralaterale Richtung bewegen (Abb. 9.10 a).

Die Therapeutin unterstützt die Bewegung mit beiden Händen auf den Beinen des Patienten. Dieser schwingt das gesunde Bein in die Abduktion, wobei das hemiplegische Bein gleichzeitig abduziert wird (Abb. 9.10 b).

Der Patient wiederholt die Bewegung in die Abduktion und Adduktion mehrmals rhythmisch und mit leichtem Schwung. Die Therapeutin hilft immer weniger, bis er ihre Führung nicht mehr braucht (Abb. 9.11).

211

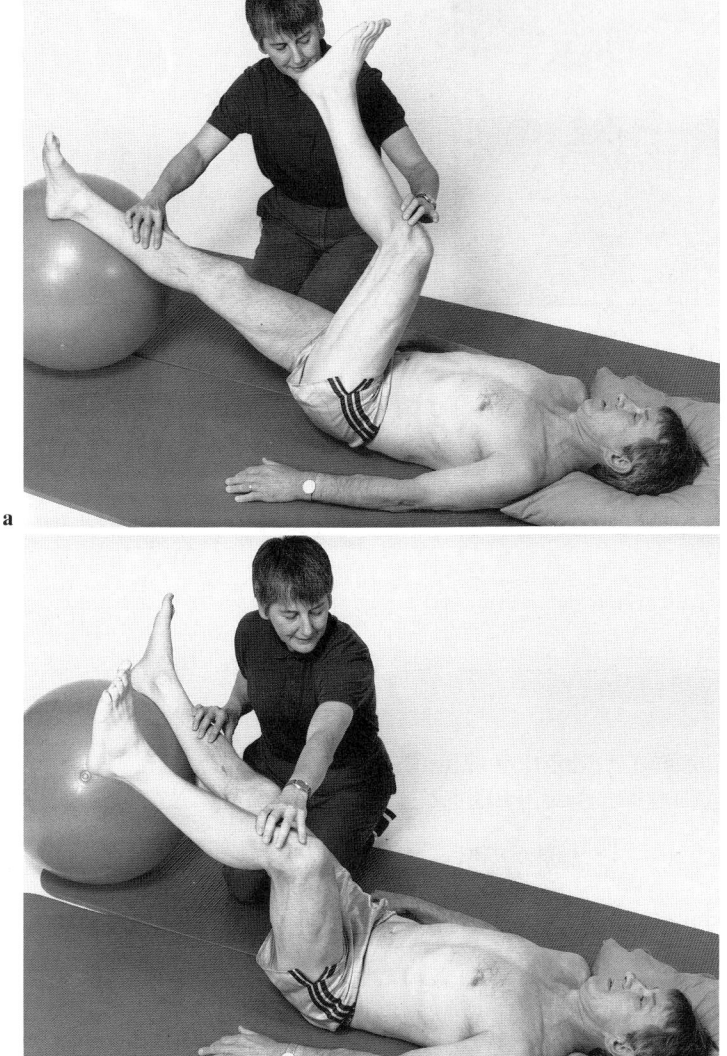

a

b

**Abb. 9.10 a, b.** Der Patient abduziert und adduziert abwechselnd das gesunde Bein auf der transversalen Ebene. Das gelähmte Bein liegt auf dem Ball (rechtsseitige Hemiplegie)

Die Aktivität kann auch auf der Behandlungsbank ausgeführt werden (Abb. 9.12 a, b).

Gelingt diese Bewegung mühelos, hebt der Patient den gesunden Arm bis ungefähr 90° Flexion im Schultergelenk an. Wenn er etwas Willküraktivität im gelähmten Arm hat, kann er einen Stab mit beiden Händen waagerecht über sich halten (Abb. 9.13). Die Rumpfstabilisatoren werden effektiver stimuliert, wenn

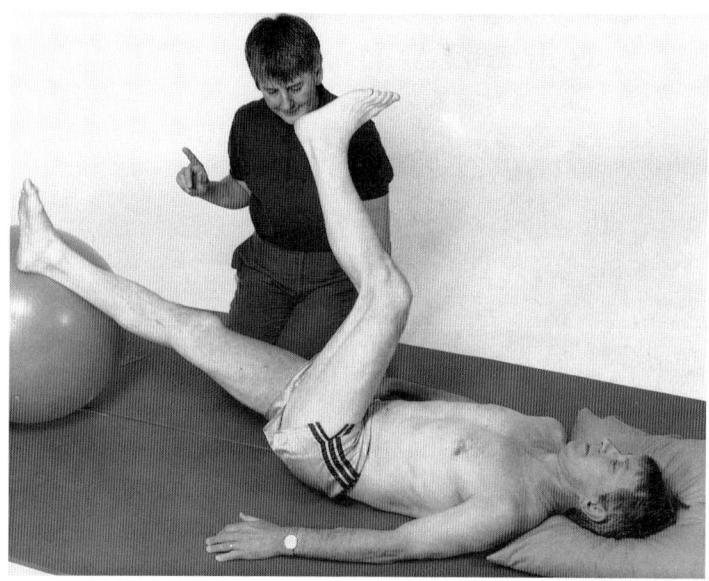

**Abb. 9.11.** Der Patient abduziert und adduziert das gesunde Bein, das er im Hüftgelenk 90°
gebeugt hat. Das andere Bein bewegt sich reaktiv in die entgegengesetzte Richtung (rechtsseitige Hemiplegie)

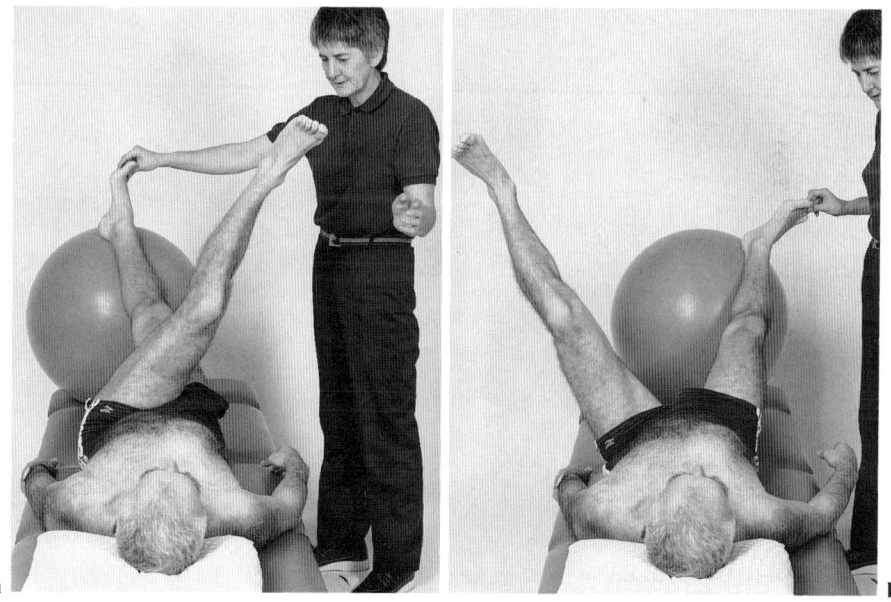

a                                                                                                                          b

**Abb. 9.12 a, b.** In Rückenlage auf der Behandlungsbank abduziert und adduziert der Patient das gesunde Bein und stabilisiert dabei den oberen Rumpf (rechtsseitige Hemiplegie)

213

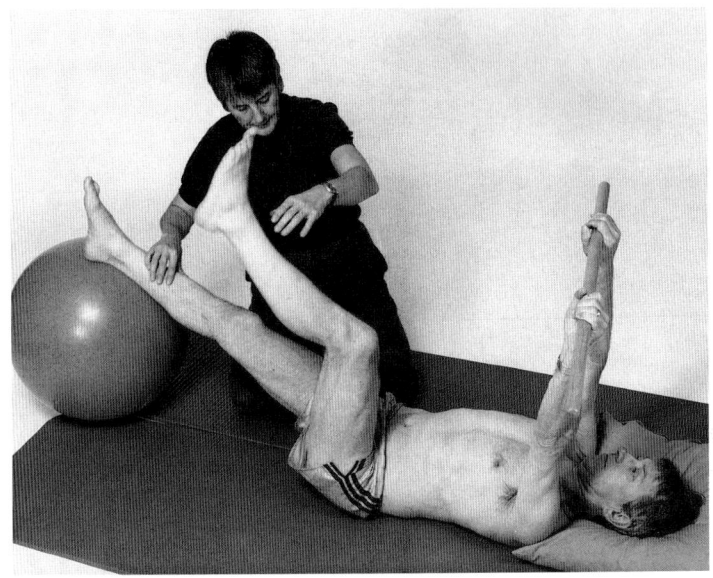

**Abb. 9.13.** Der Patient hält einen Stab waagerecht in beiden Händen, während er das gesunde Bein bewegt (rechtsseitige Hemiplegie)

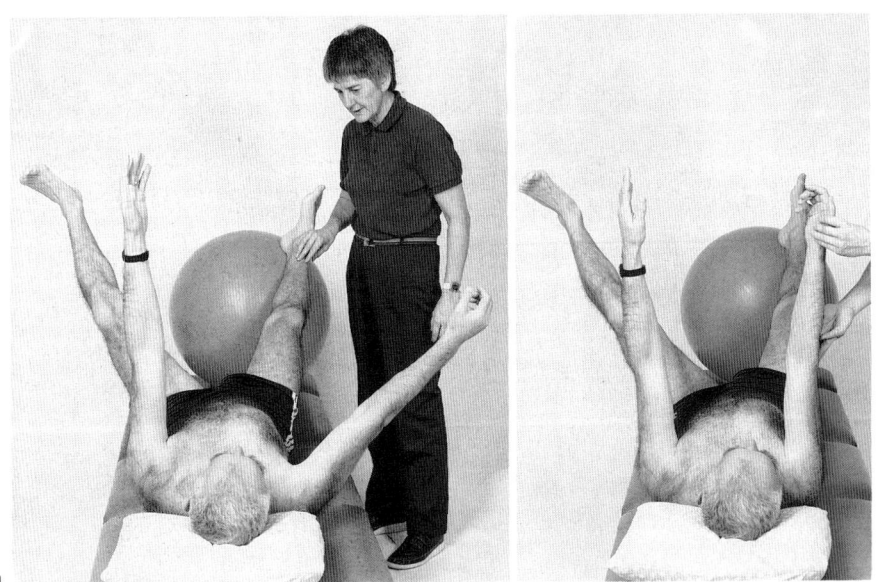

a                                                                                                                    b

**Abb. 9.14 a, b.** Der Patient hält beide Arme senkrecht und parallel zueinander hoch, während er die Beine abduziert und adduziert (rechtsseitige Hemiplegie). **a** Es fällt ihm schwer, den betroffenen Arm in dieser Stellung zu halten. **b** Die Therapeutin korrigiert die Armstellung

214

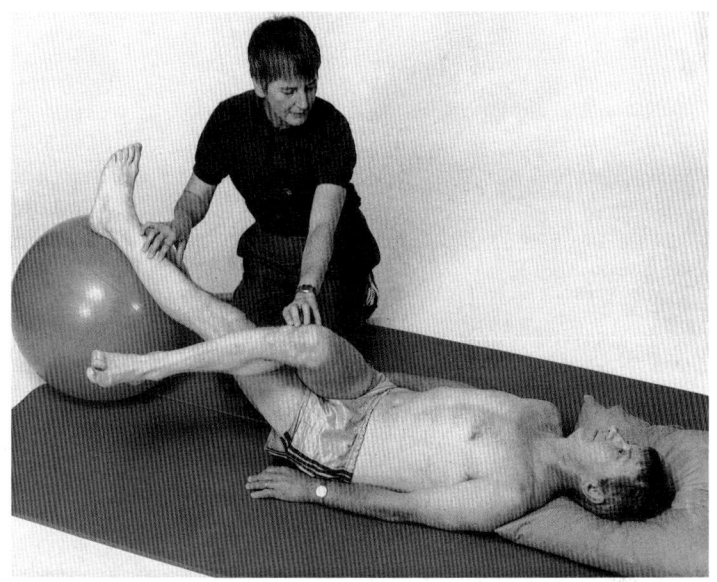

**Abb. 9.15.** Der Patient adduziert und abduziert das gelähmte Bein; das gesunde Bein liegt auf dem Ball. Die Therapeutin fazilitiert die rhythmische Wechselbewegung (rechtsseitige Hemiplegie)

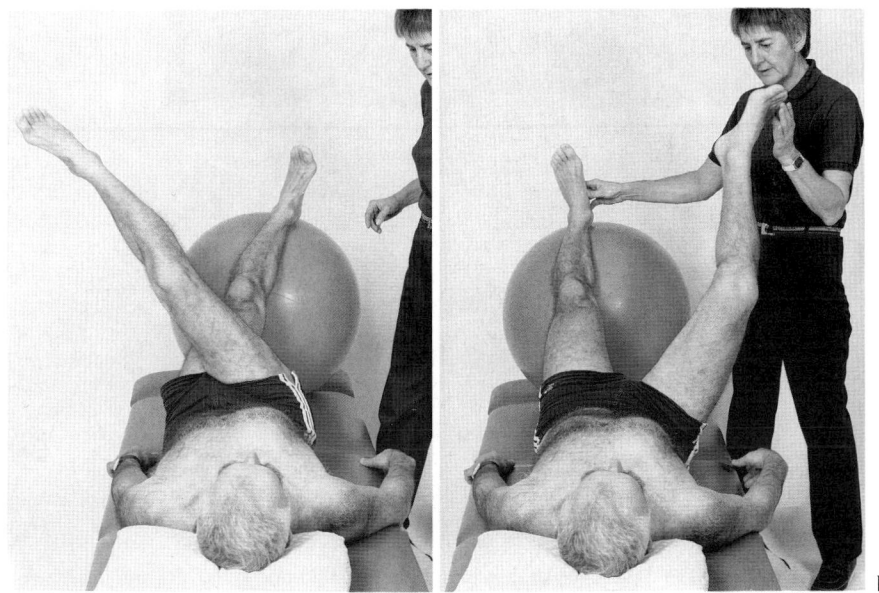

a
b

**Abb. 9.16a, b.** Der Patient adduziert und abduziert das gelähmte Bein in rhythmischem Wechsel. Das gesunde Bein bewegt sich in die jeweils entgegengesetzte Richtung (rechtsseitige Hemiplegie)

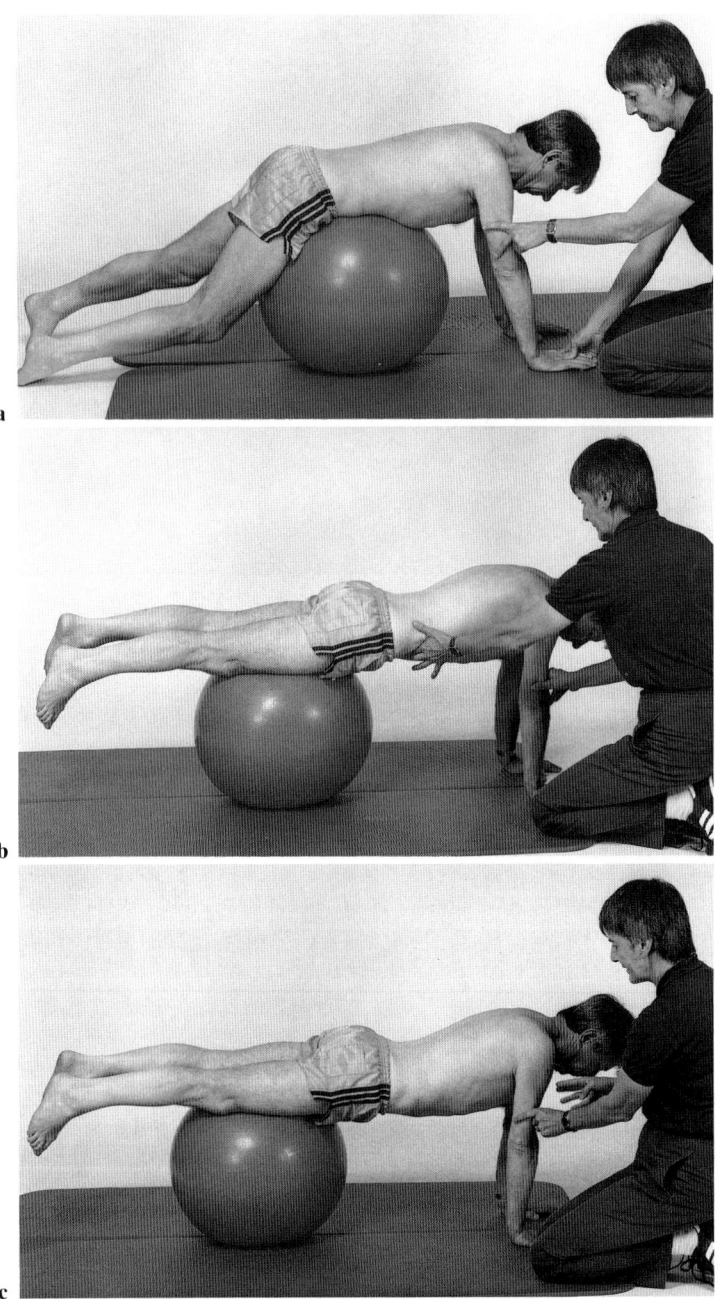

a

b

c

**Abb. 9.17 a–c.** Der Patient legt sich bäuchlings auf den Ball und stützt sich mit beiden Armen auf (rechtsseitige Hemiplegie). **a** Er legt sich aus dem Kniestand auf den Ball. Die Therapeutin setzt seine gelähmte Hand flach auf den Boden. **b** Er bringt sein Gewicht vor den Ball und hält seinen Rumpf in einer geraden Linie. **c** Er hält den Ball mit seinen gestreckten und adduzierten Beinen in Position

er den gesunden Arm nicht gegen den Boden drückt. Ein Patient, der den betroffenen Arm besser kontrollieren kann, hält ihn, parallel zum gesunden, senkrecht in die Höhe. Es wird ihm zunächst schwerfallen, ihn in dieser Stellung zu halten (Abb. 9.14a). Die Therapeutin hilft ihm, den Arm in der korrekten Position zu halten und vermindert dann allmählich ihre Unterstützung (Abb. 9.14b).

Schließlich kann die Ausgangsposition gewechselt werden: das gesunde Bein liegt auf dem Ball, und das gelähmte Bein wird adduziert und abduziert. Diese Variation ist jedoch für den Patienten weit schwieriger (Abb. 9.15).

Wahrscheinlich wird er das Tempo der Bewegung verringern und den gesunden Arm auf dem Boden liegen lassen müssen. Die Therapeutin hilft, wenn nötig, bei der Bewegung beider Beine (Abb. 9.16a, b).

## 9.2 Ballaktivitäten in Bauchlage

### 9.2.1 Liegestütz, mit beiden Beinen auf dem Ball

Der Patient kniet vor dem Ball auf dem Boden und legt sich aus dieser Position auf den Ball. Die Therapeutin hilft ihm, die gelähmte Hand flach auf den Boden zu setzen und den betroffenen Ellbogen gestreckt zu halten, wenn dieser Gewicht übernimmt (Abb. 9.17a).

Der Patient geht auf seinen Händen immer weiter nach vorne und bringt dabei sein Gewicht nach vorne, bis seine Füße vom Boden abheben. Er hält die Beine gestreckt und adduziert und versucht, den Bauch nicht durchhängen zu lassen, sondern den Rumpf ganz gerade, in einer Linie mit den Beinen zu halten (Abb. 9.17b).

Der Patient muß seine Bauchmuskeln verstärkt aktivieren, wenn er die Hände weiter nach vorne setzt und der Ball das Gewicht der Beine weiter distal unter den Knien übernimmt (Abb. 9.17c). Er soll versuchen die Brustwirbelsäule trotz der enormen Anspannung der Bauchmuskeln gestreckt zu halten.

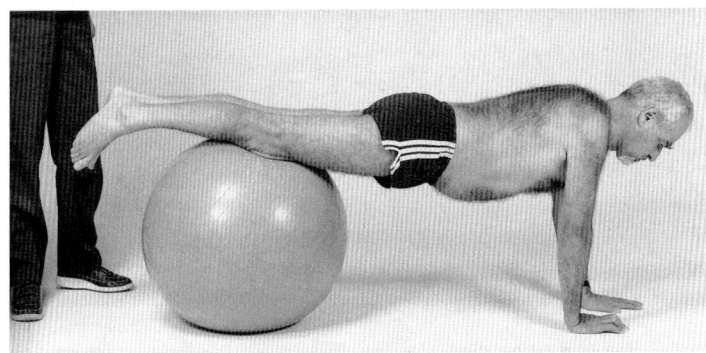

**Abb. 9.18.** Je weiter der Patient die Hände vom Ball entfernt, desto mehr Bauchmuskelaktivität braucht er (rechtsseitige Hemiplegie)

Der Patient schiebt sich über den Ball zurück in die kniende Position, wobei die Therapeutin seine gelähmte Hand führt.

Der Patient lernt zunehmend, seinen Rumpf zu kontrollieren und braucht immer weniger Hilfe. Schließlich kann er alleine mit den Händen nach vorne gehen und die Rumpfstellung halten. Sein Gewicht ruht auf beiden Armen und den Knien, die allein noch Kontakt mit dem Ball haben (Abb.9.18).

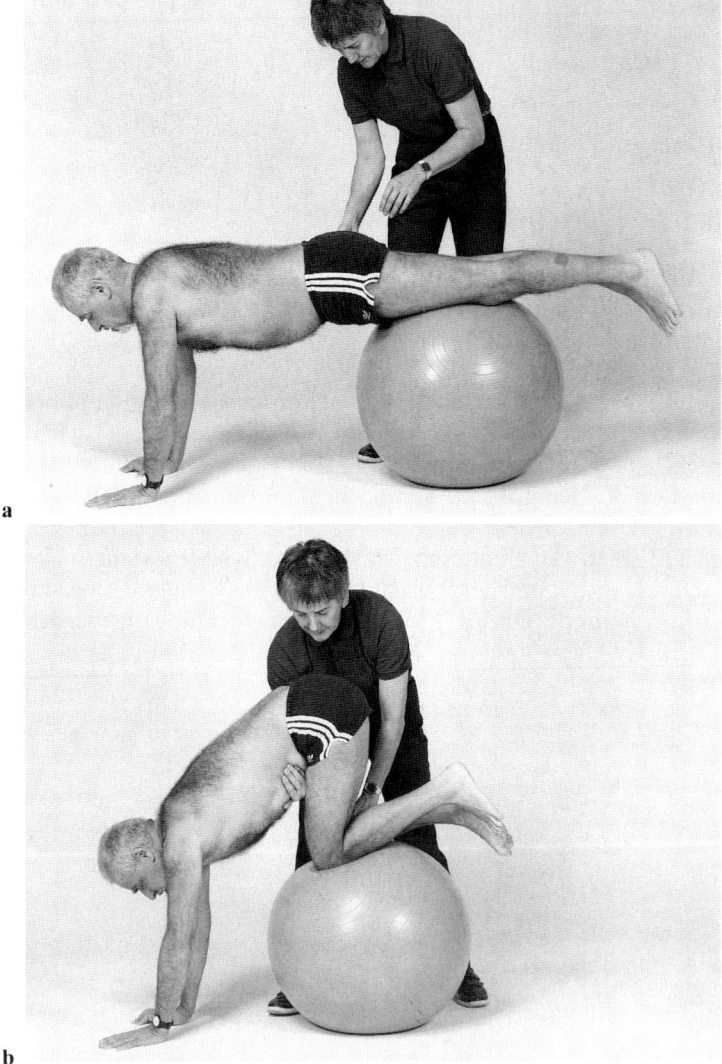

a

b

**Abb.9.19a,b.** Die Therapeutin fazilitiert die Flexion der Lendenwirbelsäule und hilft dem Patienten, das gelähmte Bein zu beugen (rechtsseitige Hemiplegie)

### 9.2.2 Flexion des unteren Rumpfs und der Hüftgelenke, mit beiden Knien auf dem Ball

Ist der Patient so weit fortgeschritten, daß er in Bauchlage den Ball halten und sein Gewicht mit seinen Armen sicher aufnehmen kann, ohne daß die Therapeutin seinen betroffenen Ellbogen in Extension sichern muß, beugt er beide Beine an und rollt den Ball mit den Knien unter sich heran.

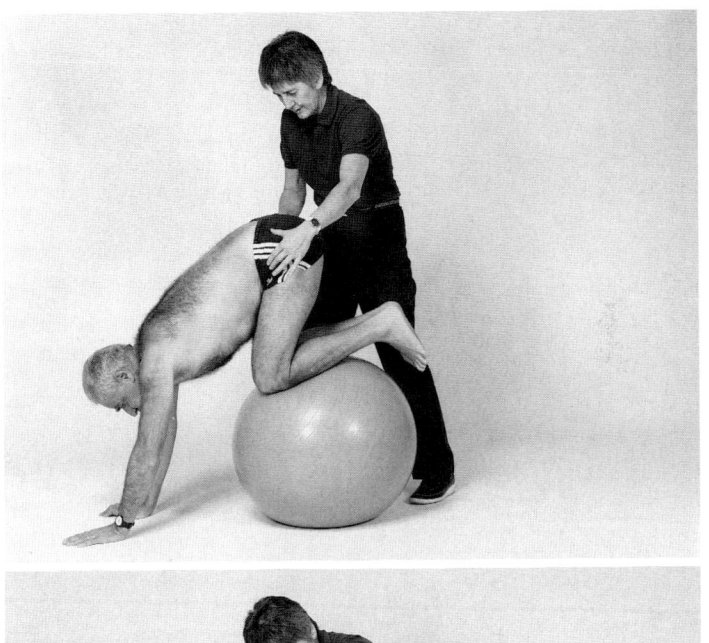

a

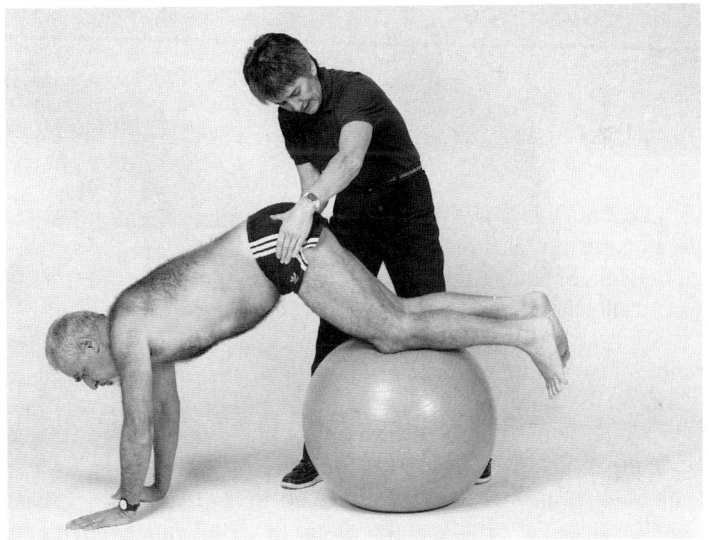

b

**Abb. 9.20 a, b.** Der Patient hält sein Gleichgewicht mit reduzierter Hilfestellung. Dann rollt er den Ball langsam in die Ausgangsposition zurück (rechtsseitige Hemiplegie)

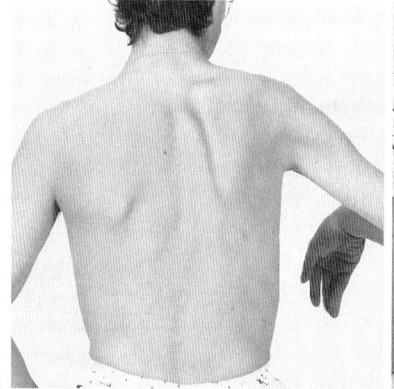
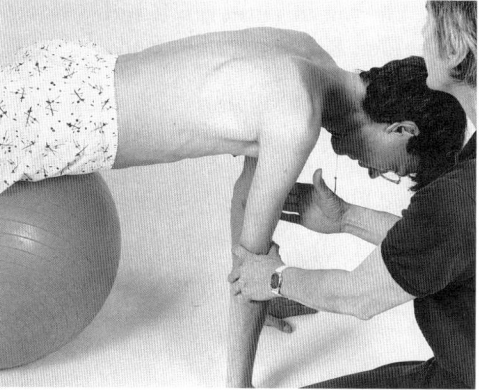

a                                                                                  b

**Abb. 9.21 a, b.** Es erfordert gut koordinierte Stabilisationsaktivität zwischen der Rumpf-
und Schultergürtelmuskulatur, um den Ball still zu halten (rechtsseitige Hemiplegie)

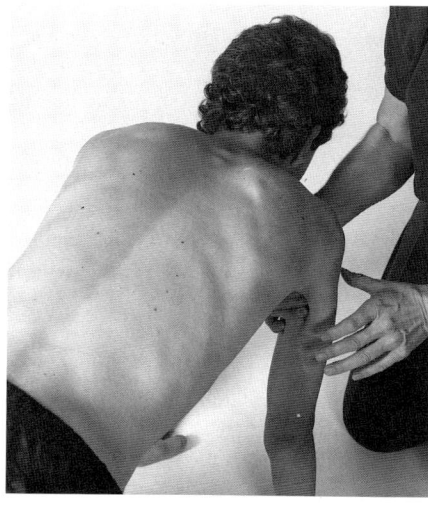

**Abb. 9.22.** Stimulation der Muskeln, die
die Schulterblätter am Thorax halten
(vgl. Abb. 9.30 a, b; rechtsseitige Hemiplegie)

Die Therapeutin unterstützt mit der einen Hand auf seinem Unterbauch
die Flexion der Wirbelsäule und hilft mit der anderen, das hemiplegische Bein
zu beugen. Sie steht neben dem Patienten und kann bei Balanceschwierigkei-
ten ausgleichend eingreifen (Abb. 9.19 a, b).

Sind seine Hüften und Knie gebeugt, plaziert sie ihre Hände auf je eine
Seite seines Beckens. Der Patient soll versuchen, das Gleichgewicht zu halten,
während die Therapeutin ihre Hilfe allmählich reduziert (Abb. 9.20 a).

Der Patient rollt den Ball von seinen Armen weg und kehrt in die Ausgangsposition zurück. Je langsamer er den Ball bewegt, desto stärker muß er
seine Bauchmuskeln aktivieren (Abb. 9.20 b). Er kann versuchen, mitten in
der Bewegung anzuhalten und dabei den Ball ganz still zu halten. Die Bewegungssequenz erfordert nicht nur kräftige Anspannung der unteren Rumpfmuskulatur, sondern auch koordinierte Stabilisationsaktivität der Lateralfle-

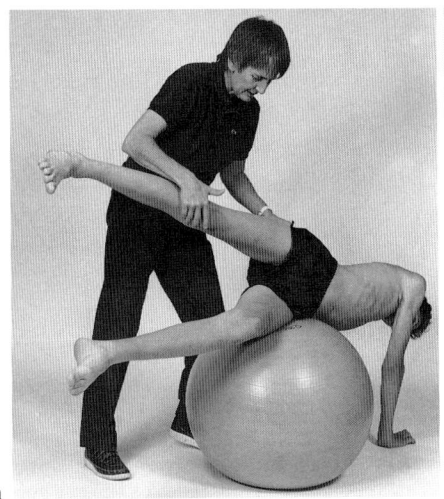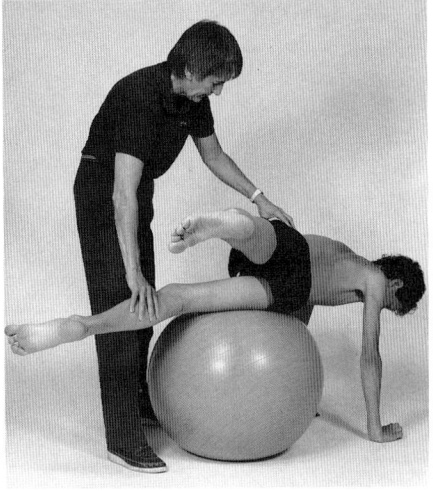

a                                                                                                 b

**Abb. 9.23 a, b.** Der Patient dreht den Rumpf, bis nur noch ein Trochanter auf dem Ball liegt. Die Therapeutin hilft ihm, das obere Bein zu strecken und zu abduzieren (rechtsseitige Hemiplegie)

xoren des Rumpfs, um zu verhindern, daß der Ball zur Seite wegrollt und der Patient das Gleichgewicht verliert.

Diese Aktivität stimuliert auch unmittelbar die Muskeln, die die Skapula am Thorax stabilisieren und grundsätzlich alle Muskeln, die auf das Schultergelenk einwirken (Abb. 9.21 a, b und 9.22).

### 9.2.3 Rumpfrotation, bis nur noch ein Trochanter auf dem Ball aufliegt

Weiter fortgeschrittene Patienten können ihren Rumpf aus der Bauchlage drehen, bis nur noch eine Hüfte Kontakt mit dem Ball hat.

Zu Beginn liegt der Ball unter den Oberschenkeln und Hüften des Patienten. Der Patient rollt den Ball seitwärts, indem er seinen Rumpf dreht. Das untere Bein bewegt sich auf dem Ball nach vorne, das andere wird in Abduktion und Extension abgespreizt (Abb. 9.23 a).

Die Therapeutin hilft dem Patienten, das jeweils obere Bein zu abduzieren und zu strecken und die Bewegung des Balls zu kontrollieren.

Die Aktivität wird nach beiden Seiten geübt. Die Therapeutin gibt immer weniger Hilfestellung, bis der Patient den Ball selbst unter Kontrolle hat (Abb. 9.23 b).

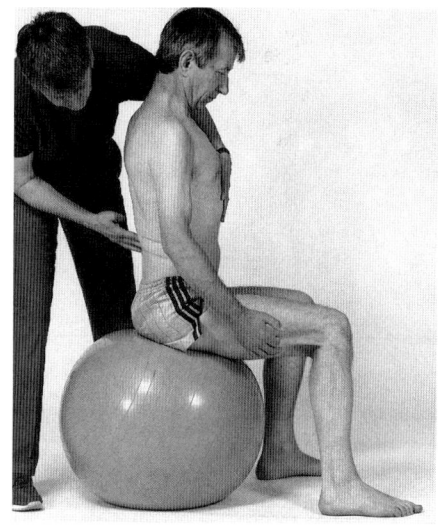

**Abb. 9.24.** Der Patient sitzt aufrecht auf dem Ball, er extendiert die Lendenwirbelsäule (rechtsseitige Hemiplegie)

## 9.3 Ballaktivitäten im Sitzen

Wichtig ist die korrekte Ausgangsposition, bevor der Ball überhaupt bewegt wird. Der Patient soll in der Lage sein, jederzeit schnell und mühelos exakt in diese Stellung zurückzukehren. Schon in korrekter Haltung und ganz ruhig auf dem Ball zu sitzen erfordert ständige koordinierte Rumpfmuskelaktivität. Der Patient sitzt so auf dem Ball, daß sein Gesäß direkt über dessen Mittelpunkt plaziert ist. Die Beine sind leicht abduziert, die Knie über den Füßen, d. h. die Oberschenkel sind parallel zu den Füßen ausgerichtet. Hüft- und Kniegelenke stehen im rechten Winkel.

Die Therapeutin steht hinter dem Patienten, um seine Haltung zu korrigieren, ihm angemessene Hilfestellung zu geben und, wenn nötig, den Ball mit ihren Beinen zu halten (Abb. 9.24).

### 9.3.1 Die Lendenwirbelsäule beugen und strecken

Der Patient rollt den Ball zwischen seinen Beinen nach vorne. Die Brustwirbelsäule bleibt gestreckt.

Die Therapeutin hilft dem Patienten, den Thorax zu stabilisieren, indem sie mit einem Arm seinen Brustkorb von vorne umfaßt und mit der anderen Hand von hinten die Extension unterstützt. Mit einem Bein bewegt sie den Ball in die gewünschte Richtung nach vorne (Abb. 9.25 a).

Der Patient hält beide Beine in der gleichen Abduktionsstellung und versucht selbst, den Ball zwischen ihnen nach vorne zu rollen (Abb. 9.25 b).

222

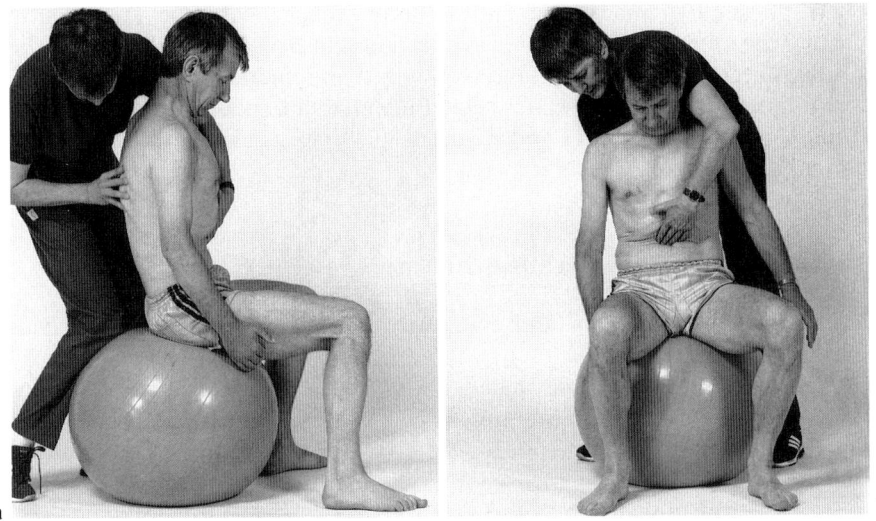

**Abb. 9.25 a, b.** Flexion der Lendenwirbelsäule (rechtsseitige Hemiplegie). **a** Die Therapeutin hilft dem Patienten, die Brustwirbelsäule zu stabilisieren und bewegt den Ball mit ihrem Knie nach vorne. **b** Der Patient rollt den Ball selber zwischen seinen Oberschenkeln nach vorne

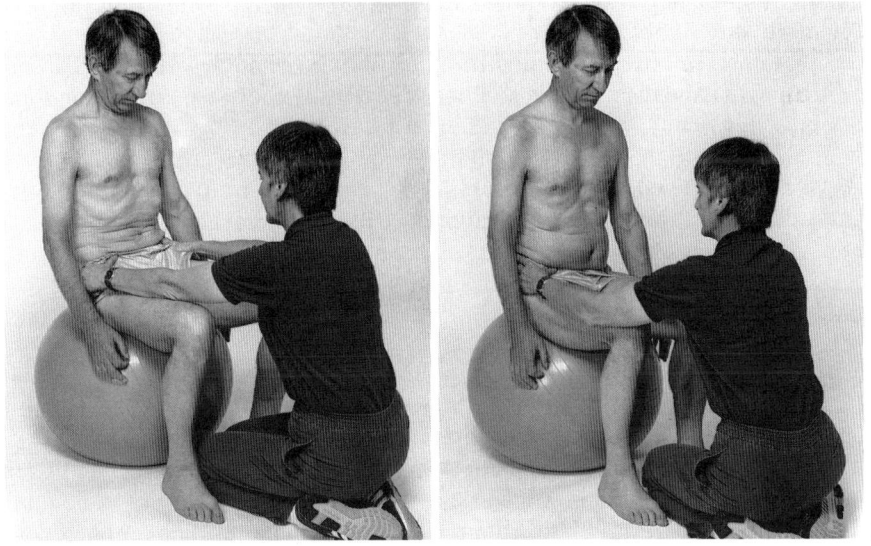

**Abb. 9.26 a, b.** Flexion und Extension der Lendenwirbelsäule. Die Therapeutin fazilitiert die Bewegung des Beckens (rechtsseitige Hemiplegie)

Wenn der Patient weniger Hilfestellung braucht, kann die Therapeutin sich vor ihn knien und ihre Hände seitlich auf sein Becken legen. Sie kann die Abduktion im Hüftgelenk mit ihren Ellbogen an seinen Oberschenkelinnenseiten unterstützen (Abb. 9.26 a). Der Patient rollt den Ball durch selektive Flexion und Extension der Lendenwirbelsäule so weit er kann nach vorne und hinten (Abb. 9.26 b).

### 9.3.2 Lateralflexion der Lendenwirbelsäule

Die isolierte Lateralflexion der Lendenwirbelsäule ist für den Patienten etwas schwieriger.

Die Therapeutin steht neben dem Patienten, sie stabilisiert mit ihren Händen seinen Thorax und übernimmt einen Teil des Rumpfgewichts. Sie rollt den Ball mit ihrem Knie zur anderen Seite, der Patient bringt ihn zur Mitte zurück (Abb. 9.27).

Die Therapeutin wechselt ihre Position und wiederholt die Sequenz von der anderen Seite. Sie kann die Wirbelsäule immer direkt beobachten und feststellen, ob die Bewegung tatsächlich in deren lumbalem Abschnitt stattfindet (Abb. 9.28).

Spürt der Patient die Bewegung des Balls, nimmt er zunehmend aktiv an der Bewegung teil. Die Therapeutin reduziert ihre Hilfestellung entsprechend und setzt ihre Hände nur noch punktuell ein.

Schließlich kann sie vor den Patienten knien und die Bewegung mit ihren Händen direkt am Becken fazilitieren (Abb. 9.29).

Oft überstreckt der Patient den thorakalen Abschnitt der Wirbelsäule, die Schulterblätter liegen dem Thorax dann nicht mehr an, sondern geraten in Flügelstellung (Abb. 9.30 a, b).

Legt er seine Arme um einen Ball und hält ihn ohne Anstrengung an seiner Brust, so kann die normale Kyphose der Brustwirbelsäule erreicht und die Stellung der Schulterblätter korrigiert werden (Abb. 9.30 c, d). Der Patient kann dann den Ball, auf dem er sitzt, von einer Seite zur anderen rollen. Er versucht, die aktive Bewegung mit Hilfe der Therapeutin auf die lumbale Wirbelsäule zu beschränken. Seine Schultern sollen dabei in gleicher Höhe bleiben (Abb. 9.31 a, b).

### 9.3.3 Auf dem Ball federn

Der Patient stabilisiert seinen Rumpf in aufrechter Haltung und federt dann auf dem Ball auf und ab, indem er die Knie selektiv streckt, dann wieder locker läßt. Die Füße bleiben flach auf dem Boden stehen, die Knie zeigen stets über die Fußspitzen und bewegen sich weder zueinander hin noch voneinander weg. Kann sich der Patient gut im Gleichgewicht halten, hebt er bei jedem dritten Mal das Gesäß vom Ball ab, läßt sich wieder fallen und federt dann mit Ballkontakt weiter (Abb. 9.32).

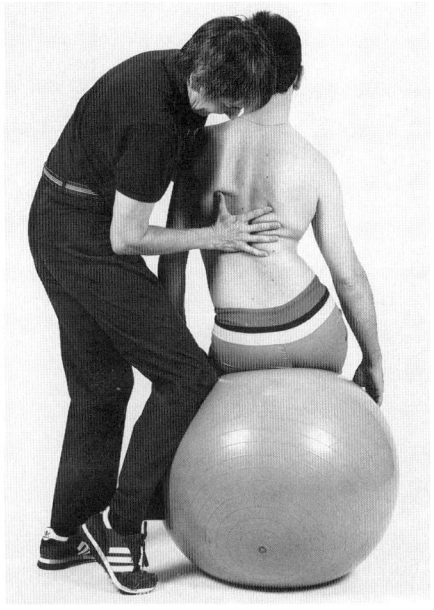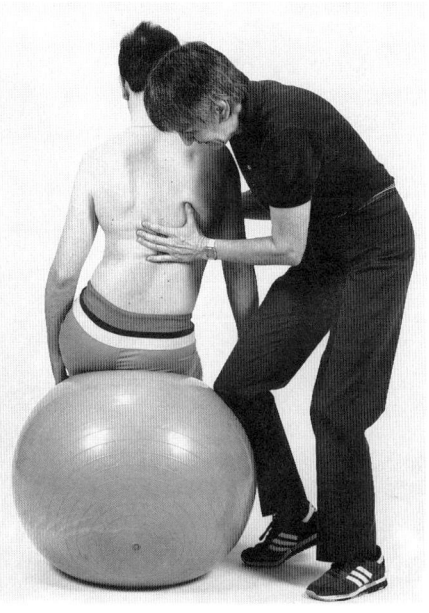

9.27

9.28

**Abb. 9.27.** Selektive Lateralflexion der Lendenwirbelsäule. Die Therapeutin hilft dem Patienten, die Brustwirbelsäule zu stabilisieren und bewegt den Ball mit ihrem Knie zur gesunden Seite (linksseitige Hemiplegie)

**Abb. 9.28.** Die Therapeutin stabilisiert die Brustwirbelsäule und schiebt den Ball zur gelähmten Seite (linksseitige Hemiplegie)

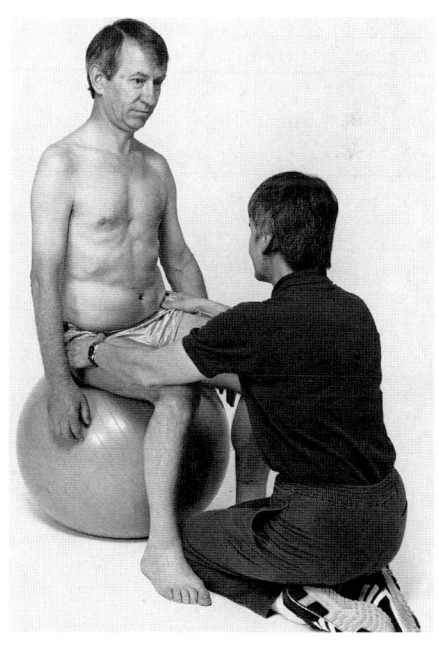

**Abb. 9.29.** Selektive Lateralflexion des
Rumpfs mit Fazilitation am Becken
(rechtsseitige Hemiplegie)

225

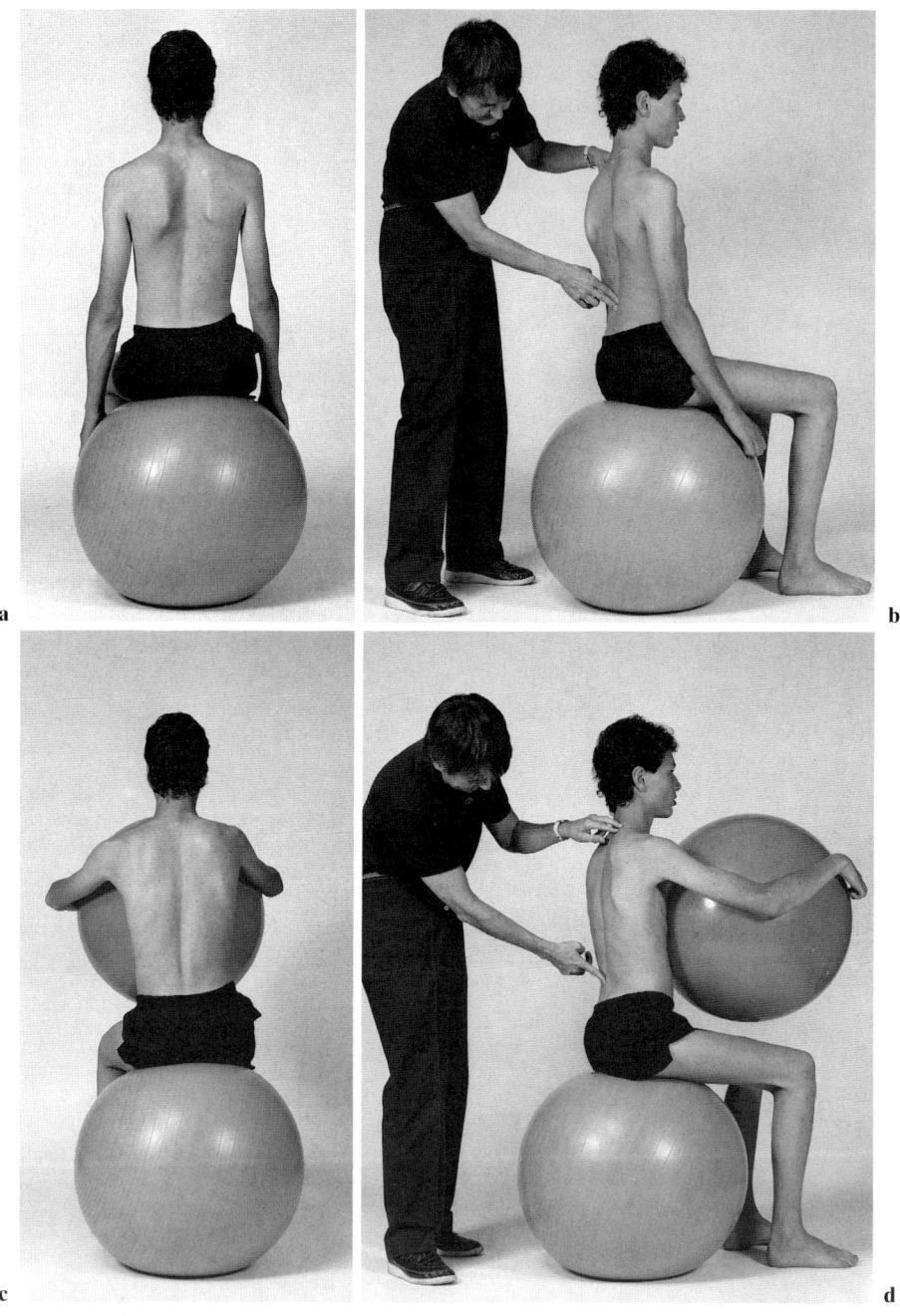

a                                                                          b

c                                                                          d

**Abb. 9.30 a–d.** Der Patient hält mit beiden Armen einen großen Ball, um die Stellung der Brustwirbelsäule und der Schulterblätter zu korrigieren (rechtsseitige Hemiplegie). **a** Scapulae alatae. **b** Aktiv überstreckte Brustwirbelsäule. **c** Korrigierte Schulterblattstellung. **d** Normale Kyphose der Brustwirbelsäule

226

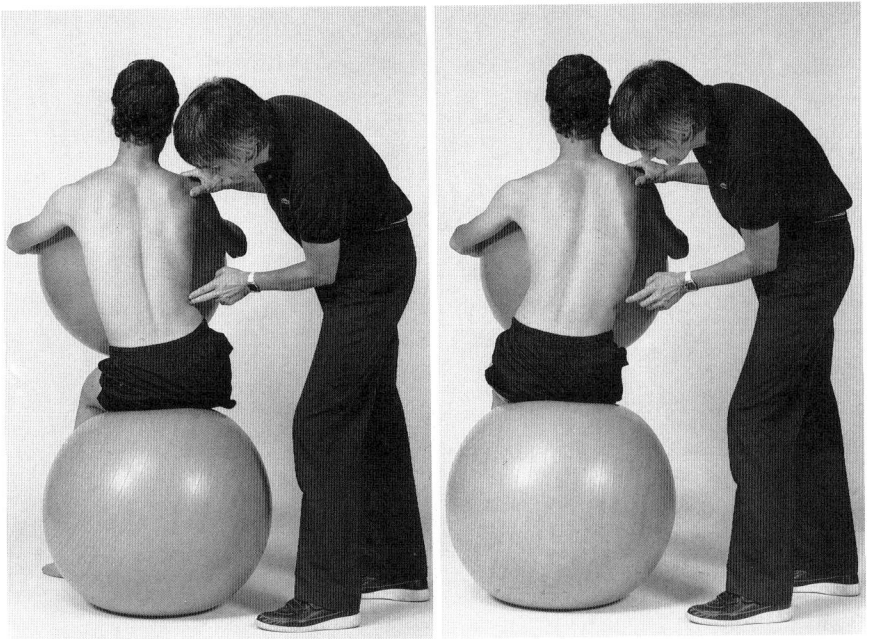

a                                                                    b

**Abb. 9.31 a, b.** Der Patient bewegt den Ball von einer Seite zur anderen. Er versucht, nur die Lendenwirbelsäule zu bewegen (rechtsseitige Hemiplegie)

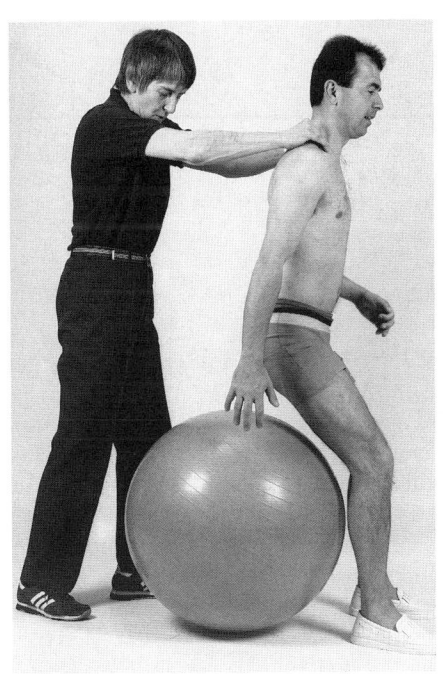

**Abb. 9.32.** Der Patient federt auf dem Ball. Er läßt die Füße flach auf dem Boden stehen und hält die Lendenwirbelsäule gestreckt (linksseitige Hemiplegie)

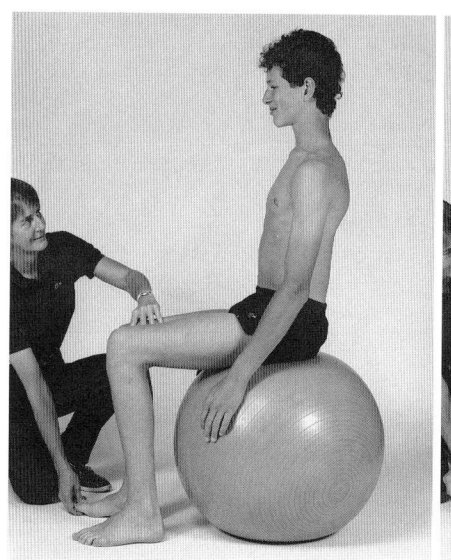
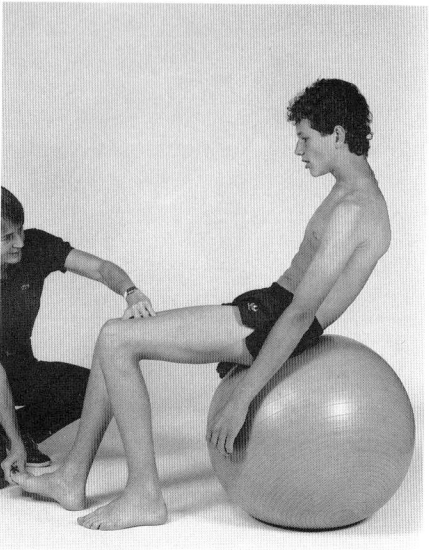

a

b

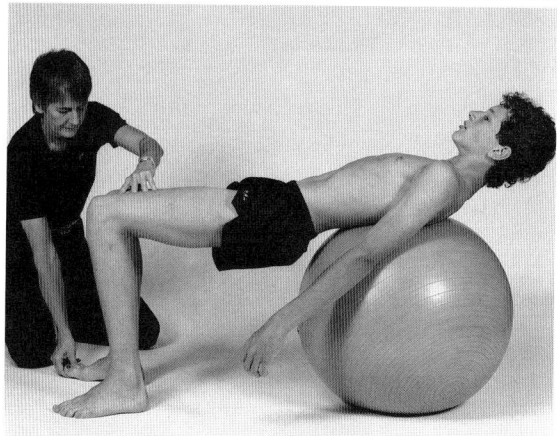

**Abb. 9.33 a–c.** Der Patient
geht mit beiden Füßen vorwärts, bis nur noch die
Schulterblätter auf dem Ball
liegen (rechtsseitige Hemiplegie). **a** Die Therapeutin
hemmt die Supination des
Fußes und die Flexion der
Zehen. **b** Der Patient setzt
seine Füße Schritt für
Schritt weiter nach vorne.
**c** Er hält seinen Rumpf und
die Oberschenkel in einer
waagerechten Linie

c

## 9.3.4 Mit beiden Füßen vorwärts gehen, bis nur noch die Schultern auf dem Ball liegen

Der Patient sitzt zunächst auf dem Ball. Dann geht er mit seinen Füßen Schritt
für Schritt in gleichmäßigem Rhythmus vorwärts, bis der Ball ungefähr unter
seine Schulterblätter gelangt ist und die Füße unter den Knien stehen. Er versucht, den Rumpf und die Oberschenkel in einer Linie zu halten, das Gesäß
nicht absinken zu lassen (Abb. 9.33 a–c).

Die Therapeutin hält den Fuß des Patienten in neutraler Stellung und verhindert schon im Ansatz, daß sich die Zehen beugen oder daß der Fuß in Supination zieht. Mit der anderen Hand fazilitiert sie die Bewegung des betrof-

228

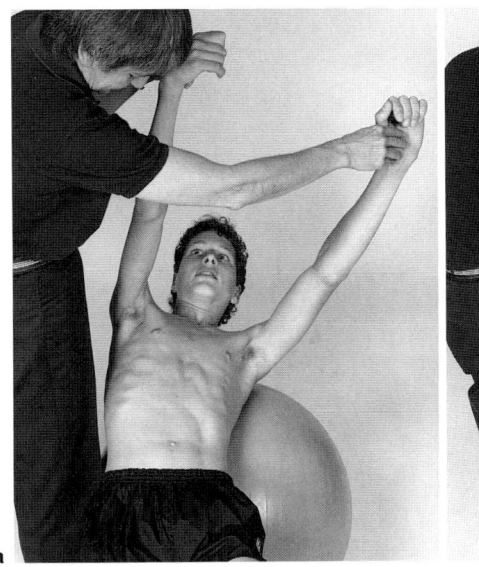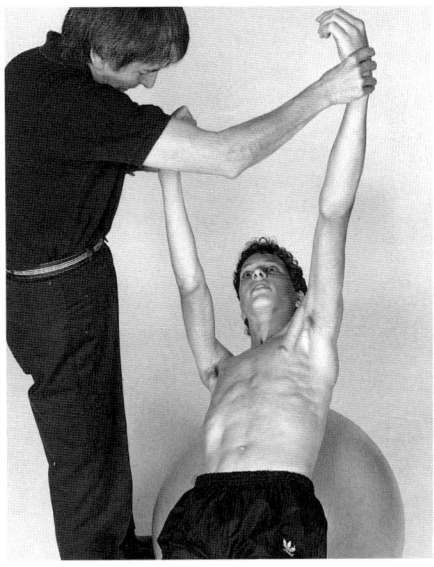

**Abb. 9.34 a, b.** Der Patient rotiert den Rumpf und bewegt dabei den Ball von einer Seite zur anderen. Die Therapeutin hält seine Arme gestreckt hoch und fazilitiert die Bewegung (rechtsseitige Hemiplegie)

fenen Knies. Je dichter die Füße beieinander stehen, desto schwieriger ist es, Seitwärtsbewegungen des Balls zu verhindern. Die Beine sollen im Hüftgelenk nicht abduziert werden; die Oberschenkel sollen parallel zur Längsachse der Füße ausgerichtet sein.

Kann der Patient diese Stellung ohne Hilfe halten und bleibt sein Fuß flach auf dem Boden, wechselt die Therapeutin ihre Position. Sie stellt sich neben ihn und hält seine Arme mit gestreckten Ellbogen parallel zueinander in die Höhe.

Der Patient dreht eine Rumpfseite nach oben. Dadurch rollt er den Ball zu dieser Seite und der gleichseitige Arm wird zur Decke gehoben.

Die Therapeutin fazilitiert die Bewegung, indem sie den einen Arm des Patienten etwas anhebt, den anderen leicht nach unten drückt (Abb. 9.34 a, b). Die Bewegung wird rhythmisch von einer Seite zur anderen wiederholt. Diese Aktivität ist schwierig, sie erfordert selektive Rumpf- und Beinkontrolle. Nur fortgeschrittene Patienten werden sie meistern.

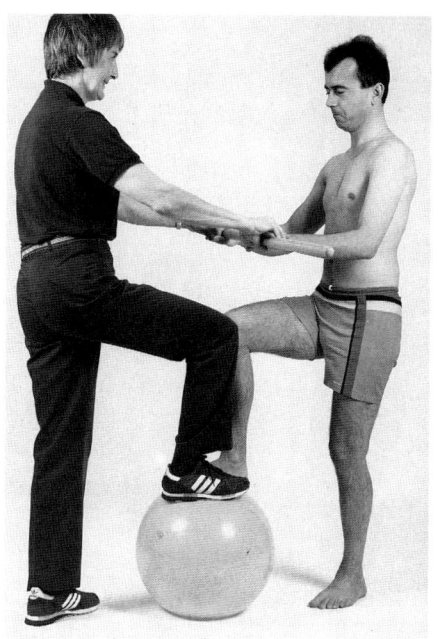

**Abb. 9.35.** Der Patient steht auf dem gelähmten Bein und setzt den gesunden Fuß auf den Ball (linksseitige Hemiplegie)

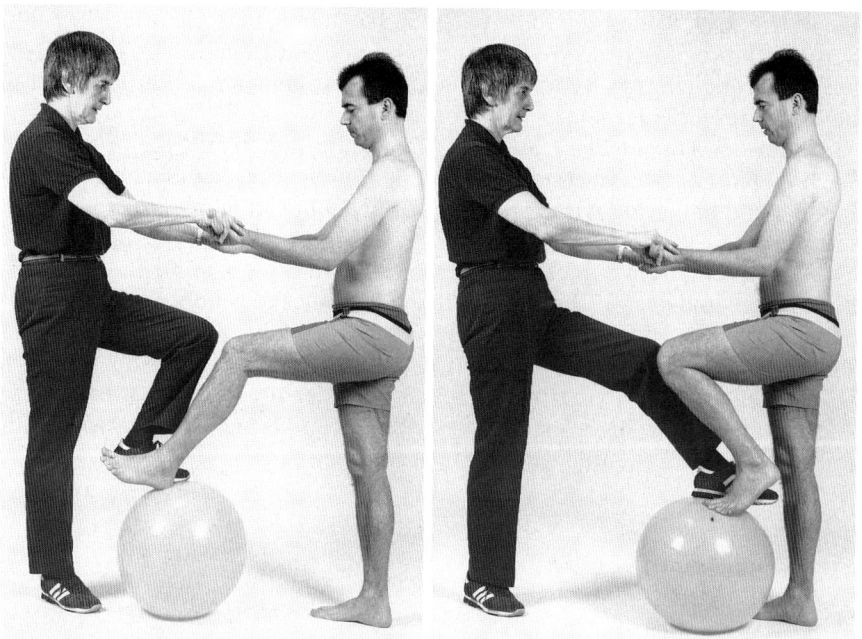

a

b

**Abb. 9.36 a, b.** Der Patient folgt der Ballbewegung mit dem gelähmten Bein (linksseitige Hemiplegie)

## 9.4 Ballaktivitäten im Stehen

### 9.4.1 Im Einbeinstand, mit dem anderen Fuß auf dem rollenden Ball

Der Patient hält einen Stab waagerecht vor sich, die Hände schulterbreit auseinander. Die Therapeutin plaziert ihre Hand über seine gelähmte Hand und hält diese in Dorsalflexion. Ihre andere Hand legt sie nur leicht auf seine gesunde Hand am Stab.

Der Patient steht auf seinem hemiplegischen Bein und setzt seinen gesunden Fuß auf einen vor ihm liegenden Ball. Er darf dabei das betroffene Knie nicht überstrecken.

Die Therapeutin steht dem Patienten gegenüber und stellt ihren Fuß ebenfalls auf den zwischen ihnen liegenden Ball. Sie bewegt den Ball vor, zurück und nach beiden Seiten; der Patient folgt der Bewegung mit seinem Fuß (Abb. 9.35). Er hält seinen Rumpf aufrecht und die Hüfte des Standbeins ganz still. Nur das gesunde Bein darf den Bewegungen des Balls folgen.

Der Patient steht auf seinem gesunden Bein und setzt den gelähmten Fuß auf den Ball. Die Therapeutin muß ihm evtl. helfen, den Fuß in eine entspannte Stellung zu bringen, in der sich die Zehen nicht beugen.

Wieder rollt sie den Ball in verschiedene Richtungen und der Patient folgt den Bewegungen mit dem hemiplegischen Bein. Er versucht, die Bewegung ohne Widerstand geschehen zu lassen und seinen Fuß so zu entspannen, daß er sich an die Rundung des Balls anlegen kann (Abb. 9.36 a, b). Die Therapeu-

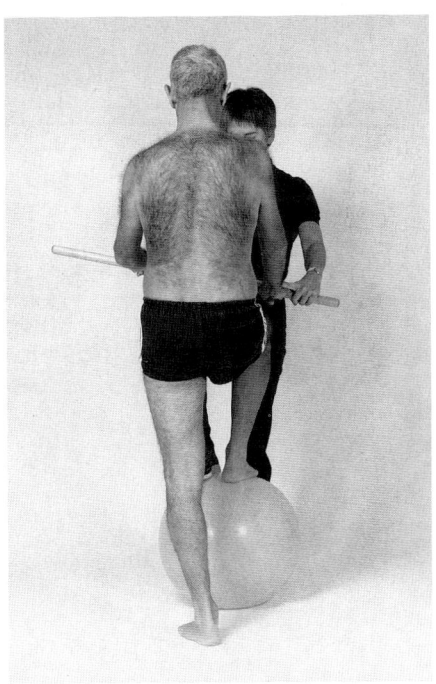

**Abb. 9.37.** Dieser Patient weicht in eine kompensatorische Bewegung aus. Er adduziert die Hüfte und schiebt das Becken zur Seite (rechtsseitige Hemiplegie)

tin muß darauf achten, daß der Patient sein gesundes Bein nicht im Hüftgelenk kompensatorisch adduziert und das Becken zu dieser Seite verschiebt (Abb. 9.37).

Unabhängig davon, welchen Fuß der Patient gerade auf den Ball gesetzt hat, hält die Therapeutin stets seine gelähmte Hand am Stab und ist jederzeit bereit, falls der Patient das Gleichgewicht verliert, den Stab auch mit der anderen Hand fest zu umfassen und ihren Fuß sofort auf den Boden zu stellen. Sie stabilisiert den Stab dann für den Patienten, so daß er sich daran festhalten kann, bis er wieder mit beiden Füßen sicher auf dem Boden steht.

## 9.5 Schlußfolgerung

Solange die jeweils ausgesuchte Aktivität nicht zu schwierig ist, wird der Patient gerne mit dem Ball arbeiten. Einige Übungen können in sein Heimprogramm aufgenommen werden, denn der Ball vermittelt ihm unmittelbar die notwendige Rückmeldung, ob er die Bewegung korrekt ausgeführt hat. Auch Verwandte und Freunde, die dem stärker behinderten Patienten zu Hause bei den Übungen helfen, erkennen leichter, ob die Bewegung stimmt oder nicht, wenn sie den Ball beobachten und verstanden haben, wie er sich bewegen soll. Allein aufrecht auf dem Ball zu sitzen und ihn still zu halten, stimuliert schon die koordinative Aktivität der Rumpfmuskeln. Ein Vorschlag könnte lauten, daß der Patient jeden Tag einige Zeit so sitzt, vielleicht während er im Fernsehen sein Lieblingsprogramm verfolgt oder sich mit seinen Enkeln unterhält.

# 10 Gehen

Für den Menschen ist Gehen elementar und selbstverständlich (Murray et al. 1964). Das Wort „Gehen" in all seinen Verbindungen finden wir in der Dichtung und in Redewendungen, und es ist mit vielen Aspekten unseres tätigen und kulturellen Lebens verbunden. Gehen erweitert und bereichert unser tägliches Leben, eröffnet uns Möglichkeiten, etwas zu erreichen und zu genießen und erleichtert uns die Arbeit. Es bedeutet für uns viel mehr als die lehrbuchmäßige Definition von Fortbewegung: „Die Bewegung des Schwerpunktes im Raum entlang einer Linie mit geringstmöglichem Energieaufwand" (Basmajian 1979) oder die klassische Lexikondefinition:

- Gehen: „Fortbewegung auf den Füßen, ohne in Laufschritt oder in Trab zu fallen."
- Gehen: „Beim Menschen oder anderen Zweifüßlern: sich durch alternierende Bewegungen der Beine fortbewegen, wobei stets ein Fuß mit dem Boden Berührung hat."

Das *Shorter Oxford Dictionary* (1985) nennt (für den englischen Sprachgebrauch) zusätzlich viele andere Bedeutungen und Synonyme:

- Von einem Ort zum anderen gehen; reisen, wandern.
- Sich in der Öffentlichkeit zeigen, sich in der Öffentlichkeit bewegen.
- An einen Ort, in eine Gegend ziehen.
- Zu Fuß von einem Ort zum anderen gehen, sei es zur Ertüchtigung, aus Freude oder zum Zeitvertreib.
- Mit jemandem gehen, als Ausdruck einer Beziehung zwischen einem jungen Mann und einer jungen Frau, die evtl. heiraten möchten.
- „Mit Gott gehen", d. h. ein gottgefälliges Leben führen oder auch in engem Kontakt mit Gott leben, sich nach den biblischen Vorschriften richten.
- Der Ausdruck „walk of life", Lebensumstände, bezieht sich auf die soziale Schicht, den Rang, das Gewerbe, den Beruf oder die Beschäftigung.

Der Gang ist ein sehr individuelles Ausdrucksverhalten und findet so auch Ausdruck in der Poesie: „By her graceful walk, the Queen of Love is known"[1] (Dryden, zitiert im Shorter Oxford Dictionary 1985).

---

[1] „An ihrem anmutigen Gang erkennt man die Königin der Liebe."

So hat das Gehen mit all seinen Assoziationen eine ganz spezielle Bedeutung für die Menschen und wird daher immer eine ganz wichtige Rolle in der Rehabilitation spielen. Sicher sehnt sich jeder Patient mit einer Hemiplegie danach, wieder gehen zu können, mit allem, was es für ihn persönlich bedeutet. Gehen lernen ist ein Ziel, das er versteht, sich vorstellen kann, ein Ziel, das Bedeutung für ihn hat.

Die Fähigkeit, ohne Stock oder andere Stütze zu gehen, hat viele Vorteile. Der Patient braucht sich dann nicht ständig mit der (einzigen) gesunden Hand Halt zu verschaffen, sondern hat sie frei für andere Aufgaben. Will er sich zu einem bestimmten Zweck oder zum Vergnügen auf den Weg machen, dann muß sein Gehen sicher und automatisch sein und darf ihn keinen zu großen Energieaufwand kosten. Das ist aber erst möglich, wenn er wieder genügend Kontrolle über sein betroffenes Bein und seinen Rumpf gewonnen hat, ein Ziel, das durch die in den vorangegangenen Kapiteln und in dem Buch *Steps to Follow* (Davies 1985; in der deutschen Übersetzung *Hemiplegie,* Davies 1986) beschriebenen Aktivitäten erreicht werden kann.

## 10.1 Gehen beobachten, analysieren und fazilitieren – theoretische Überlegungen

Viele Autoren haben verschiedene Aspekte des normalen Gehens und der Fortbewegung dargestellt; einige haben die Schwierigkeiten bei Patienten mit Hemiplegie analysiert. Das Studium dieser Beiträge hilft der Therapeutin, die Probleme zu verstehen und so den Patienten effektiver zu helfen (Basmajian 1979; Brooks 1986; Davies 1985; Klein-Vogelbach 1986; Knuttson 1981; Montgomery 1987; Murray et al. 1964; Perry 1969; Saunders et al. 1953). Wenn Gehen beobachtet oder fazilitiert wird, sollten einige grundlegende Elemente des Gehens bedacht und alle an der Bewegung beteiligten Körperteile beachtet werden.

### 10.1.1 Rhythmus und Tempo

Der normale Gang ist rhythmisch und fast mühelos; die meisten Menschen gehen mit einer Geschwindigkeit von 0,91 bis 1,52 m/s oder 112 bis 120 Schritte in der Minute. Die Dauer eines jeden Zyklus, d. h. die Zeitspanne zwischen einem und dem nächsten Aufsetzen der Ferse desselben Fußes beträgt annähernd 1 s. Bei diesem Bewegungstempo ist der Energieaufwand am geringsten und dennoch wird ein vernünftiger Fortbewegungseffekt erzielt. Basmajian (1979) schreibt: „Wenn ein Individuum zwanglos – also ohne Festlegung der Schrittfrequenz – geht, wählt es für ein vorgegebenes Tempo das Schrittmaß, das ein Minimum an Muskelaktivität erfordert".

Die Rhythmik des Gehens ist leicht daran zu erkennen, daß beide Füße mit der gleichen Kraft aufgesetzt werden und dabei den gleichen Klang erzeugen. Selbst beim Wenden bleibt der Rhythmus erhalten, ein Schritt folgt dem anderen.

## 10.1.2 Die Schrittlänge

Der Schritt mit dem rechten Fuß hat die gleiche Länge wie der mit dem linken; die mittlere Schrittlänge mißt etwa 78 cm. Bei älteren Menschen kann die Schrittlänge abnehmen und größere Menschen schreiten gewöhnlich weiter aus als kleine.

Die Standphase dauert für jedes Bein gleich lang und beträgt insgesamt etwa 60% des Gehzyklus. Das linke Bein schwingt mit der gleichen Geschwindigkeit durch die Luft wie das rechte, die Schwungphase beträgt etwa 40% des vollen Zyklus. Für einen kurzen Augenblick, etwa $\frac{1}{10}$ einer Sekunde, haben beide Füße Bodenkontakt; das ist die Doppelbelastunsphase.

## 10.1.3 Die Position der Füße am Boden

Beim Ausschreiten schwingt der Fuß nach vorne und erreicht den Boden zuerst mit der Ferse; dabei ist er im Sprunggelenk dorsalflektiert. Am Ende der Standphase hebt zuletzt die Großzehe ab, und damit beginnt die Schwungphase.

Auf die Fortbewegungsebene bezogen werden beide Füße jeweils in gleicher Weise aufgesetzt: der Winkel zwischen der Längsachse eines jeden Fußes und der Richtung der Fortbewegung ist annähernd gleich groß und entspricht dem Grad der Rotation von Hüfte und Becken.

Die Spurbreite ist kleiner als der Abstand zwischen den Hüftgelenken. In der Studie von Murray et al. (1964) wurde dieser Abstand mit durchschnittlich 8 cm angegeben. Klein-Vogelbach (1987) postuliert, daß der jeweilige Fuß mit gerade soviel Spielraum nach vorne schwingt, daß seine Bewegung nicht durch Berührung mit dem anderen Bein behindert wird. Die relativ schmale Spur ist ein wichtiger Faktor – wären die Beinachsen parallel, müßte ständig eine übermäßige und unökonomische seitliche Schwerpunktverlagerung stattfinden, um das Gewicht jeweils über das Standbein zu bringen (Saunders et al. 1953).

## 10.1.4 Das Knie

Das Knie wird während der Standphase weder voll gestreckt noch übermäßig gebeugt. Wenn sich der Körper über das Standbein nach vorne bewegt, wird das Knie zwar gestreckt, bleibt jedoch um 5°–10° unter dem Extensionsgrad, der beim Stehen eingenommen wird. Im gesamten Zyklus ist das Knie kurz vor dem Fersenkontakt mit dem Boden am Ende der Schwungphase, wenn die Extension die Schrittlänge bestimmt, am meisten gestreckt.

Am Ende der Standphase wird das Knie als Einleitung der Schwungphase noch vor der Flexion im Hüftgelenk schnell gebeugt. Im weiteren Verlauf wird es noch weiter flektiert, um das Pendel, nämlich das Bein in der Durchschwingphase, zu verkürzen. So wirkt die Knieflexion beim Vorschwingen des Beins, mit angemessenem Abstand des Fußes vom Boden, energiesparend.

### 10.1.5  Die Hüfte

Die Hüftgelenke bewegen sich während des gesamten Zyklus kontinuierlich vorwärts, niemals rückwärts. Es ist keine Abduktion oder Adduktion zu beobachten, obwohl die entsprechende Muskulatur mitwirkt. Die Hüfte wird während der Schwungphase nur etwa 30° gebeugt. Die Bewegung des Beins ist eher reaktiv und resultiert mehr aus der Vorwärtsbewegung des Körpers als aus einem aktiven Anheben des Beins. Ist die Hüftbeugung von 30° erreicht, etwa nach 85% der Zyklusdauer, wird sie bis zum Fersenkontakt am Ende der Schwungphase konstant gehalten. Am Ende der Standphase wird die Hüfte etwa um 10° mehr gestreckt als beim aufrechten Stehen.

### 10.1.6  Das Becken

Beim Gehen wird das Becken relativ wenig bewegt. In der Sagittalebene kippt es nur etwa 3° vor und zurück. In der Frontalebene sinkt es auf der Seite des Schwungbeins im Vergleich zur Standbeinseite um einige Grade ab. Außerdem wird es entsprechend der Bewegung der unteren Gliedmaßen leicht rotiert; es dreht auf der Seite des vorwärts schwingenden Beins nach vorne. Interessanterweise schreibt Murray et al. (1964): „Daß bei manchen unserer normalen Probanden die Beckenrotation fehlt, läßt darauf schließen, daß diese kein obligatorisches Element des normalen Gehens darstellt, sondern eher eine zweckmäßige Variante, die beim Gehen und vielleicht als persönliches Ausdrucksmittel verfügbar ist".

### 10.1.7  Der Rumpf

Der Rumpf ist aufrecht und wird, „während die Gliedmaßen einer geordneten Bewegungssequenz folgen, vorwärts getragen" (Murray et al. 1964). Die Progression in der Bewegungsrichtung ist fast konstant, es gibt nur ganz leichte Verzögerungen und Beschleunigungen, die normalerweise für den Beobachter nicht wahrnehmbar sind. Der Thorax bleibt gerade, ohne Lateralflexion, so daß auch die Schultern auf gleicher Höhe bleiben.

Die Rotationsbewegung des Thorax ist geringer als die des Beckens und dieser entgegengesetzt, so daß die rechte Thoraxseite gleichzeitig mit der linken Beckenseite nach vorne dreht und umgekehrt. Die Rotation geschieht vornehmlich im Bereich der unteren thorakalen und der lumbalen Wirbelsäule.

Wenn das Gehtempo weniger als 70 Schritte in der Minute beträgt, hört die Rotationsbewegung auf (Klein-Vogelbach 1987).

### 10.1.8 Die Arme

Die Arme schwingen bei normalem Gehtempo entsprechend der Rumpfrotation abwechselnd vor und zurück. Der rechte Arm schwingt mit dem linken Bein nach vorne und umgekehrt. Wenn das Schrittempo sehr langsam wird, sistiert der Armschwung mit der Rotation des Thorax.

Die Arme müssen nicht schwingen. Ihre Mitbewegung kann jederzeit bewußt unterdrückt werden, um z. B. beim Gehen ein Tablett oder andere Dinge sicher und mit ruhiger Hand tragen zu können.

### 10.1.9 Der Kopf

Beim Gehen muß der Kopf nicht unbedingt in einer bestimmten Stellung gehalten werden; er kann gedreht und geneigt werden, ohne das Gangmuster zu stören. Die Augen können also auf den Boden, zum Himmel oder nach beiden Seiten gerichtet werden. Bei Wendebewegungen dreht sich der Kopf normalerweise automatisch in die neue Richtung, so als ob er die Drehbewegung einleite.

### 10.1.10 Gleichgewicht halten

Die Fähigkeit zu schnellen, automatischen Ausgleichsschritten in jede Richtung ermöglicht es uns, jederzeit das Gleichgewicht wiederzuerlangen, wenn wir z. B. stolpern, uns vertreten, Menschen oder Gegenständen auf unserem Weg ausweichen wollen. Sollte der Boden unter unseren Füßen schwanken, z. B. im Flugzeug oder im Zug, halten wir die Balance auf genau die gleiche Weise. Gehen wir auf unebenem Grund, so richten wir unsere Schritte jeweils so aus, daß wir das Gleichgewicht nicht verlieren. Beim freien Gehen laufen im ganzen Körper ständig subtile Haltungskorrekturen ab, um die unterschiedlichen Verlagerungen des Körperschwerpunkts auszugleichen.

## 10.2 Fazilitation des Gehens – praktische Überlegungen

Voraussetzung für die Fazilitation des Gehens ist, daß der Patient über genügend aktive Extensionskraft in seinem betroffenen Bein verfügt. Soll er gehen, bevor er sein Gewicht – wenn auch mit Hilfe – auf dieses Bein übernehmen kann, ist er gezwungen, kompensatorische Bewegungen einzusetzen. Er wird entweder die Hüfte nach hinten drücken, um das Knie mechanisch in Extension zu blockieren, oder er wird das Fußgelenk kräftig plantarflektieren, um so das Knie in Extension zu bringen. Beide Muster führen zur Überstreckung des Kniegelenks. Die Knieextensoren sind in dieser Stellung inaktiv. Daraus resultiert eine sich selbst verstärkende Situation: der Patient lernt nur, sein Knie zu blockieren, die Extensionsspastizität wird zunehmen, besonders in den Plantarflexoren des Fußgelenks und des Fußes. „Duldet man diese unangebrachte Bewältigungsstrategie, so entwickelt sie sich zu einem in hohem Maße selbstverstärkenden Programm" (Bach-y-Rita und Balliet 1987). Es wird für den Patienten schwierig sein, dieses Muster später wieder aufzugeben. Die gewissenhafte Vorbereitung der Standphase ist eine Grundvoraussetzung für das Gehen; die entsprechenden Aktivitäten im Liegen, im Sitzen und im Stehen müssen sorgfältig geübt werden.

### 10.2.1 Das Schuhwerk

Die einzelnen Komponenten des Gehens werden mit dem Patienten barfuß geübt, so daß die Bewegungen direkt stimuliert und beobachtet werden können. Kann ein Patient jedoch seinen Fuß nicht selektiv dorsalflektieren, sollte er Schuhe tragen, sobald das Gehen selbst fazilitiert wird. Die Schuhsohle schützt seine Zehen vor Verletzungen, wenn sie während der Schwungphase flektieren; er wird dann unbefangener gehen. Ohne Schuhe wird dieser Patient sein gelähmtes Bein zu aktiv anheben und es nur vorsichtig nach vorne bringen. Das bewußte Beugen und Aufsetzen des Beins widerspricht jedoch dem normalerweise rhythmischen und automatischen Gehen.

In Abb. 10.16 und 10.34 sind Schuhe abgebildet, die Patienten empfohlen werden können, denen es noch schwerfällt, ihren gelähmten Fuß beim Gehen zu kontrollieren:

- Das Oberleder der Schuhe, das mit Schuhbändern, einer Schnalle oder Klettverschluß geschlossen wird, stützt den Fuß ausreichend.
- Eine Ledersohle bleibt weniger am Boden haften, der Fuß schwingt leichter vorwärts.
- Ein genügend hoher Absatz bringt das Gewicht des Patienten nach vorne und gleicht unzureichendes Abstoßen etwas aus.
- Der Absatz ist mit rutschfestem Material belegt.
- Sowohl der Absatz als auch die Schuhsohle sind relativ breit und bieten so eine stabile Basis.

### 10.2.2 Unterstützung der Hüftextension

Solange der Patient nicht fähig ist, sein Gewicht selbst ohne Überstreckung des Kniegelenks auf dem gelähmten Bein zu halten, muß die Therapeutin mit ihren Händen am Becken des Patienten die Hüftextension unterstützen und verhindern, daß das Hüftgelenk nach rückwärts ausweicht. Sie setzt ihren

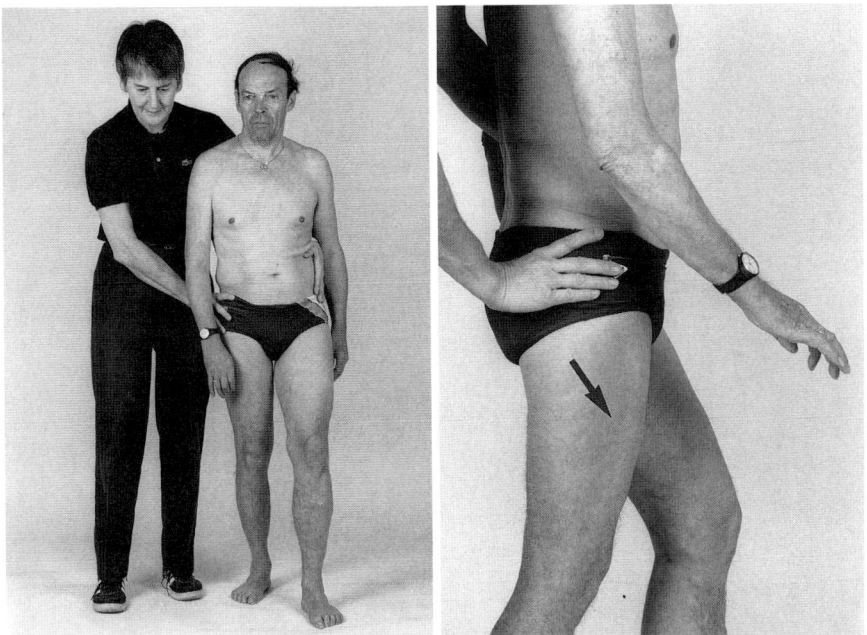

a                                                                          b

**Abb. 10.1 a, b.** Die Therapeutin hält während der Stand- und Schwungphase die Hüfte nach vorne (rechtsseitige Hemiplegie). **a** Sie geht neben dem Patienten. Mit einer Hand verhindert sie jegliche Rückwärtsbewegung der Hüfte, mit der anderen unterstützt sie den Gewichtstransfer. **b** Sie drückt ihren Daumen auf den Femurkopf, führt so die Hüfte in Extension und verhindert damit die Hyperextension im Kniegelenk

Daumen von hinten in Richtung des Femurkopfs und führt diesen über den Fuß des Standbeins hinweg nach vorne (Abb. 10.1 a, b). Ihre andere Hand liegt auf der gegenüberliegenden Beckenseite. Ihr Arm am Thorax des Patienten gibt diesem zusätzliche Sicherheit und kann ggf. etwas Gewicht übernehmen.

## 10.3 Fazilitation des Rückwärtsgehens

Der Patient wird erst dann sicher und unbefangen gehen oder stehen, wenn er weiß, daß er sich abfangen kann, wenn er nach rückwärts fällt. Er muß auch zurück treten können, um sich sicher hinzusetzen und um Menschen oder Hindernissen aus dem Weg zu gehen. Korrektes Rückwärtsgehen fördert gleichzeitig die Bewegungskomponenten für das Vorwärtsgehen.

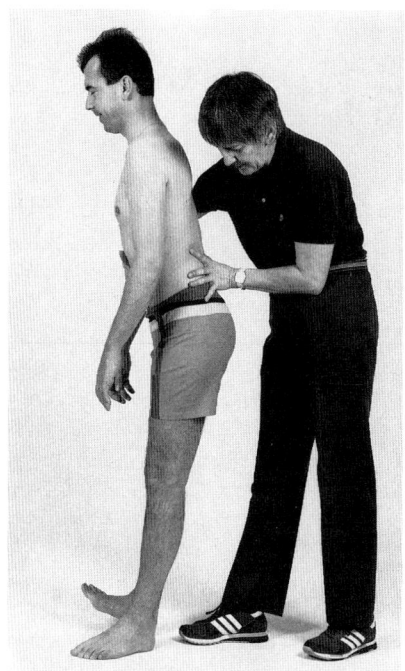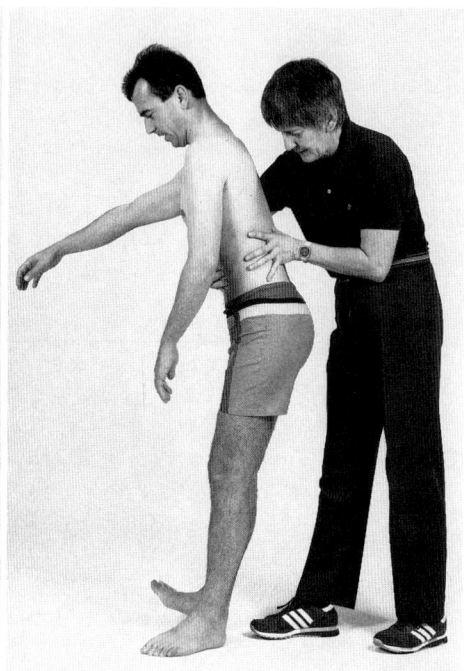

**Abb. 10.2.** Die Therapeutin zeigt dem Patienten, wie er auf die Gewichtsverlagerung nach hinten reagieren soll (linksseitige Hemiplegie)

**Abb. 10.3.** Fazilitation der Ausgleichsbewegung auf die unerwartete Schwerpunktverlagerung nach hinten (linksseitige Hemiplegie)

### 10.3.1 Schwerpunktverlagerung nach hinten

Die Therapeutin steht hinter dem Patienten, legt eine Hand auf seinen Bauch, die andere auf die Lendenwirbelsäule und verlagert sein Gewicht nach hinten. Gleichzeitig führt sie mit ihren Händen seinen Rumpf der normalen Ausgleichsreaktion entsprechend nach vorne (Abb. 10.2), da der Patient sonst seinen Körper in voller Extension halten und hintenüberfallen würde.

Sie verlagert sein Gewicht zunächst nur wenig und langsam nach hinten, während der Patient bewußt die korrekten Ausgleichsbewegungen ausführt. Dann vergrößert die Therapeutin allmählich Maß und Tempo der Schwerpunktverlagerung (Abb. 10.3). Zuletzt sollte es möglich sein, daß die Therapeutin den Patienten ohne Vorwarnung aus dem Gleichgewicht bringt, und er automatisch mit der gelernten Reaktion antwortet.

### 10.3.2 Rückwärtsgehen

Wenn ein Patient ohne Vorbereitung gebeten wird, einen Schritt zurückzugehen, wird er in aller Regel das Becken seitlich anheben und sein Bein unter Einsatz der Rückenstrecker im totalen Extensionsmuster nach hinten bringen (Abb. 10.4).

Die Therapeutin kniet an der Seite des Patienten und bewegt dessen Bein im korrekten Muster. Mit der einen Hand hält sie die Zehen in Dorsalextension; mit der anderen Hand an seinem Gesäß verhindert sie, daß er das Becken hoch- und zurückzieht, während sie sein Bein bewegt (Abb. 10.5a). Zuerst steht der Patient neben einem Tisch oder einer Liege, so daß er sich notfalls mit der Hand abstützen kann. Die Therapeutin fordert den Patienten auf, die Bewegung seines Beins ohne Widerstand geschehen zu lassen und nur zu spüren, wie sie ablaufen soll. Versucht er jetzt schon, aktiv mitzumachen, wird die Hüftextension auch im Knie- und Fußgelenk Extensionsaktivität auslösen. Führt die Therapeutin jedoch den Fuß in mehreren kleinen Schritten zurück, wobei das Knie gebeugt wird, so kann sie verhindern, daß das Extensionsmuster einschießt. Erst wenn sie spürt, daß sie den Fuß ohne Widerstand, und ohne daß der Patient diese Beckenseite hochzieht, zurücksetzen kann, fordert sie ihn auf, gemeinsam mit ihr die kleinen Schritte zu tun und reduziert ihre Hilfestellung nach und nach.

Der Patient soll dann den Fuß hinten lassen, ohne ihn gegen den Boden zu drücken, und die Therapeutin bittet ihn, die Ferse zum anderen Bein hin nach

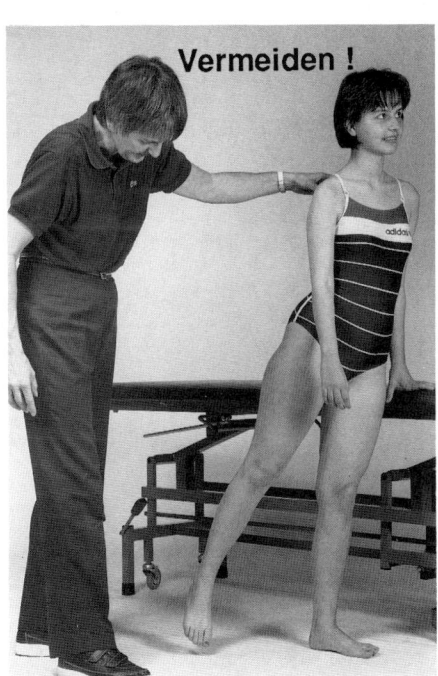

**Abb. 10.4.** Die Patientin tritt im totalen Extensionsmuster einen Schritt zurück (rechtsseitige Hemiplegie)

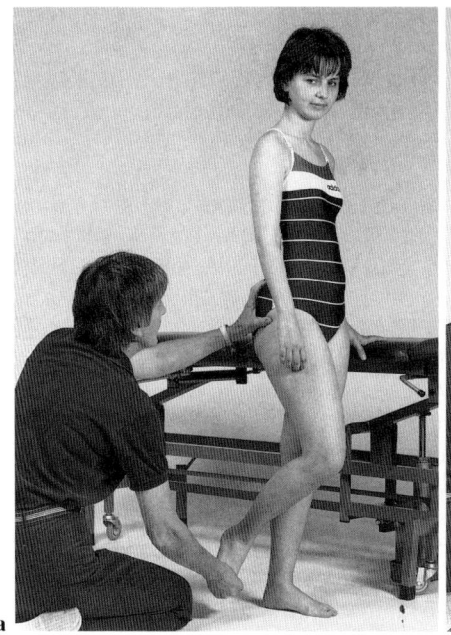

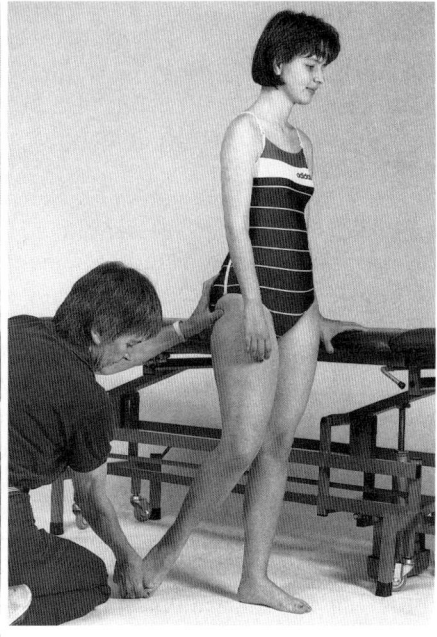

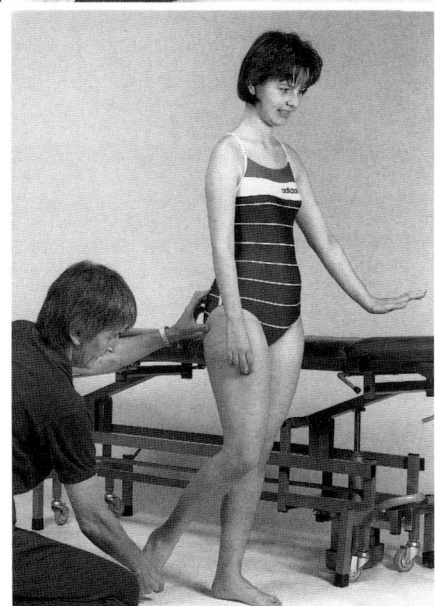

**Abb. 10.5 a–c.** Die Patientin lernt schrittweise, rückwärts zu gehen (rechtsseitige
Hemiplegie). **a** Die Therapeutin bewegt
das Bein, und die Patientin spürt die korrekte Bewegung. **b** Die Patientin läßt
den Fuß entspannt in der vorgegebenen
Stellung, ohne ihn gegen den Boden zu
drücken. **c** Die Patientin setzt den Fuß einen normalen Schritt weit zurück, ohne
sich mit der gesunden Hand abzustützen

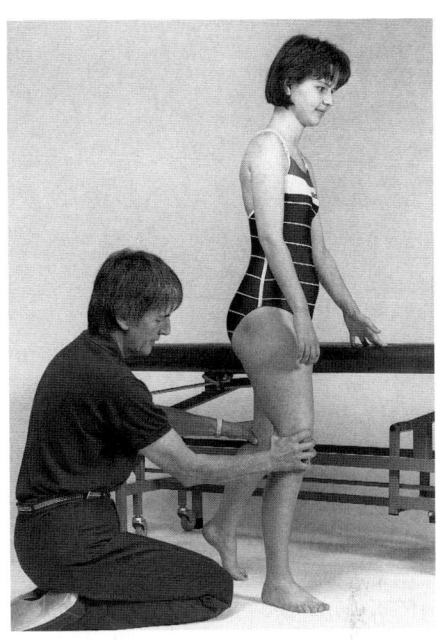

**Abb. 10.6.** Das gesunde Bein wird entlastet. Die Patientin verlagert ihr Gewicht ganz auf das gelähmte Bein. Sie beugt und streckt das gesunde Knie rhythmisch (rechtsseitige Hemiplegie)

innen fallen zu lassen. So wird die Plantarinversionskomponente des spastischen Extensionsmusters vermieden (Abb. 10.5 b).

Hat der Patient diesen Bewegungsablauf gelernt, versucht er, ihn zu wiederholen, ohne daß er sich mit der gesunden Hand am Tisch abstützt (Abb. 10.5 c).

Da diese Aktivität im Einbeinstand für das gesunde Bein anstrengend und ermüdend ist, wird das Standbein immer wieder gewechselt. Der Patient setzt dann das gesunde Bein zurück, beugt und streckt das Knie. Dabei soll sich das gelähmte Bein nicht bewegen (Abb. 10.6).

Der Patient setzt seinen gelähmten Fuß selbständig einen Schritt zurück und die Therapeutin hilft ihm nun, die Ferse auf den Boden zu bringen, während er mit dem gesunden Bein einen weiteren Schritt zurück geht. Mit der freien Hand hilft sie ihm, sein Knie vorne zu halten (Abb. 10.7 a, b).

Wenn die Bewegungskomponenten eingeübt sind und der Patient sie selbst – mit nur leichter Hilfestellung – übernommen hat, stellt sich die Therapeutin hinter ihn und fazilitiert von dort das Rückwärtsgehen.

Die Therapeutin legt eine Hand auf den Bauch des Patienten, um die Inklination des Rumpfs zu unterstützen, die andere von hinten auf die betroffene Seite des Beckens, um es waagerecht zu halten, zieht dann das Gewicht des Patienten nach hinten und bittet ihn mitzukommen (Abb. 10.8 a, b).

Das Tempo beim Rückwärtsgehen wird zunehmend gesteigert, bis die Therapeutin den Patienten auch plötzlich nach rückwärts ziehen kann und er spontan mit raschen Schritten reagiert.

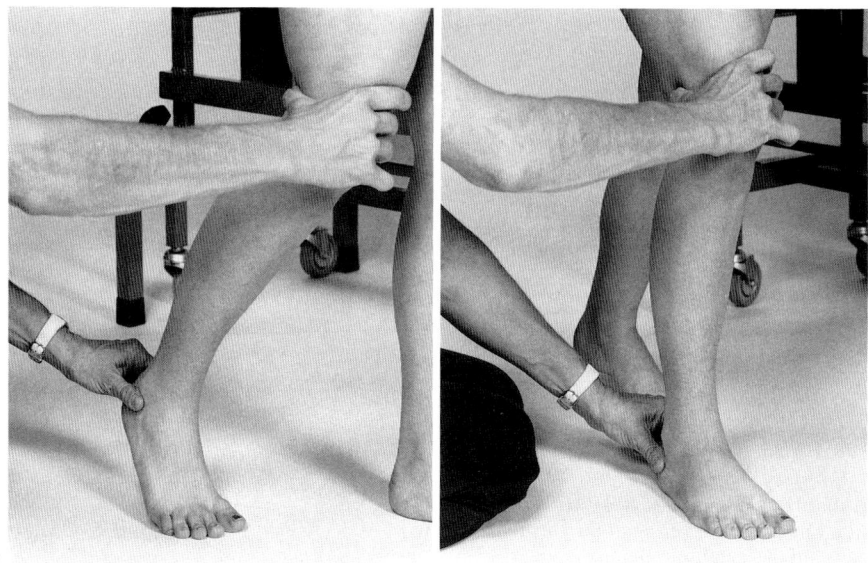

a                                                                                      b

**Abb. 10.7 a, b.** Die Patientin geht Schritte zurück (rechtsseitige Hemiplegie). **a** Wenn der gelähmte Fuß hinten steht, hilft die Therapeutin der Patientin, die Ferse auf den Boden zu setzen, ohne daß sie das Knie streckt. **b** Die Patientin geht mit dem gesunden Bein einen Schritt zurück und setzt ihren Fuß parallel zum anderen auf den Boden

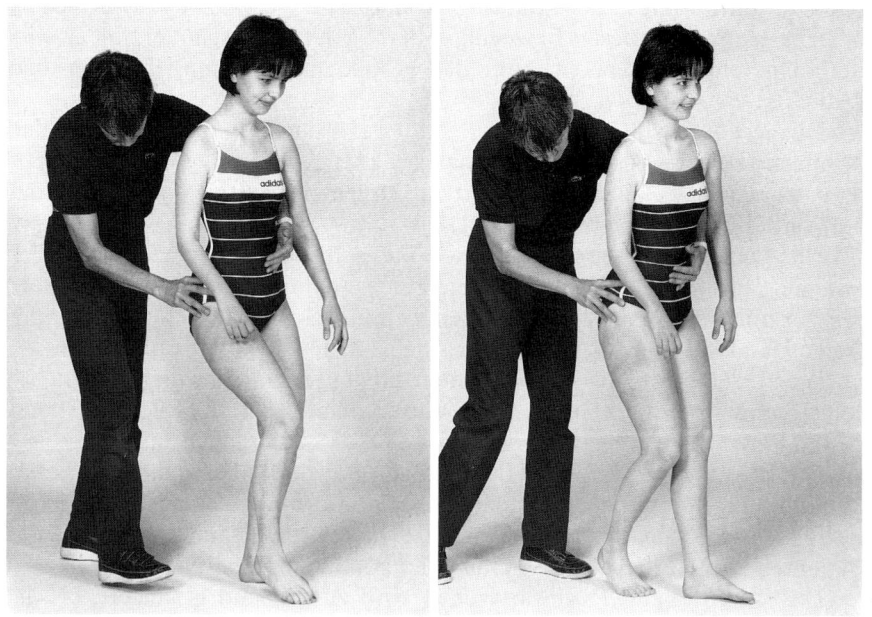

a                                                                                      b

**Abb. 10.8 a, b.** Fazilitation des Rückwärtsgehens (rechtsseitige Hemiplegie). **a** Die Therapeutin verhindert, daß das Becken sich nach hinten bewegt. **b** Sie hält den Rumpf der Patientin in Vorneigung, während diese die Ferse auf den Boden senkt

## 10.4 Fazilitation des Seitwärtsgehens

Um sich unterwegs sicher zu fühlen, muß der Patient auch fähig sein, ohne Zögern einige Schritte seitwärts zu gehen, wobei ein Fuß vor dem anderen kreuzt. Er muß zur Seite treten können, um anderen Menschen, die ihm entgegen kommen, oder Hindernissen auf seinem Weg auszuweichen. Die Geschicklichkeit, die er beim Seitwärtsgehen erwirbt, hilft ihm auch, sein Gangmuster zu verbessern.

### 10.4.1 Zur gesunden Seite

Die Therapeutin steht neben dem Patienten, legt eine Hand auf das Becken auf der hemiplegischen Seite, die andere auf die gesunde Schulter. Der Patient macht einen Schritt zur gesunden Seite; er kreuzt dabei das gelähmte Bein vor das andere und versucht, den Fuß auf gleiche Höhe und parallel zum gesunden aufzusetzen. Dann macht er mit dem gesunden Bein den Schritt zur Seite und fährt auf die gleiche Weise fort (Abb. 10.9 a, b).

Die Therapeutin kann ihre Hand auch auf der gesunden Seite auf das Becken legen und mit ihrem Arm am Thorax des Patienten die überaktive,

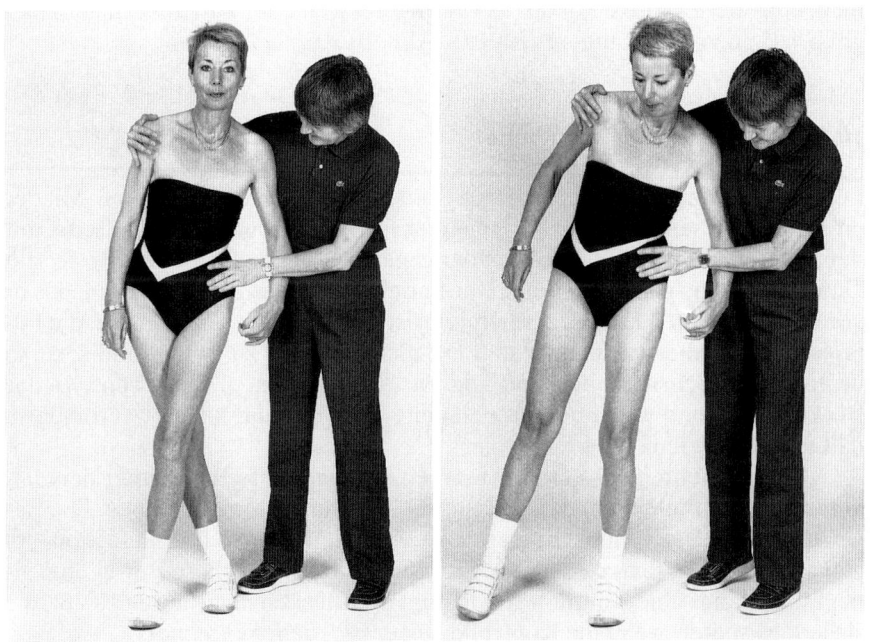

a                                                                      b

**Abb. 10.9 a, b.** Die Patientin lernt das Seitwärtsgehen zur gesunden Seite (linksseitige Hemiplegie). **a** Die Therapeutin hilft der Patientin, den gelähmten Fuß flach auf den Boden zu setzen. **b** Sie stützt die Patientin, wenn diese das gesunde Bein vom Boden abhebt

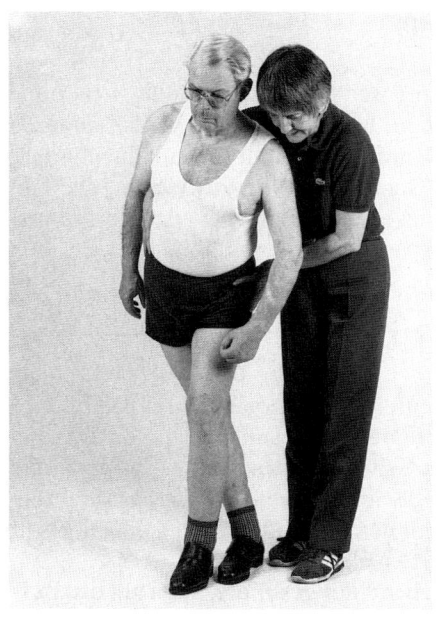

**Abb. 10.10.** Fazilitation des Seitwärtsgehens zur gesunden Seite. Die Therapeutin hilft dem Patienten mit ihrem Arm, die überaktive gesunde Rumpfseite zu verlängern (linksseitige Hemiplegie)

nicht betroffene Seite des Rumpfs verlängern, wenn der Patient sein hemiplegisches Bein vor dem anderen kreuzt (Abb. 10.10).

### 10.4.2 Zur hemiplegischen Seite

Die Therapeutin steht auf der betroffenen Seite neben dem Patienten. Mit der einen Hand in seiner Achsel verlängert sie die hemiplegische Rumpfseite, mit der anderen Hand am Becken auf der gegenüberliegenden Seite holt sie sein Gewicht auf das gelähmte Bein. Der Patient setzt sein gesundes Bein, das er vor dem gelähmten kreuzt, zur hemiplegischen Seite. Er bemüht sich, die Füße jeweils parallel zueinander und auf gleiche Höhe zu stellen und setzt so weiter einen Schritt neben den andern (Abb. 10.11 a–c). Nur wenn er das Becken genügend weit über das gelähmte Bein schiebt, kann er verhindern, daß sein Kniegelenk hyperextendiert.

Vielen Patienten wird es schwerfallen, das gelähmte Bein hinter dem anderen hervorzuholen, um den nächsten Schritt zur Seite zu beginnen. Die Bewegung erfordert erhebliche selektive Aktivität, nämlich Knieflexion bei gleichzeitiger Hüftextension. Die Therapeutin fazilitiert diese Bewegung, indem sie anfangs eine Rotation von Rumpf und Becken nach hinten zuläßt, die sie jedoch später, wenn die Kontrolle besser ist, wieder eliminiert.

Kann der Patient die Kontrolle über sein Becken und die Beine bei dieser Schrittfolge selbst übernehmen, legt die Therapeutin ihre Hände auf seine Schultern und führt ihn so jeweils mehrere Schritte zur einen und zur anderen

246

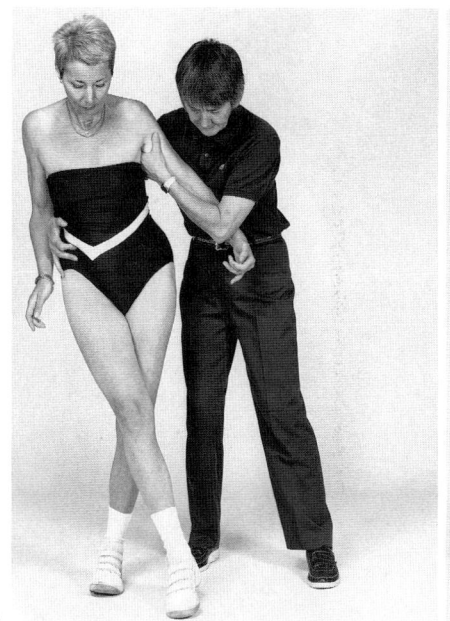

a

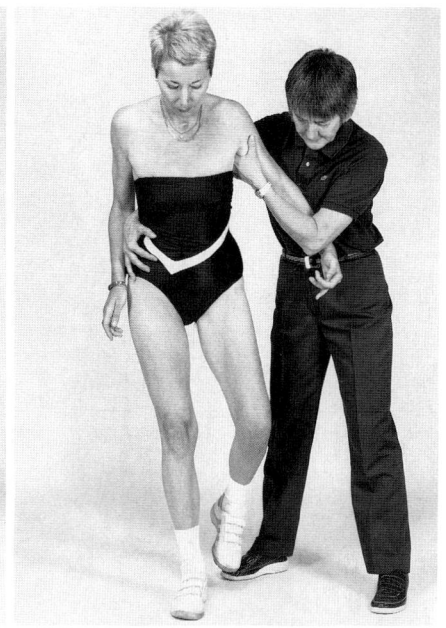

b

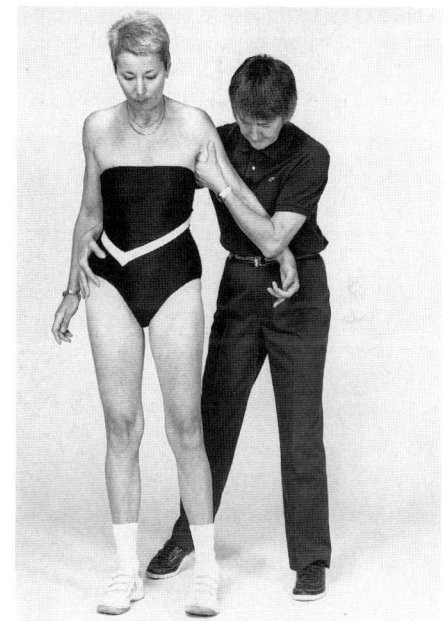

c

**Abb. 10.11 a–c.** Die Patientin lernt das
Seitwärtsgehen zur hemiplegischen Seite
(linksseitige Hemiplegie). **a** Die Therapeutin zieht die Patientin zu sich her und
verhindert, daß sich die hemiplegische
Seite verkürzt. **b** Durch eine leichte Bek-
kenrotation erleichtert sie den Schritt mit
dem hemiplegischen Bein. **c** Die Patientin setzt ihren betroffenen Fuß seitwärts

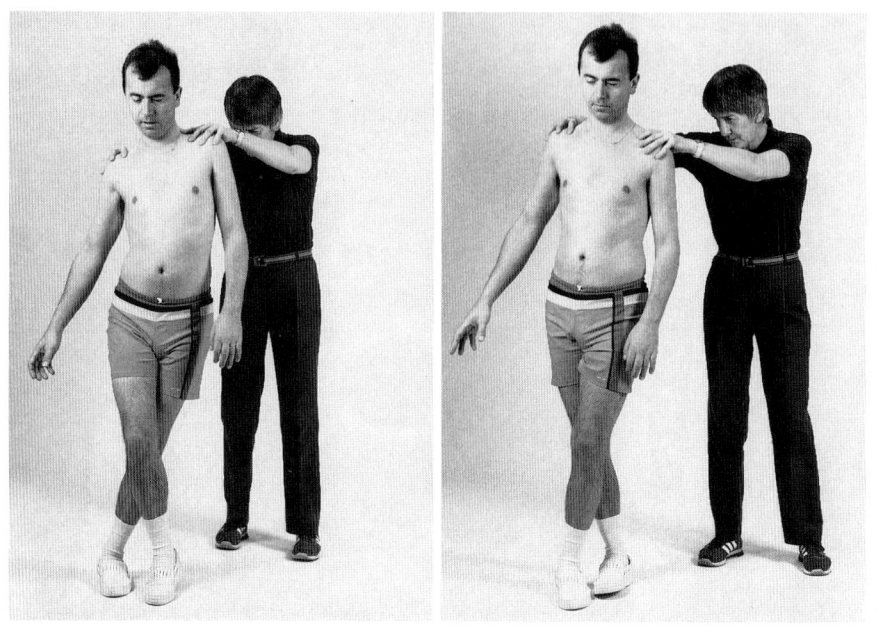

a                                                              b

**Abb. 10.12 a, b.** Seitwärtsgehen – Fazilitation von den Schultern aus (linksseitige Hemiplegie). **a** Zur hemiplegischen Seite und **b** zur gesunden Seite

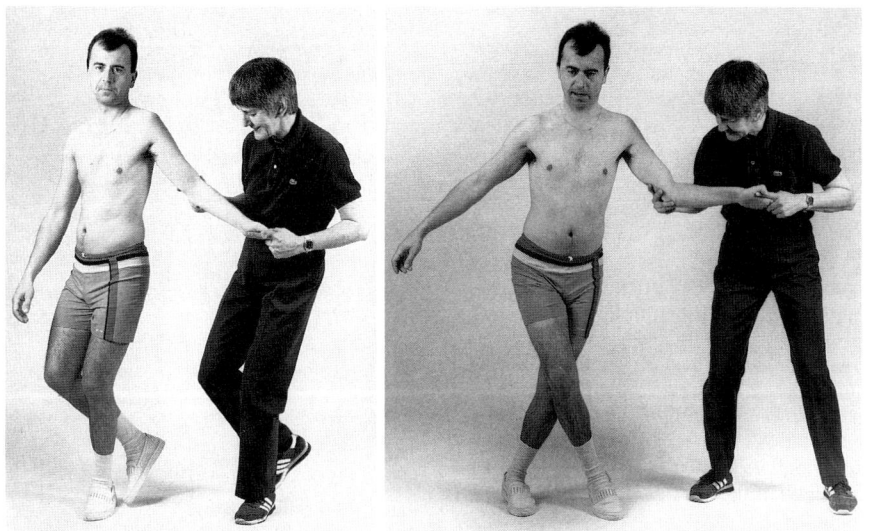

a                                                              b

**Abb. 10.13 a, b.** Schnelle Schritte zur einen oder anderen Seite bei unerwartetem Richtungswechsel (linksseitige Hemiplegie). **a** Zur gesunden Seite und **b** zur hemiplegischen Seite

248

Seite (Abb. 10.12a, b). Die Sequenz wird zuerst langsam und ganz sorgsam ausgeführt.

In dem Maße, wie Fähigkeit und Sicherheit des Patienten zunehmen, vermindert die Therapeutin ihre Unterstützung und steigert die Geschwindigkeit der Seitwärtsbewegungen. Sie hält zuletzt nur noch seinen hemiplegischen Arm, und er folgt ohne Zögern ihren plötzlichen und unangekündigten Richtungsänderungen (Abb. 10.13a, b).

## 10.5 Fazilitation des Vorwärtsgehens

### 10.5.1 Den Thorax stabilisieren und den Rumpf vorwärts bewegen

Viele Patienten können beim Gehen die Brustwirbelsäule nicht in Extension halten und die Lateralflexion des Rumpfs nicht verhindern. Der Schwerpunkt bleibt bei der Vorwärtsbewegung zu weit hinten. Da so eine normale reaktive Schwungphase nicht möglich ist, heben sie das Bein aktiv an, um einen Schritt nach vorne zu machen (Abb. 10.14).

Die Therapeutin geht an der Seite des Patienten und stabilisiert seinen Thorax in Extension. Sie legt eine Hand von vorne auf seinen Brustkorb, etwa

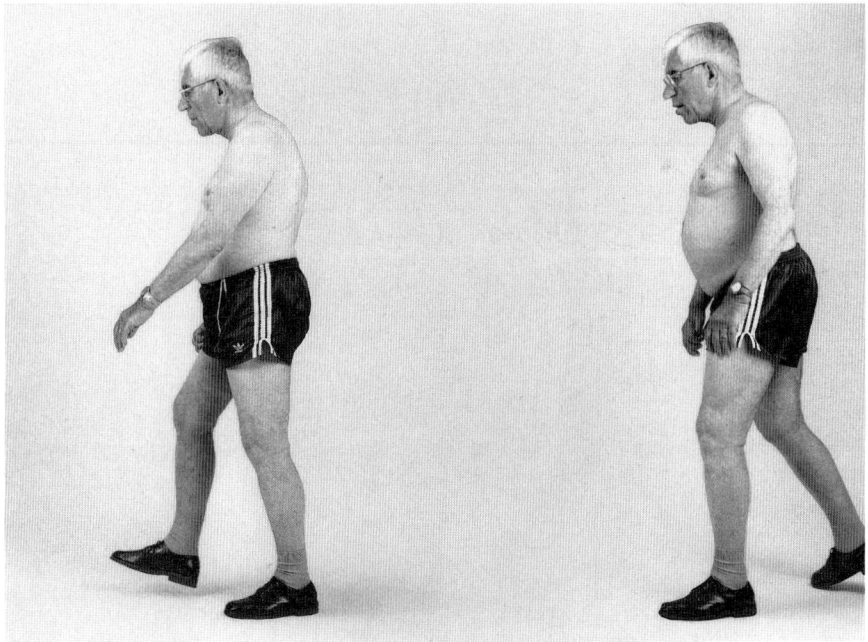

**Abb. 10.14.** Wenn der Schwerpunkt zu weit hinten bleibt, verläuft die Schwungphase aktiv anstatt reaktiv (rechtsseitige Hemiplegie)

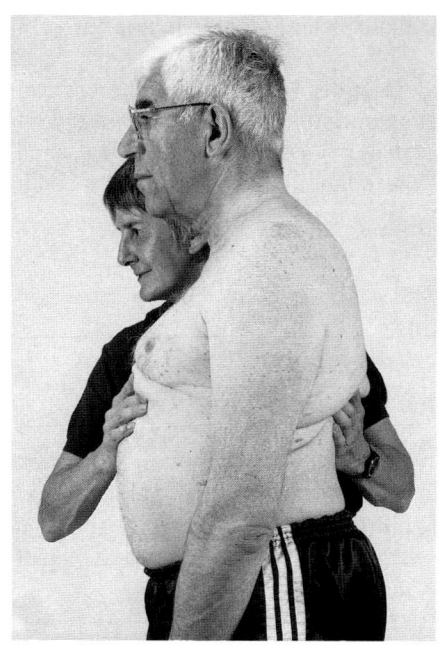

**Abb. 10.15.** Die Therapeutin stabilisiert die Brustwirbelsäule des Patienten und übernimmt einen Teil seines Gewichts (rechtsseitige Hemiplegie)

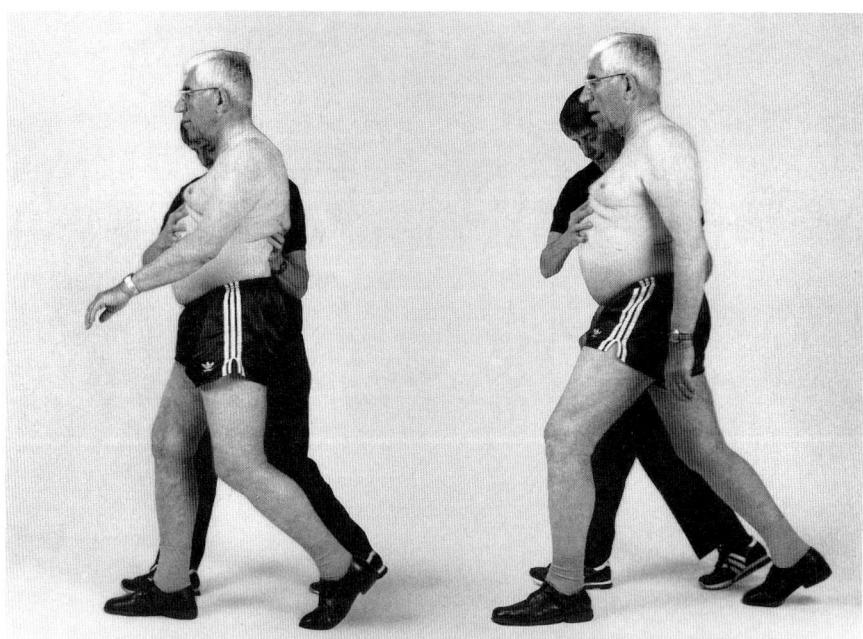

**Abb. 10.16.** Fazilitation der reaktiven Schwungphase mit weiter ausgreifenden Schritten (vgl. Abb. 10.14; rechtsseitige Hemiplegie)

250

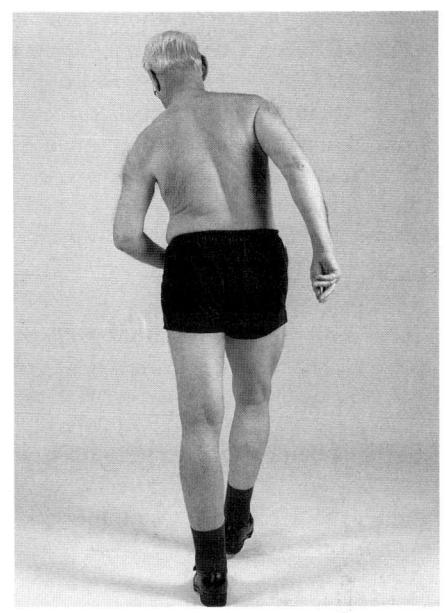

**Abb. 10.17.** Der Patient kann die Schultern nicht auf gleicher Höhe halten und zeigt eine assoziierte Flexionsreaktion des betroffenen Arms (linksseitige Hemiplegie)

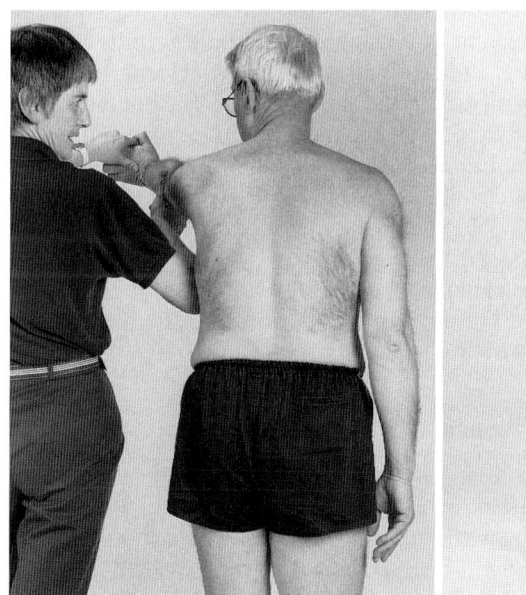

a

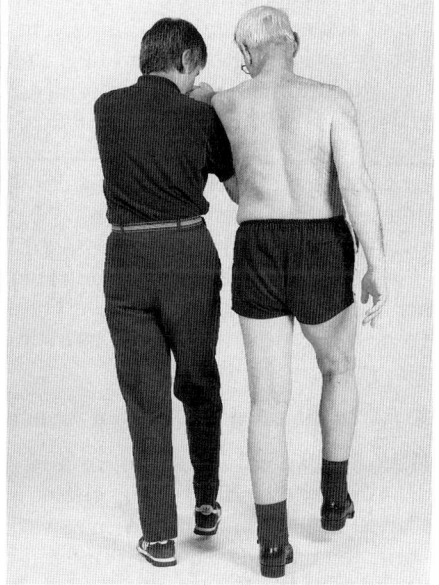

b

**Abb. 10.18 a, b.** Fazilitation des Gehens – die Therapeutin hält den betroffenen Arm gestreckt und nach vorne (Ansicht von hinten; linksseitige Hemiplegie). **a** Sie verhindert die Depression des Schultergürtels und die spastische Flexion des Arms und der Hand. **b** Sie führt den Schwerpunkt des Patienten nach vorne und hält mit ihrem Oberarm die Rippen unten

in Höhe des unteren Sternumendes, die andere in ungefähr der gleichen Höhe auf den Rücken; die Daumen zeigen nach oben (Abb. 10.15). Sie hält den Thorax in der korrekten Stellung fest zwischen ihren Händen und führt ihn in die Bewegungsrichtung nach vorne. Der Patient paßt seine Schritte an. Dabei kann ihm die Therapeutin auch etwas von seinem Gewicht abnehmen (Abb. 10.16).

Sobald ein ausreichendes Gehtempo möglich ist, kann sie mit ihren Händen etwas Rumpfrotation einführen.

### 10.5.2 Fazilitation, um die Lateralflexion des Rumpfs und assoziierte Reaktionen des Arms zu verhindern

Es ist möglich, daß der Patient Schwierigkeiten hat, seine Schultern in gleicher Höhe zu halten, wobei die Depression der gelähmten Schulter mit einer assoziierten Reaktion des Arms im spastischen Beugemuster verbunden sein kann (Abb. 10.17). Die Schulter kann aber auch tief stehen, obwohl der Arm hypoton erscheint.

#### 10.5.2.1 Mit Unterstützung des hemiplegischen Arms

Die Therapeutin geht an der Seite des Patienten und hält seinen gestreckten hemiplegischen Arm in 90° Elevation. Mit der dem Patienten zugewandten Hand unterstützt sie den Ellbogen in Extension und hebt die Schulter bis zur korrekten Höhe. Ihre Hand liegt unmittelbar proximal der Humeruskondylen. Mit ihrem Oberarm am Thorax des Patienten gibt sie Druck in die entgegengesetzte Richtung, d. h. sie abduziert ihren Arm und drückt damit die Rippen des Patienten nach unten und von ihr weg, um die Stellung seines Brustkorbs zu korrigieren. Mit der anderen Hand hält sie sein Handgelenk und seine Finger in Extension, wobei ihr Zeigefinger seinen Daumen abduziert und extendiert (Abb. 10.18 a, b).

Mit ihrem Daumen auf seinem Handrücken und ihrer anderen Hand auf seinen Humeruskondylen zieht die Therapeutin das Gewicht des Patienten nach vorne, während sie miteinander rhythmisch ausschreiten (Abb. 10.19 a, b).

#### 10.5.2.2 Mit einem Ball in den Armen

Hält der Patient einen Ball in den Armen, so fällt es ihm leichter, seinen Schwerpunkt nach vorne zu verlagern, längere Schritte zu machen und die assoziierten Reaktionen im Arm zu verhindern. Die Therapeutin steht vor dem Patienten und hilft ihm, den Ball mit beiden Armen zu umfassen; beide Hände sollen flach anliegen und die Schultern auf gleicher Höhe stehen. Indem sie selbst rhythmisch rückwärts geht, zieht sie den Patienten behutsam nach vorne (Abb. 10.20 a–c). Sobald der Patient beim Gehen einen angemessenen Rhythmus aufnimmt, kann die Therapeutin die Rumpfrotation einbringen, indem sie den Ball leicht von Seite zu Seite bewegt.

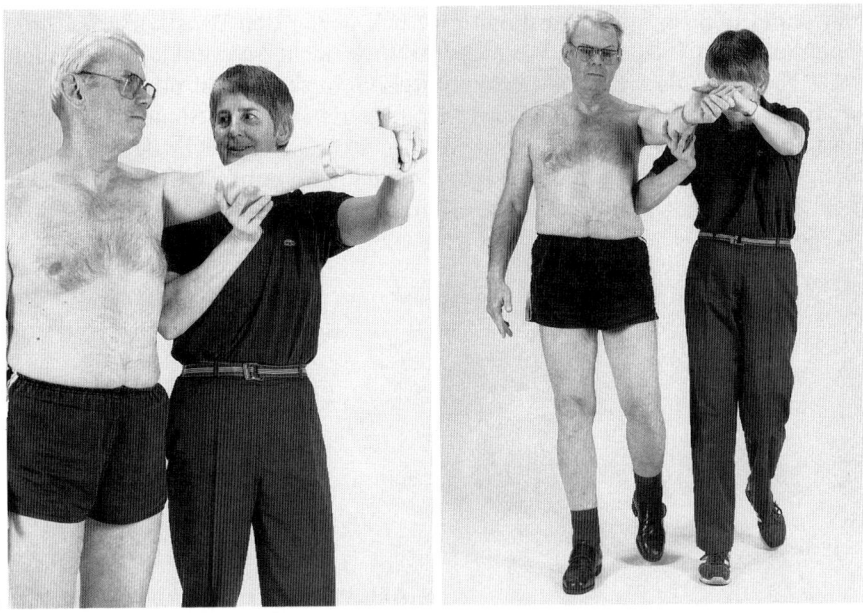

a                                                         b

**Abb. 10.19 a, b.** Fazilitation des Gehens – die Therapeutin hält den betroffenen Arm gestreckt und nach vorne (Ansicht von vorne; linksseitige Hemiplegie). **a** Ausgangsstellung. **b** Gehen

### 10.5.2.3 Mit einem Stab in beiden Händen

Wenn der Patient den Rumpf nach hinten bewegt und dabei die gesunde Hüfte extendiert, um den gelähmten Fuß nach vorne zu bringen, wird der Schritt zu kurz und der Arm zieht in Flexion (Abb. 10.21). Die Therapeutin gibt dem Patienten einen runden Holzstab in die gelähmte Hand, achtet darauf, daß seine Faust dorsalflektiert ist, legt den Stab dann an ihren Brustkorb und hält damit die Finger in Greifstellung (Abb. 10.22 a). Mit einer Hand stützt sie den hemiplegischen Arm von unten, führt ihn nach vorne und hält dabei die Extension im Ellbogengelenk. Der Patient faßt den Stab dann auch mit der gesunden Hand und zwar so, daß seine Arme parallel ausgerichtet und die Hände schulterbreit voneinander entfernt sind. Die Therapeutin korrigiert mit der freien Hand die Stellung des gesunden Arms, bis beide Schultern auf gleicher Höhe stehen (Abb. 10.22 b).

Die Therapeutin bittet den Patienten, sich nach vorne gegen den Stab zu lehnen. Sie achtet darauf, daß er dabei nicht die Lendenwirbelsäule extendiert und seinen Bauch vorstreckt (Abb. 10.22 c). Die Bewegung soll sich ausschließlich um die Achse der oberen Fußgelenke drehen.

Die Therapeutin vermittelt dem Patienten das richtige Gefühl für das Vorneigen, indem sie ihm jeweils sagt, wieviel Druck sie spürt. Lehnt er sich z. B. zu stark nach vorne, bittet sie ihn, sein Gewicht um „2 kg" zu reduzieren (Abb. 10.23 a). Ist die Startposition ausgelotet, geht der Patient vorwärts und hält dabei den Stab mit konstantem Druck gegen den Brustkorb der Therapeutin (Abb. 10.23b, c). Wenn der Druck nicht schwankt, besagt dies, daß sich die Hüfte während des gesamten Gehzyklus nicht nach hinten bewegt. So werden sowohl die Schwungphase als auch die Standphase automatisch verbessert und die Schritte verlängert. Das Gewicht des Patienten bleibt nicht mehr hinter der Bewegung zurück, und er braucht seinen Rumpf nicht länger nach hinten zu kippen, um das gelähmte Bein nach vorne zu bringen.

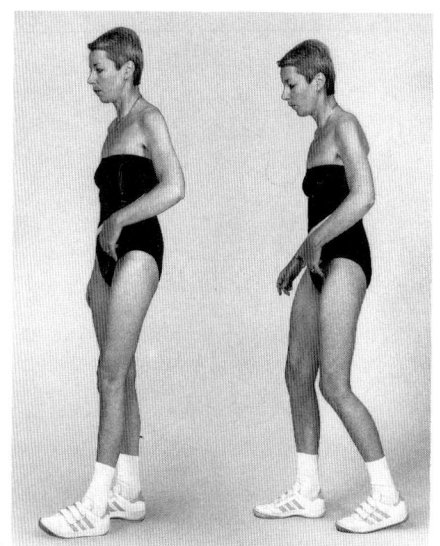

a

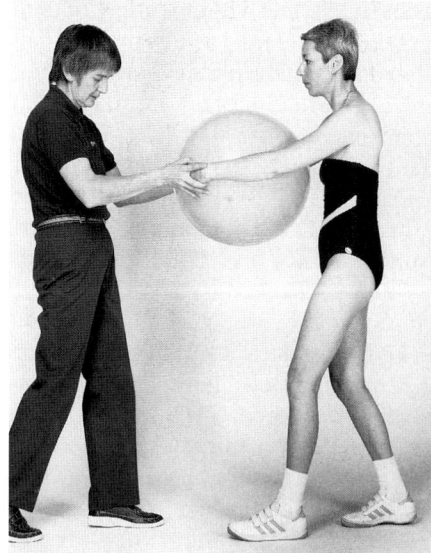

b

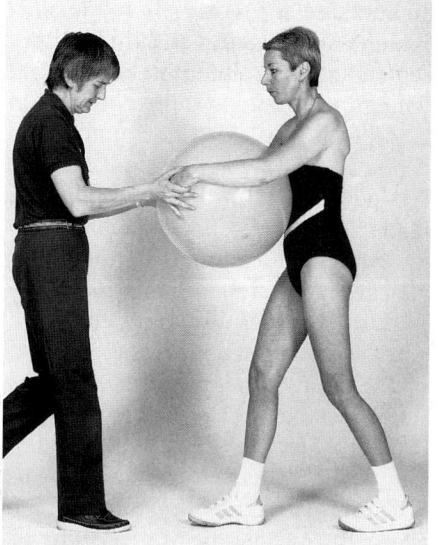

c

**Abb. 10.20 a–c.** Fazilitation des Gehens – die Patientin hält einen Ball in ihren Armen (linksseitige Hemiplegie). **a** Es fällt ihr schwer, die Brustwirbelsäule zu stabilisieren. Sie geht mit kleinen vorsichtigen Schritten und vermehrter Flexionsspastizität im Arm. **b** Die Therapeutin hält nur leicht die Hand der Patientin am Ball und zieht deren Gewicht nach vorne. **c** Die Patientin geht flüssig mit normaler Schrittlänge

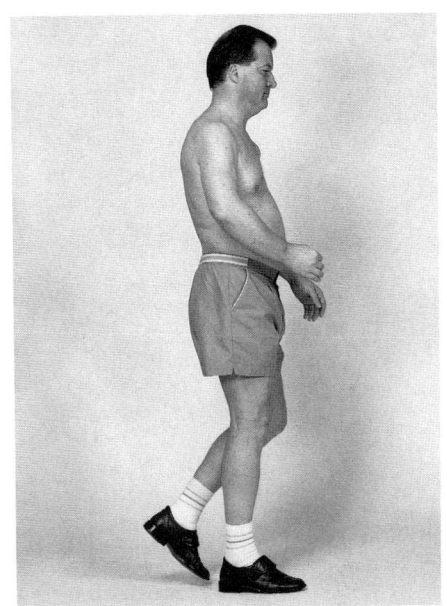

**Abb. 10.21.** Der Rumpf des Patienten ist in der Stand- und Schwungphase nach hinten geneigt. Die Schrittlänge ist verkürzt, und der Arm zieht in Flexion (rechtsseitige Hemiplegie)

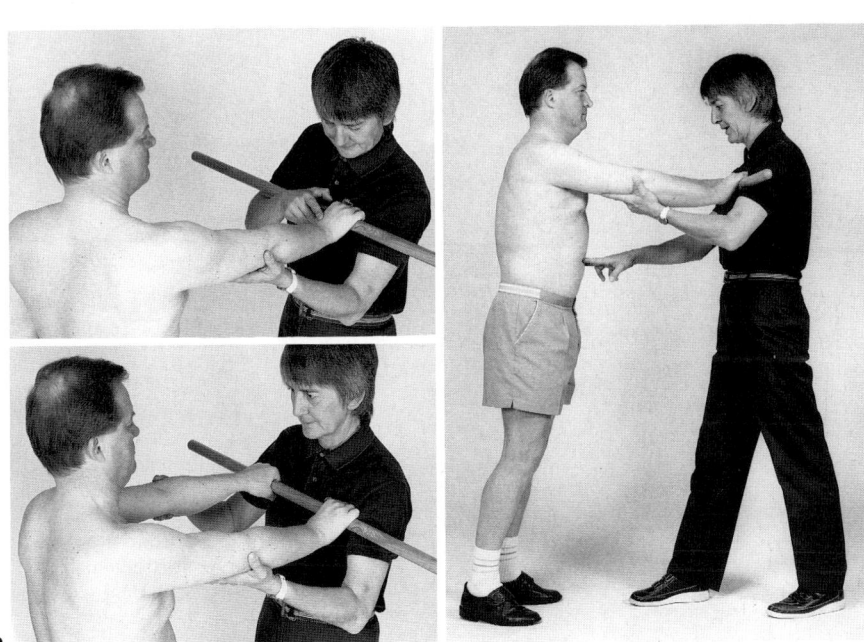

a

b

c

**Abb. 10.22 a–c.** Fazilitation des Gehens – der Patient hält mit beiden Händen einen Stab. Vorbereitung der Ausgangsstellung (rechtsseitige Hemiplegie). **a** Die hemiplegische Hand wird – mit Extension im Handgelenk – um den Stab und dieser gegen den Brustkorb der Therapeutin gelegt. **b** Beide Hände umfassen den Stab. Die Schultern stehen auf gleicher Höhe, die Ellbogen sind gestreckt. **c** Der Patient lehnt sich nach vorne, die Bewegung findet in den oberen Fußgelenken statt

255

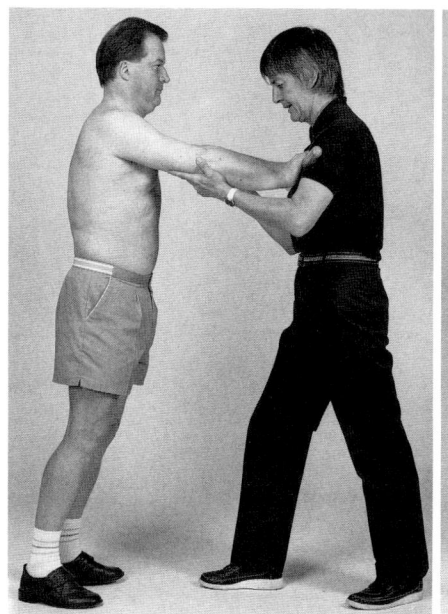

a

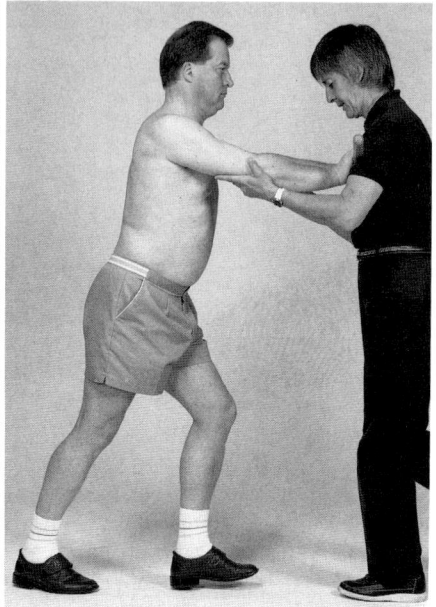

b

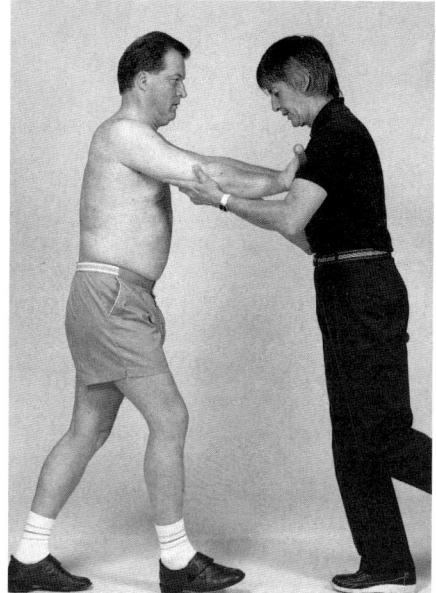

c

**Abb. 10.23 a–c.** Fazilitation des Gehens mit dem Stab (rechtsseitige Hemiplegie). **a** Ausloten der Vorneigung. **b** Der Patient hält den Druck des Stabs gegen die Therapeutin beim Vorwärtsgehen konstant. **c** Das hemiplegische Bein schwingt nach vorne

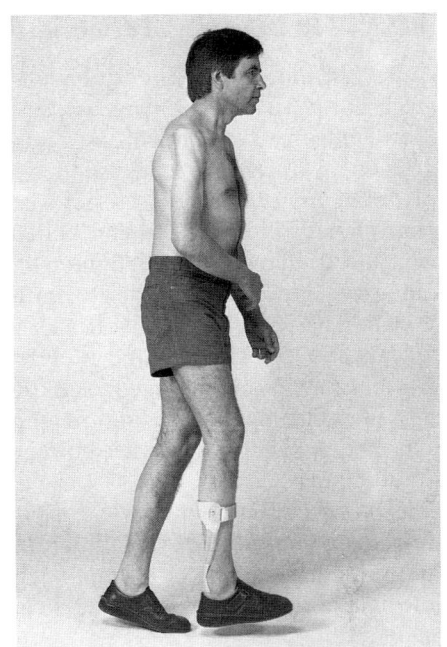

**Abb. 10.24.** Obwohl der Patient eine Fuß-
schiene trägt, hebt er sich auf der gesunden Seite auf die Fußspitze, um das gelähmte Bein nach vorne zu bringen
(rechtsseitige Hemiplegie)

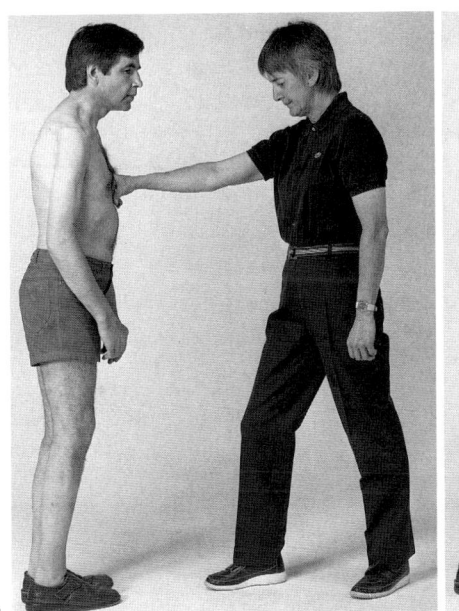
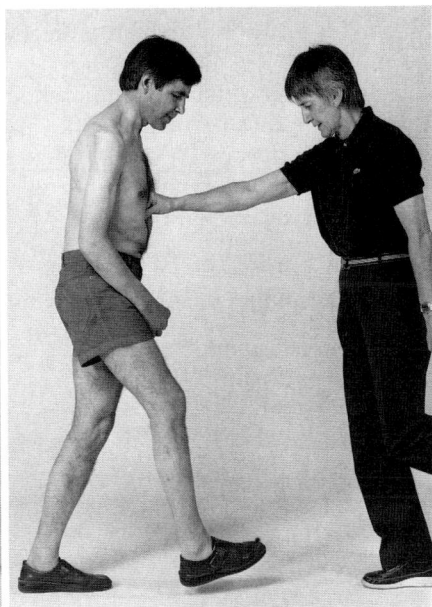

a
b

**Abb. 10.25 a, b.** Fazilitation des Gehens – die Therapeutin gibt Druck auf das untere Ster-
numende (rechtsseitige Hemiplegie). **a** Der Patient lehnt sich gegen den ausgestreckten
Arm der Therapeutin nach vorne; die Bewegung findet im oberen Fußgelenk statt. **b** Der
betroffene Fuß schwingt ohne Gelenkstütze mühelos durch

### 10.5.2.4 Mit Druck gegen den Brustkorb des Patienten

Patienten, die Schwierigkeiten haben, ihr gelähmtes Bein in der Schwungphase nach vorne zu bringen, weichen auf recht verschiedene kompensatorische Bewegungen aus, um doch zum Ziel zu kommen. Viele werden mit einer Extension im Hüftgelenk der gesunden Seite den Rumpf nach hinten kippen, um so das gelähmte Bein nach vorne zu bringen; andere ziehen das Becken auf der betroffenen Seite hoch. Einige stellen sich auf der gesunden Seite auf die Zehen, um für den Fuß der gelähmten Seite mehr Spielraum zu gewinnen – selbst wenn sie eine Schiene für die Dorsalflexion des Fußes tragen (Abb. 10.24).

Die Therapeutin setzt die Rückseite ihrer im Grundgelenk gebeugten Finger auf das untere Sternumdrittel des Patienten; das Handgelenk hält sie in Mittelstellung, das Ellbogengelenk gestreckt. Sie fordert den Patienten auf, sein Gewicht gegen ihre Hand zu lehnen und dabei den Rumpf gerade zu halten. Die Achse der Vorwärtsbewegung bilden nur die oberen Fußgelenke (Abb. 10.25 a).

Da der Patient sein Gewicht nach vorne verlagert und die Bauchmuskeln angespannt hat, wird das gelähmte Bein leichter nach vorne schwingen. So erübrigt es sich, daß er den Rumpf nach hinten kippt, das Becken auf der hemiplegischen Seite hochzieht oder sich auf der gesunden Seite auf die Zehen stellt (Abb. 10.25 b).

### 10.5.3 Fazilitation durch stimulierendes und hemmendes „tapping"

Gehen kann sowohl mit stimulierendem als auch hemmendem „tapping" fazilitiert werden. Das stimulierende „pressure tapping" wird eingesetzt, um in einer Muskelgruppe die Aktivität zu erhöhen, das hemmende „tapping", um ein abnormes Bewegungsmuster zu hemmen. Entscheidend ist der exakte zeitliche Einsatz.

### 10.5.3.1 Stimulierendes „tapping" auf die Hüftextensoren

Die Hüftextension kann durch festes „tapping" auf diese Muskelgruppe unmittelbar zu Beginn der Standphase stimuliert werden, d.h. im Augenblick des Fersenkontakts, oder wenn der Fuß auf dem Boden aufkommt und die Hüfte sonst, wenn das Bein Gewicht übernimmt, nach hinten ausweichen würde (Abb. 10.26 a).

Die Therapeutin geht an der Seite und etwas vor dem Patienten. Sie hält seinen gelähmten Arm in etwa 90° Elevation, stützt dabei seinen Ellbogen mit der von ihm fernen Hand und zieht sein Gewicht nach vorne.

Während der Patient geht, klopft die Therapeutin mit der anderen, hohlen Hand genau dann fest nach vorne/unten auf das Gesäß des Patienten, wenn er den gelähmten Fuß auf den Boden aufsetzt (Abb. 10.26 b). Sie beläßt ihre Hand dort in festem Kontakt, bis das betroffene Bein die nächste Vorwärtsbewegung beginnt. Während der Schwungphase nimmt sie ihren Arm zurück,

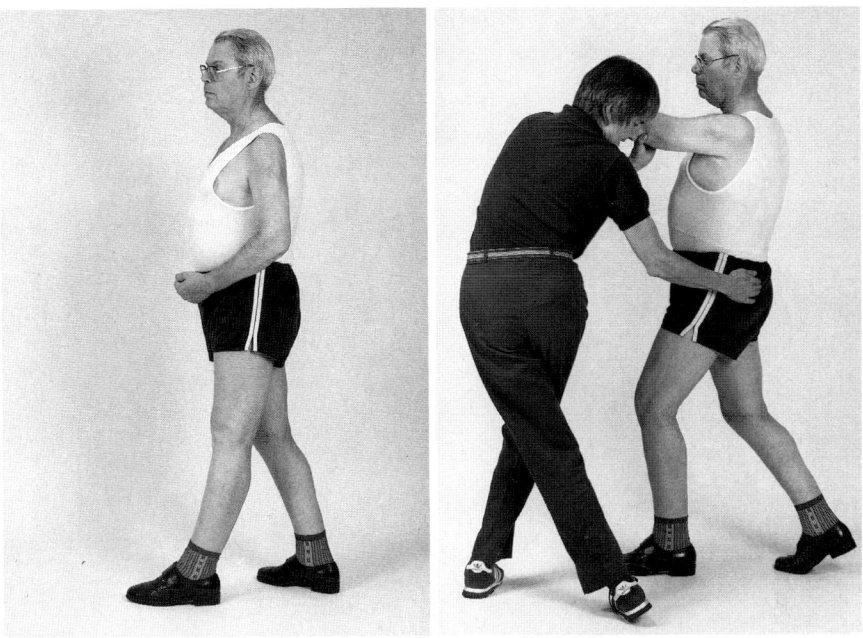

a b

**Abb. 10.26 a, b.** Stimulierendes „tapping", um die Standphase zu korrigieren (linksseitige Hemiplegie). **a** Das Knie des Patienten wird zu Beginn der Standphase überstreckt. **b** Die Therapeutin klopft beim Aufsetzen der Ferse mit ihrer hohlen Hand fest nach unten und vorne auf die Hüftextensoren

bereit für das nächste „tapping" auf die Hüftextensoren zu Beginn der nun folgenden Standphase.

### 10.5.3.2 Stimulierendes „tapping" auf die unteren Bauchmuskeln

Mit „pressure tapping" auf die unteren Bauchmuskeln kann die Schwungphase eingeleitet und fazilitiert werden. Die Therapeutin hält wie zuvor mit einer Hand den gestreckten Arm des Patienten nach vorne. Genau dann, wenn die Knieflexion, die die Schwungphase des gelähmten Beins einleitet, beginnt, klopft sie mit der Rückseite der anderen Hand schnell und leicht auf die unteren Bauchmuskeln des Patienten und läßt ihre Hand dort liegen, bis das Bein Gewicht übernommen hat. Während der Standphase nimmt sie ihre Hand weg, bereit für den nächsten Stimulus zu Beginn des folgenden Schwungs (Abb. 10.27 a–c).

### 10.5.3.3 Hemmendes „tapping"

Hebt der Patient zu Beginn der Schwungphase sein Becken auf der hemiplegischen Seite nach oben und hinten an (Abb. 10.28 a), dann kann die Therapeutin das abnorme Muster durch hemmendes „tapping" verhindern.

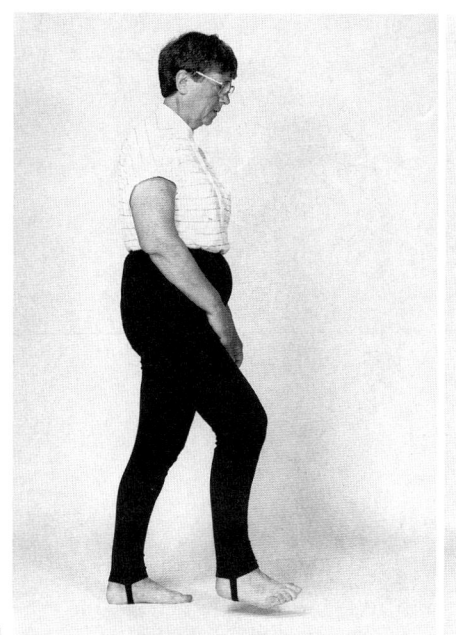

a

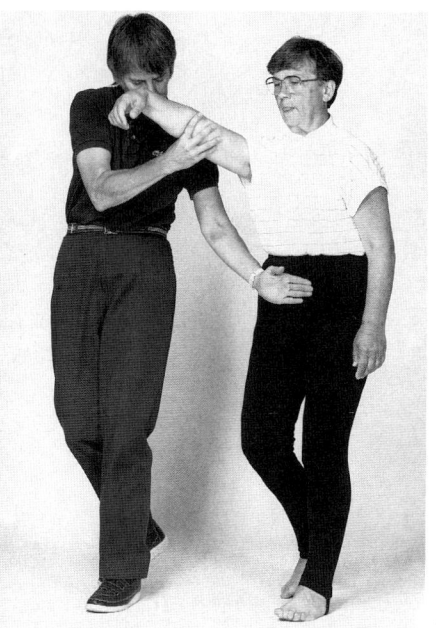

b

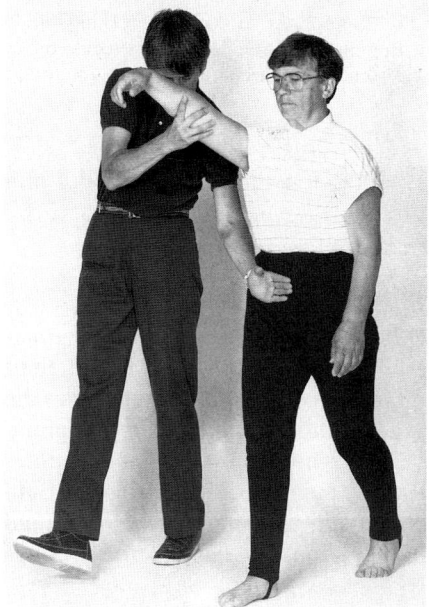

c

**Abb. 10.27 a–c.** Stimulierendes „tapping", um die Schwungphase zu verbessern (rechtsseitige Hemiplegie). **a** Wenn
die Patientin das gelähmte Bein vorsetzt,
hebt sie es im totalen Flexionsmuster aktiv an. **b** Die Therapeutin klopft auf die
unteren Bauchmuskeln, um die Schwungphase einzuleiten. **c** Ihr Handrücken
bleibt dort, bis die Ferse aufsetzt

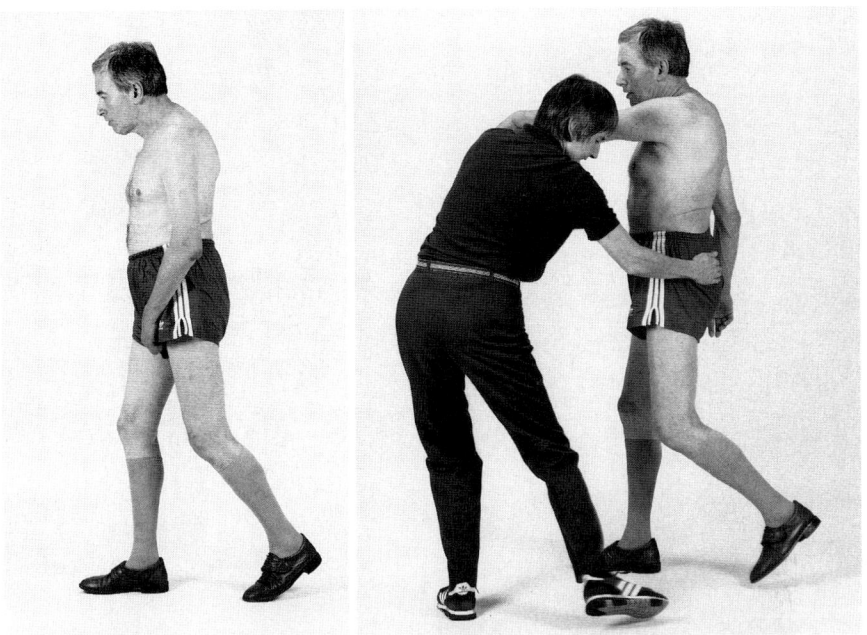

a                                                                                b

**Abb. 10.28 a, b.** Hemmendes „tapping", um die Einleitung der Schwungphase zu korrigieren (linksseitige Hemiplegie). **a** Wenn der Patient zum Schritt mit dem hemiplegischen
Bein ansetzt, zieht er sein Becken hoch und zurück. **b** Die Therapeutin klopft mit ihrer hohlen Hand fest nach vorne und unten auf das Gesäß des Patienten

Sie hilft dem Patienten, sein Gewicht beim Gehen nach vorne zu verlagern, indem sie seinen hemiplegischen Arm gestreckt nach vorne hält.

Mit dem Handteller der anderen, hohlen Hand klopft sie ganz zu Beginn
der Schwungphase fest und bestimmt in Richtung vorne und unten auf das
Gesäß des Patienten, um die nach hinten und oben gerichtete Bewegung des
Beckens, noch bevor sie einsetzt, zu verhindern (Abb. 10.28 b). Ihre Hand
bleibt dort liegen, bis dieses Bein Gewicht übernommen hat. Dann holt sie aus
zum nächsten Einsatz beim folgenden Schritt.

### 10.5.4 Fazilitation, um die Spurbreite zu verschmälern

Die meisten Patienten gehen breitbeiniger als normal, um die unzureichende
Rumpfkontrolle zu kompensieren und das Gleichgewicht zu halten. Die breitere Basis erfordert aber, daß das Becken in der Standphase entsprechend
weiter zur Seite verlagert werden muß, um das Gewicht über das belastete
Bein zu bringen (Saunders et al. 1953). Das bedeutet unnötig hohen Energieaufwand, und die Rumpfmuskeln werden außerdem unphysiologisch bean-
sprucht (Abb. 10.29 a).

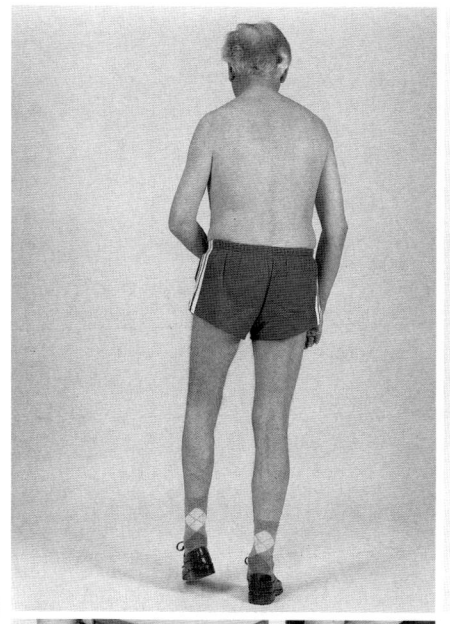

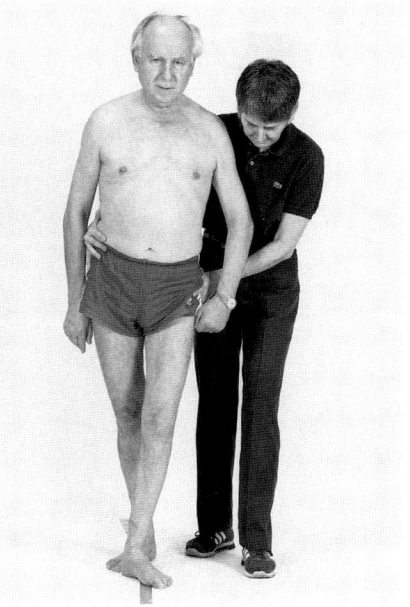

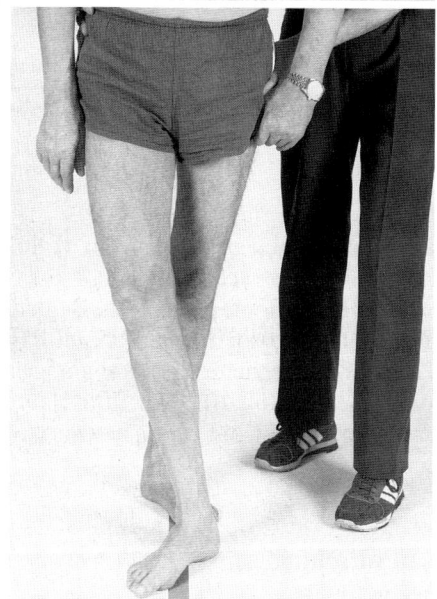

a

b

c

**Abb. 10.29 a–c.** Der Patient geht auf einer Linie, um seine Spurbreite zu verschmälern (linksseitige Hemiplegie).
**a** Das hemiplegische Bein wird zirkumduziert; die Spur wird zu breit. **b** Die Therapeutin hilft dem Patienten, seinen gelähmten Fuß so auf die Linie zu setzen, daß die Fußspitze nach außen zeigt.
**c** Der gesunde Fuß wird im gleichen Winkel auf die Linie gesetzt

### 10.5.4.1 Auf einer Linie gehen

Mit Kreide, Farbe oder einem Klebeband wird auf dem Boden eine Linie markiert. Der Patient übt, auf der Linie zu gehen. Mit im Hüftgelenk außenrotierten Beinen setzt er die Füße so auf, daß das Fußgewölbe die Linie kreuzt.

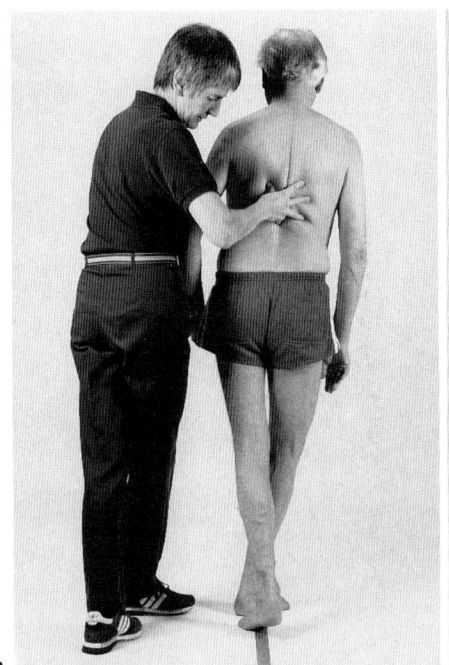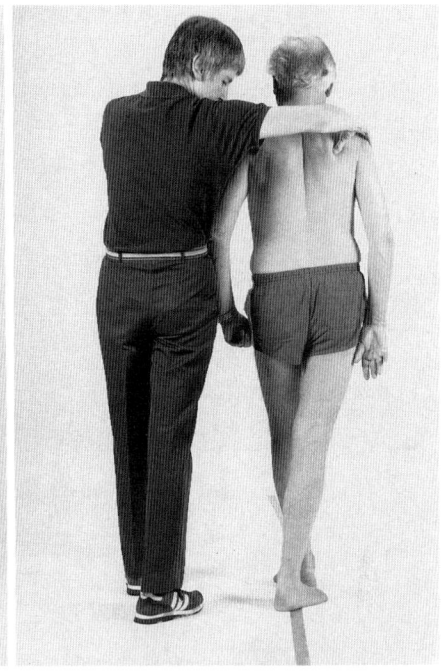

a                                                                         b

**Abb. 10.30 a, b.** Auf einer Linie gehen – Fazilitation zur Stabilisierung der Brustwirbelsäule (linksseitige Hemiplegie). **a** Die Therapeutin stützt den Thorax von vorne und hinten. **b** Sie korrigiert die Stellung der Schultern

Die Therapeutin geht an der Seite des Patienten und fazilitiert die Hüftbewegung. Sie plaziert die eine Hand so, daß ihr Daumen auf der hemiplegischen Seite von hinten über dem Femurkopf liegt und die Extension mit Außenrotation im Hüftgelenk unterstützt. Ihre andere Hand bleibt auf der gegenüberliegenden Seite des Beckens, gibt dem Patienten Halt und hilft ihm, auch das gesunde Bein korrekt auf die Linie zu setzen (Abb. 10.29 b, c).

Sobald der Patient gelernt hat, akkurat auf der Linie zu gehen, kann die Therapeutin mit einer Hand auf der Brustwirbelsäule und mit der anderen auf dem Sternum den Thorax stabilisieren (Abb. 10.30 a).

Die Extension der Brustwirbelsäule kann sie unterstützen, wenn sie beide Hände auf die Schultern, die Daumen auf die Schulterblätter des Patienten legt. Sie führt und hält seine Schulterblätter in Adduktion und hilft ihm so, die kompensatorische Fixierung des Brustkorbs aufzugeben (Abb. 10.30 b).

### 10.5.4.2 Auf einem Brett gehen

Geht der Patient alleine, setzt er seine Füße am Ende der Schwungphase zwangsläufig zu weit seitwärts, um seine Standfläche zu vergrößern (Abb. 10.31 a). Ständige Wiederholung dieses breitbasigen Gehens wird sein Gangmuster prägen.

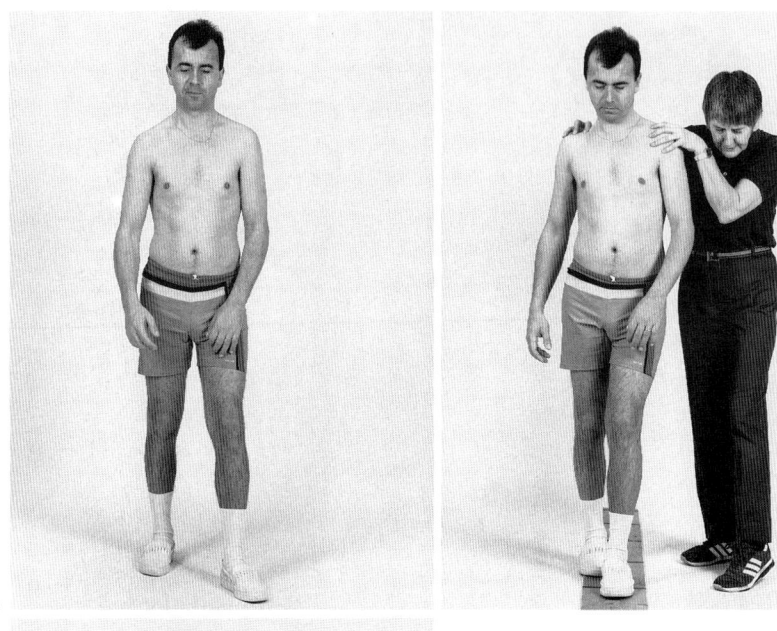

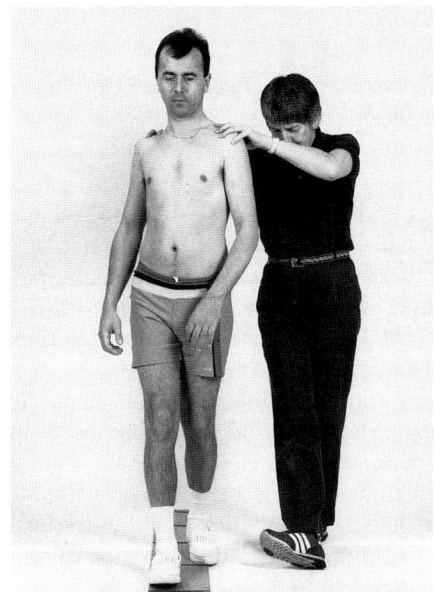

Abb. 10.31 a–c. Der Patient geht auf einem Brett, um seine Spurbreite zu korrigieren (linksseitige Hemiplegie). **a** Der Patient setzt den betroffenen Fuß zu weit nach außen. **b** Das Brett vermittelt ihm die notwendigen Anhaltspunkte. **c** Korrekter Schritt mit dem gesunden Bein

Auf einem Brett, das auf dem Boden liegt, kann der Patient üben, mit normaler Spurbreite zu gehen. Das Brett gibt ihm Anhaltspunkte, wo er seine Füße vor sich aufsetzen soll. Dies vermittelt ihm nicht nur das Gefühl für die richtige Spurbreite, sondern stimuliert auch die selektive Rumpfaktivität. Die Therapeutin muß anfangs evtl. die Bewegung auf der hemiplegischen Seite

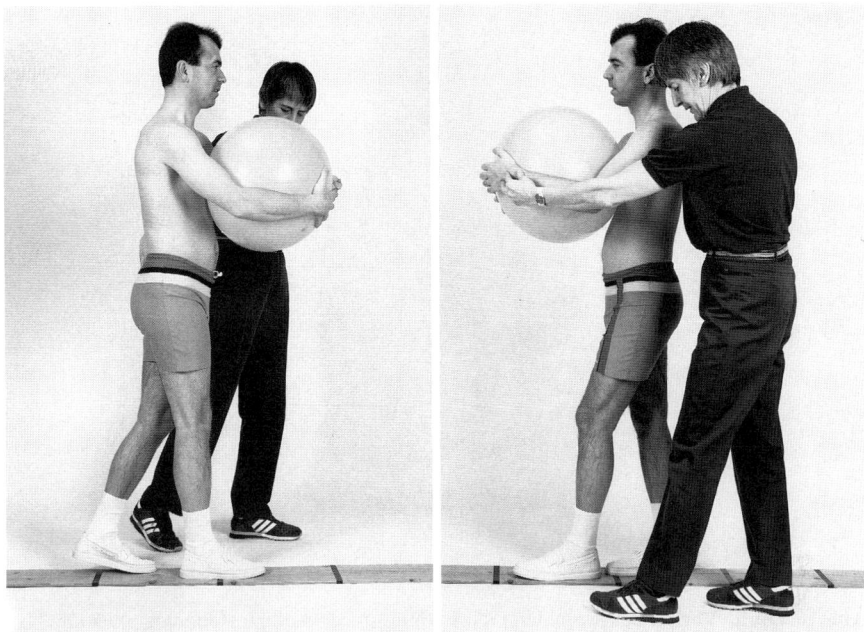

a                                                                                          b

**Abb. 10.32 a, b.** Der Patient geht ohne unmittelbare Sichtkontrolle auf einem Brett (linksseitige Hemiplegie). **a** Wenn der Patient einen Ball in seinen Armen hält, schaut er nicht auf seine Füße. **b** Die Therapeutin hält seine gelähmte Hand am Ball

noch unterstützen. Sobald sich aber die Beine frei bewegen, kann sie ihre Hilfestellung reduzieren und dem Patienten die noch notwendige Hilfe an den Schultern geben (Abb. 10.31 b, c).

Wenn sich der Patient auf dem Brett sicher fühlt, kann er beim Gehen einen großen Ball in seinen Armen halten. Er schaut dann nicht mehr direkt auf seine Füße, sieht das Brett nur weiter entfernt vor sich und muß die Position seiner Füße erspüren. Mit dem Ball in den Armen sind auch kompensatorische Bewegungen der Schulter und des Arms auf der nicht betroffenen Seite ausgeschaltet und die Stellung der Füße auf dem Brett wird nur durch den unteren Rumpf und die Hüften bestimmt (Abb. 10.32 a, b). Die Therapeutin hilft dem Patienten, den gelähmten Arm ohne Anstrengung am Ball zu halten, falls er das selbst noch nicht kann.

### 10.5.5 Fazilitation des Rhythmus

Die Patienten selbst merken oft nicht, daß sie nicht rhythmisch gehen oder daß ihr Rhythmus synkopisch ist. Es ist dann hilfreich, beim Gehen Aktivitäten einzuführen, die den Rhythmus vorgeben. Besser als sorgfältig eingeübtes alternierendes, taktmäßiges „Füße vor-einander-setzen" tragen sie auch dazu bei, das Gewicht nach vorne zu bringen und das Gehen zunehmend zu automa-

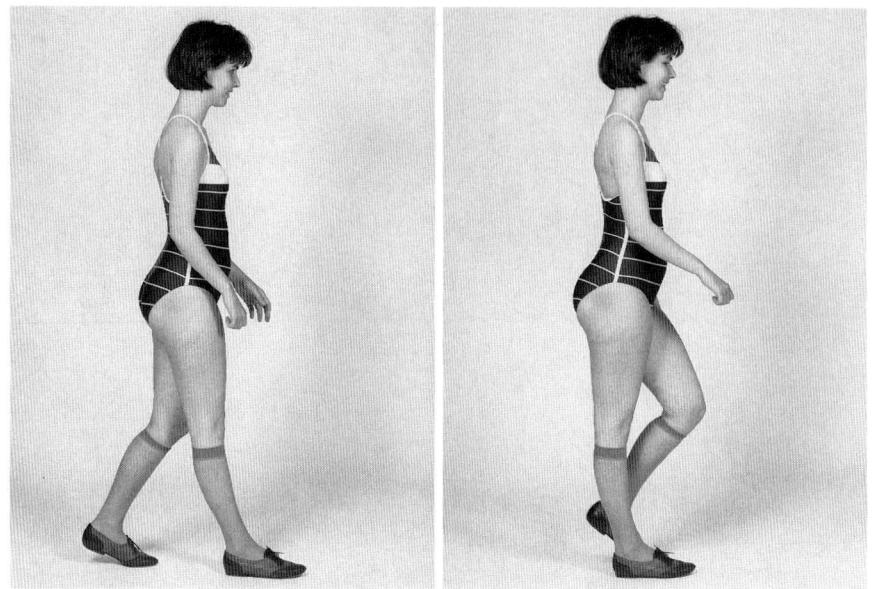

a                                                           b

**Abb. 10.33a, b.** Verlust des normalen Gehrhythmus (rechtsseitige Hemiplegie). **a** Die Hyperextension des Knies beim Fersenkontakt verzögert den Gewichtstransfer nach vorne. **b** Die Hüfte bewegt sich nach hinten und verursacht den synkopischen Rhythmus

tisieren. Es gibt verschiedene Ursachen, die den Rhythmus stören. Am häufigsten liegt es an der Hyperextension des Knies, die zu Beginn der Standphase den Gewichtstransfer über das gelähmte Bein verzögert (Abb. 10.33 a, b).

### 10.5.5.1 Ein Tamburin schlagen

Der Patient begleitet seinen Rhythmus mit einem Tamburin, das er jedesmal schlägt, wenn sein Fuß aufsetzt.

Die Therapeutin hilft ihm, das Tamburin mit seiner gelähmten Hand vor sich zu halten. Ihre andere Hand führt seine gesunde Hand mit dem Schlegel. Sie gibt einen regelmäßigen, angemessenen Rhythmus vor und akzentuiert genau den Moment, in dem ein Fuß aufgesetzt wird. Sie kann die Geschwindigkeit ändern, je nach Bedarf verlangsamen oder beschleunigen, und der Patient paßt sich dem veränderten Tempo an (Abb. 10.34 a).

Sobald der Patient rhythmisch geht, läßt die Therapeutin seine gesunde Hand los und er schlägt den Rhythmus selbst (Abb. 10.34 b, c). Sollte er nach einigen Schritten den Rhythmus verlieren, faßt sie wieder seine Hand und schlägt mit ihm gemeinsam den Takt.

Die Aktivität kann zunehmend schwieriger gestaltet werden, wenn auf jeden Schritt zwei oder drei Schläge geführt werden und zwar so, daß der letzte Schlag das Ende der Schwungphase, den Augenblick, in dem der Fuß auf den Boden aufkommt, markiert, z. B. ta-ta-tam, ta-ta-tam.

266

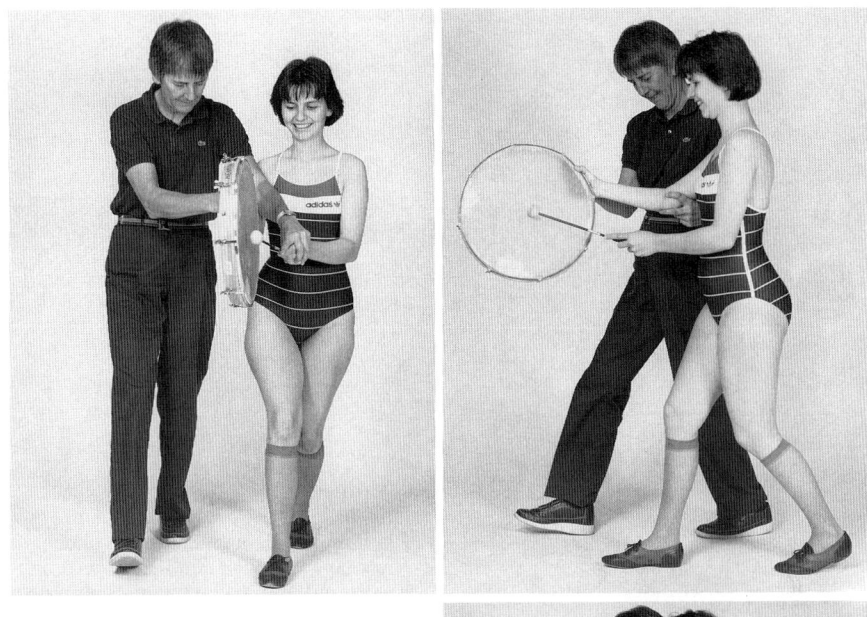

a

b

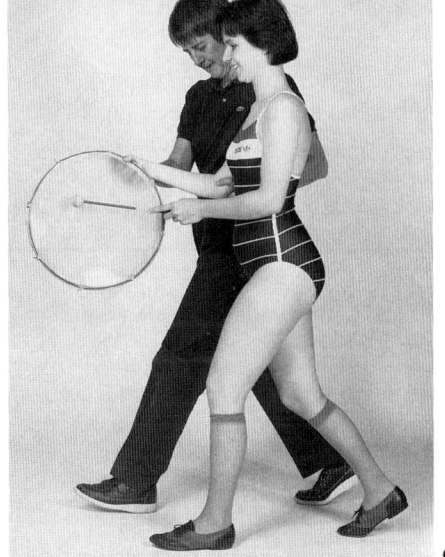

**Abb. 10.34 a–c.** Rhythmisierung mit einem Tamburin (rechtsseitige Hemiplegie). **a** Die Therapeutin hält die gelähmte Hand der Patientin am Tamburin und führt die gesunde Hand, die jeden Fersenkontakt mit einem Schlag auf das Tamburin akzentuiert. **b** Die Patientin schlägt den Rhythmus selbst. **c** Normale Schrittlänge ohne Hyperextension des Knies

c

## 10.5.5.2 Mit der gesunden Hand einen Ball springen lassen und wieder auffangen

Der Patient wirft mit seiner gesunden Hand einen Ball vor sich auf den Boden und fängt ihn wieder auf. Er wirft den Ball so, daß dieser und sein gelähmtes Bein am Ende der Schwungphase gleichzeitig aufkommen. Während sein ge-

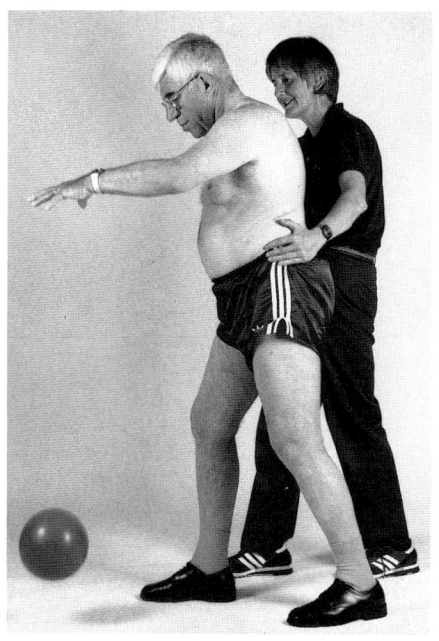

**Abb. 10.35.** Der Patient geht in dem Rhythmus, in dem er mit der gesunden Hand einen Ball auf den Boden wirft und wieder auffängt (rechtsseitige Hemiplegie)

sundes Bein nach vorne schwingt, springt der Ball wieder hoch, und er fängt ihn, wenn der Fuß aufsetzt (Abb. 10.35).

Diese Aktivität fördert nicht nur verstärkt den Rhythmus, sondern koordiniert gleichzeitig die Vorwärtsbewegung des gesunden Arms mit dem kontralateralen Fuß und löst ihn somit aus seiner fixierten Haltung, z.B. in Abduktion und Extension.

### 10.5.5.3 Mit beiden Händen einen großen Ball werfen und wieder auffangen

Der Patient faßt den Ball mit beiden Händen, läßt den Ball auf den Boden springen und fängt ihn wieder auf, während er in gleichmäßigem Rhythmus vorwärtsgeht. Er wird zunächst lernen müssen, den Ball im Stand fallen zu lassen und zu fangen. Die Therapeutin steht neben ihm und führt seine Hände, wenn er den Ball aufnimmt, wirft und wieder auffängt (Abb. 10.36a–d). Wenn sie nur seine hemiplegische Hand führt, wird er immer versucht sein, den Ball mit der gesunden Hand von unten zu fassen.

Der Patient geht vorwärts. Nach zwei Schritten wirft die Therapeutin den Ball mit seinen Händen ab und fängt ihn wieder im Rhythmus der beiden folgenden Schritte, also „Schritt-Schritt-werfen-fangen", ohne im Gehen innezuhalten (Abb. 10.37). Der Ball kommt am Ende der Schwungphase gleichzeitig mit dem einen Fuß auf dem Boden auf und wird am Ende der folgenden Schwungphase des anderen Fußes aufgefangen.

Wenn der Patient mit Hilfe der Therapeutin, die seine Hände führt, im gleichen Takt gehen, werfen und auffangen kann, versucht sie, seine gesunde

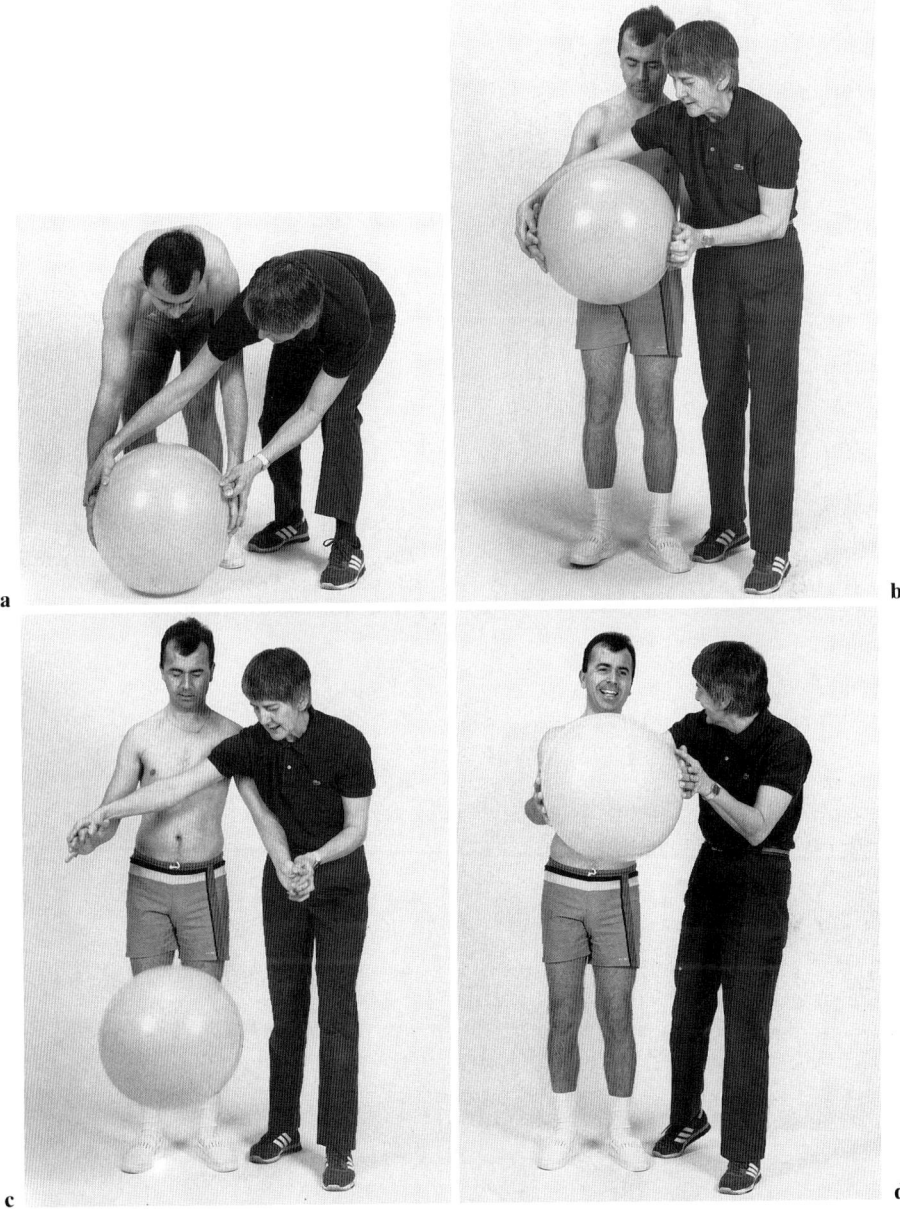

**Abb. 10.36 a–d.** Der Patient lernt zunächst im Stehen, einen Ball zu werfen und wieder aufzufangen (linksseitige Hemiplegie). **a** Die Therapeutin führt beide Hände des Patienten, um den Ball vom Boden aufzunehmen. **b** Sie achtet darauf, daß er den Ball nicht zu fest hält. **c** Den Ball auf den Boden werfen. **d** Den Ball in der Mitte auffangen

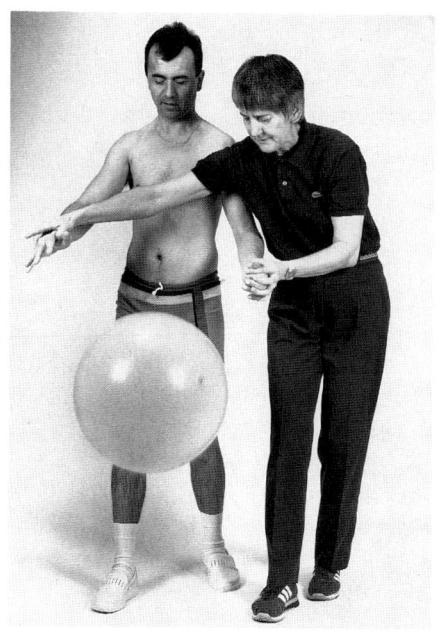

**Abb. 10.37.** Rhythmisches Gehen – im Takt mit dem Abwerfen und Auffangen des Balls. Die Therapeutin führt beide Hände (linksseitige Hemiplegie)

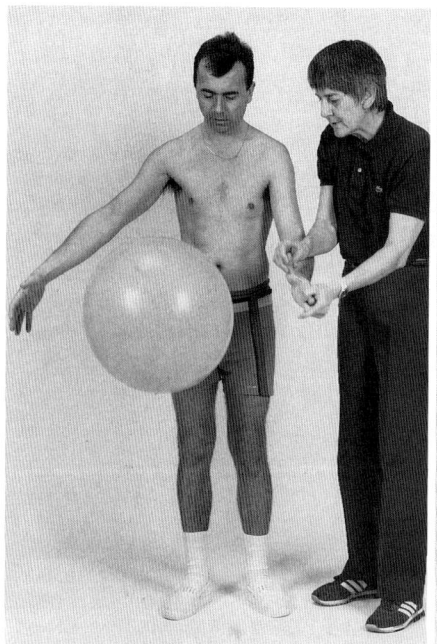

a

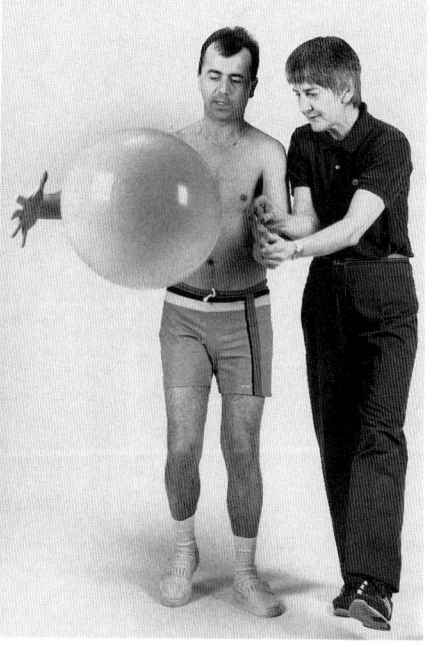

b

**Abb. 10.38 a, b.** Rhythmisches Gehen mit dem Ball (linksseitige Hemiplegie). **a** Der Patient lernt, den Ball abzuwerfen und aufzufangen, wobei die Therapeutin nur noch die gelähmte Hand führt. **b** Der Patient geht im Rhythmus „Schritt-Schritt-werfen-fangen"

Hand loszulassen. Sie führt dann nur die gelähmte Hand des Patienten und er lernt zunächst im Stehen, den Ball mit ruhigen und akkuraten Bewegungen fallen zu lassen und wieder aufzufangen (Abb. 10.38a).

Dann werden Abwerfen, Auffangen und Vorwärtsgehen kombiniert (Abb. 10.38b). Hat der Patient in seinem gelähmten Arm schon wieder genügend aktive Bewegung, kann die Therapeutin allmählich auch die Hilfestellung, die sie bisher an der betroffenen Hand gegeben hat, zurücknehmen.

### 10.5.5.4 Der Patient paßt seine Schritte denen der Therapeutin an

Die Schritte des Patienten sind oft ungleich. Das gesunde Bein wird weniger weit vorgesetzt als das gelähmte. Der hemiplegische Arm zeigt oft eine assoziierte Reaktion und zieht mit erhöhtem Tonus in eine starre Beugehaltung (Abb. 10.39a).

Die Therapeutin geht neben dem Patienten und hält seine betroffene Hand in der ihren. Sie fordert den Patienten auf, ihre Schritte in bezug auf

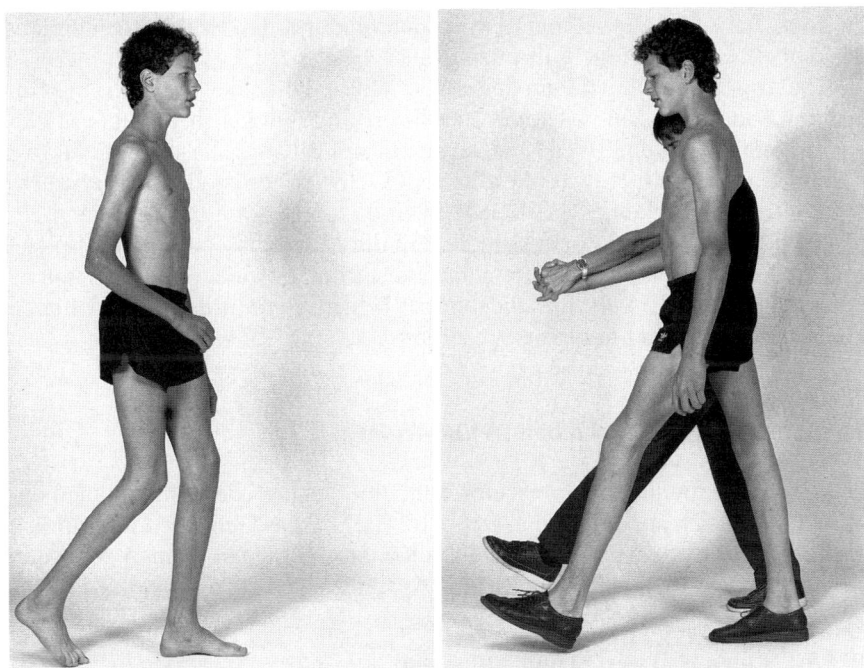

a                                                         b

**Abb. 10.39a, b.** Der Patient paßt seine Schritte denen der Therapeutin an (rechtsseitige Hemiplegie). **a** Der Patient geht arrhythmisch. Er macht einen kurzen Schritt mit dem gesunden Bein und setzt den Fuß flach auf den Boden. **b** Der Patient orientiert sich an den Füßen der Therapeutin und paßt sich ihrem Rhythmus und ihrer Schrittlänge an. Die Therapeutin faßt seine gelähmte Hand und fazilitiert den Armschwung

Tempo und Länge genau nachzuahmen. Während sie miteinander ausschreiten, schwingt sie seinen Arm zeitgleich mit der Schwungphase des gesunden Beins vor und mit der des gelähmten Beins zurück (Abb. 10.39 b).

### 10.5.6 Fazilitation für den Zehengang

Nur wenn der Patient lernt, auch die aktive Kontrolle über die Plantarflexion im Fußgelenk wiederzuerlangen, wird sich sein Gangbild weiter normalisieren (Olney et al. 1986; Winter 1983). Viele Therapeutinnen scheuen jedoch vor dieser selektiven Aktivität zurück, weil sie befürchten, die Spastik zu erhöhen oder Kloni auszulösen. Solange jedoch die Bewegung selektiv ausgeführt wird, hemmt die aktive Plantarflexion die spastische Tonuserhöhung sowohl in den Plantarflexoren des Sprunggelenks als auch in den Zehenflexoren (siehe Abb. 8.29, 8.30 a und 8.32 a). Wenn der Patient lernt, auf den Zehen zu gehen, muß von Anfang an besonders darauf geachtet werden, daß sein Knie immer über dem Fuß bleibt und nicht plötzlich im totalen Extensionsmuster gestreckt wird und in Hyperextension schlägt. Das Knie soll in Richtung Fußspitze zeigen und weder nach medial noch lateral abweichen. Die Therapeutin muß evtl. anfangs neben den Patienten knien, damit sie ihm helfen kann, die Stellung des Knies zu halten und um zu verhindern, daß sich die Zehen beugen, sobald er sich auf die Fußspitze stellt.

Später geht sie dann neben dem Patienten und fazilitiert die korrekte Bewegung, indem sie seinen Thorax stabilisiert und ihm gleichzeitig etwas Gewicht abnimmt (Abb. 10.40). Hat er ausreichend Kontrolle über die aktive Plantarflexion, kann er, was allerdings viel schwieriger ist, den Fuß abwechselnd dorsal- und plantarflektieren. Am Ende der Schwungphase setzt er zunächst die Ferse auf und hebt sich dann in der Standphase auf die Fußspitze. Indessen schwingt das andere Bein nach vorne und er wiederholt die Sequenz mit diesem Bein. Er geht mit wiegendem Schritt, der aus der übertriebenen Plantarflexion in der Standphase resultiert.

### 10.5.7 Den Kopf beim Gehen frei bewegen

Die meisten Patienten halten ihren Kopf beim Gehen fixiert und schauen unmittelbar vor sich auf den Boden (Abb. 10.41). Soll das Gehen jedoch wirklich funktionell sein, muß der Patient seinen Kopf frei bewegen können, ohne den Rhythmus zu stören oder die Richtung zu ändern.

#### 10.5.7.1 Einen Ball werfen und auffangen

Der Patient geht vorwärts und wirft mit seiner gesunden Hand einer dritten Person, die in einiger Entfernung neben ihm hergeht, einen Ball zu. Er soll dieser Person während des Ballwechsels in die Augen schauen und trotz der Rotation des Kopfs weiter geradeaus gehen. Die Therapeutin geht auf seiner

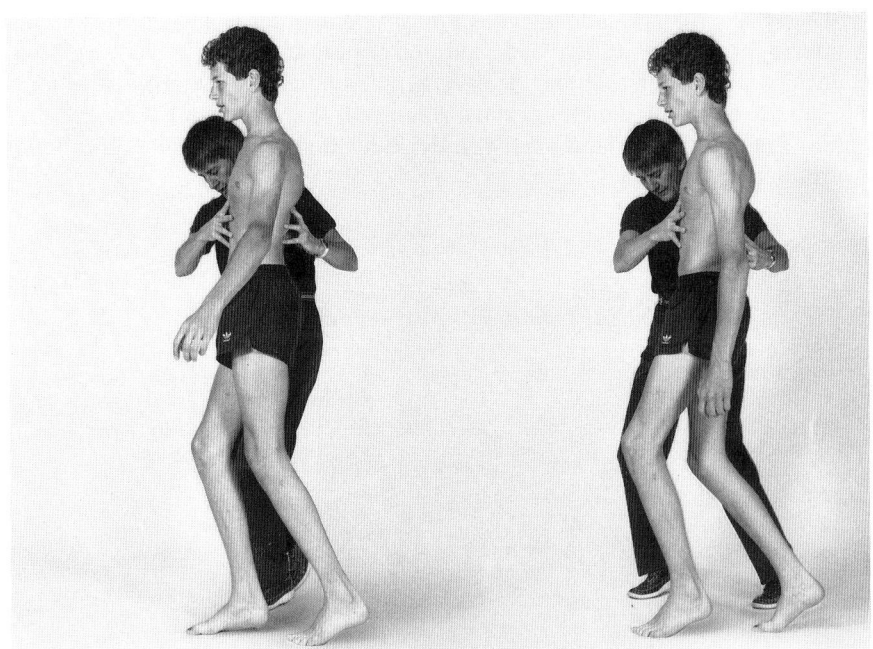

**Abb. 10.40.** Der Patient lernt, auf den Fußspitzen zu gehen und sich dabei aufrecht zu halten. Sein betroffenes Knie muß leicht gebeugt bleiben und in dieselbe Richtung wie der Fuß zeigen (rechtsseitige Hemiplegie)

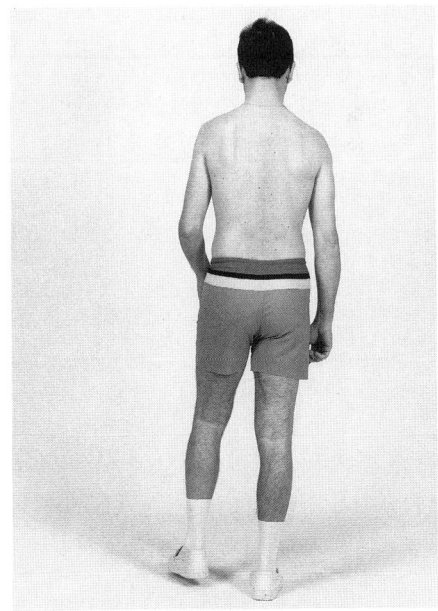

**Abb. 10.41.** Der Patient neigt dazu, seinen Kopf fixiert zu halten und vor sich auf den Boden zu schauen (linksseitige Hemiplegie)

hemiplegischen Seite, jedoch etwas hinter ihm, um das Ballspiel nicht zu behindern. Ihre Hände ruhen leicht auf den Seiten seines Beckens. Sie gibt lediglich so viel Unterstützung wie gerade notwendig. Die Aktivität wird nach beiden Seiten geübt; die Helferin wirft den Ball einmal von der gesunden Seite des Patienten her, dann auch von der betroffenen. Das Gehtempo bleibt konstant (Abb. 10.42 a, b).

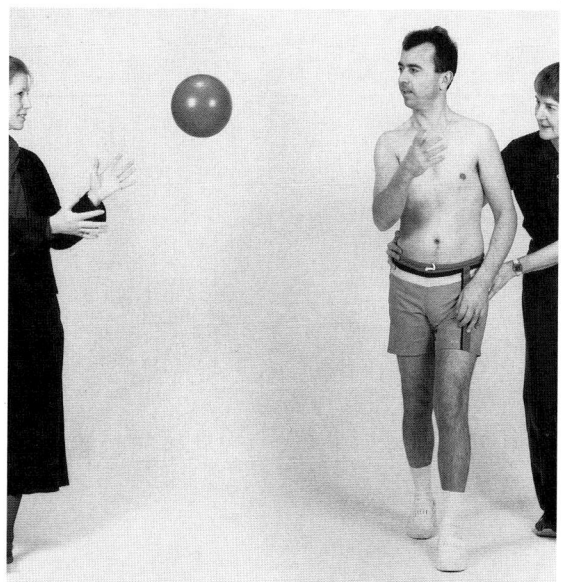

a

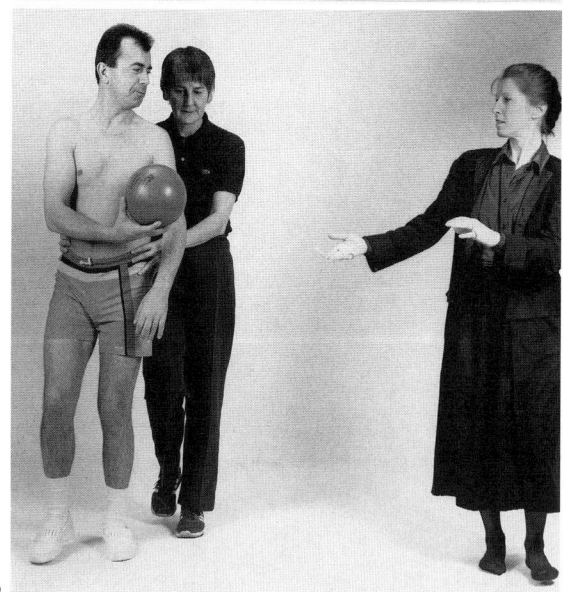

b

**Abb. 10.42 a, b.** Der Patient geht vorwärts und dreht den Kopf zur Seite, um einen Ball zu werfen und wieder aufzufangen (linksseitige Hemiplegie). **a** Er schaut nach rechts. **b** Er schaut nach links

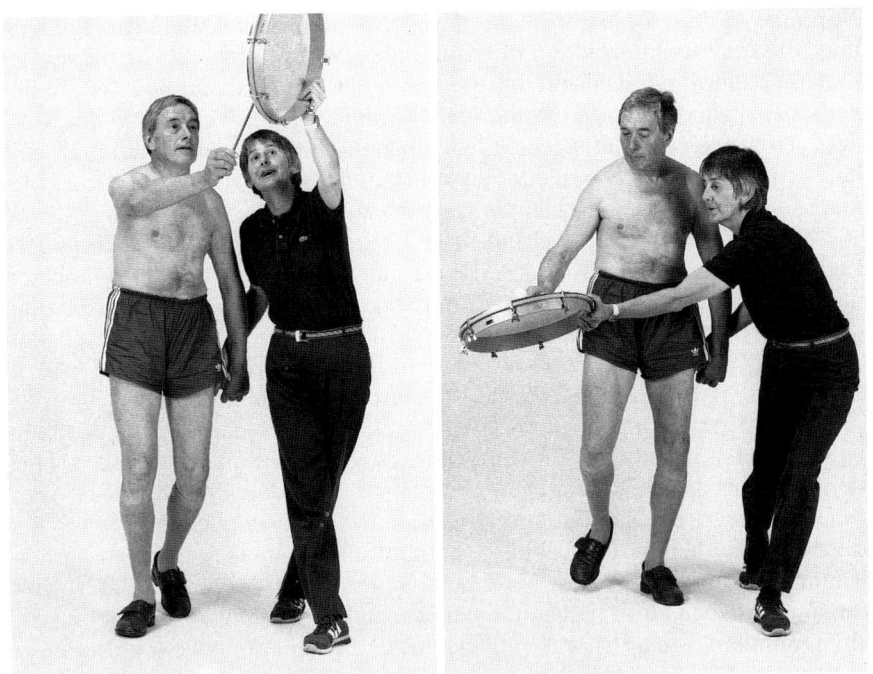

a                                                                                          b

**Abb. 10.43 a, b.** Freie Kopfbewegungen beim Gehen, ohne den Rhythmus, die Geschwindigkeit oder die Richtung zu ändern (linksseitige Hemiplegie). **a** Die Therapeutin hält das Tamburin, das der Patient im Rhythmus seiner Schritte schlägt. **b** Sie ändert die Position des Tamburins bei jedem Schritt

### 10.5.7.2 Ein Tamburin schlagen

Der Patient geht vorwärts und schlägt ein Tamburin, das von der Therapeutin in verschiedene Stellungen gebracht wird (Abb. 10.43 a, b). Er behält Rhythmus, Tempo und Richtung konstant bei.

## 10.6 Schlußfolgerung

„Die menschliche Fortbewegung ist ein Phänomen äußerster Komplexität" (Saunders et al. 1953). Die Bewegung ist so komplex, daß Versuche, eine computergesteuerte zweibeinige Maschine zu bauen, nur mit Einschränkungen gelangen. Es war wohl möglich, eine Konstruktion mit sechs Beinen zu schaffen, die den Gang eines Insekts imitierte, da hier Gleichgewichtsreaktionen keine Rolle spielen. Es konnte sogar eine Maschine programmiert werden, die nur auf einem Bein hüpfte (Raibert und Sutherland 1983). Offensichtlich stellt aber das Programm für zweibeiniges Gehen mit den notwendigen Koordinations- und Gleichgewichtsreaktionen ein noch ungelöstes Problem dar.

Normales Gehen „schließt einen gewissen Anteil aller Gelenkbewegungen und Muskelaktivitäten, die an den unteren Extremitäten, am Beckengürtel und am Rumpf möglich sind, ein" (Perry 1969). Es ist daher sinnvoll, in der begrenzten zur Verfügung stehenden Therapiezeit die Aktivität vieler Muskeln gleichzeitig zu stimulieren. Gehen bedeutet ohne Zweifel mehr, als sich langsam und mühsam wenige Meter auf ebenem Boden im Hospital mit Hilfe eines Stocks oder einer Gehstütze vorwärts zu bewegen.

Menschen gehen, um sich an ihrer Umgebung zu erfreuen, um andere Leute zu treffen, um interessante Dinge und Orte zu sehen und sie möchten dabei miteinander sprechen und Eindrücke austauschen. Es kann sein, daß „die Fortbewegung nicht auf die Kontrolle der Hirnrinde angewiesen ist" und daß „die Muster für die Fortbewegung im Rückenmark von „central pattern generators" (CPGs) erzeugt werden, die ihrerseits in flexibler Weise unter suprasinaler Kontrolle operieren" (Brooks 1986). Ein solches Gehen geschähe jedoch ohne Absicht oder Entscheidung, es gäbe nicht die Möglichkeit, Hindernissen aus dem Weg zu gehen und sich wechselnden Oberflächenstrukturen anzupassen. Für den Patienten ist es aber wichtig, auf allen möglichen Bodenbeschaffenheiten und ebenso bergauf und bergab gehen zu lernen. Therapeutische Aktivitäten, bei denen Gehen fazilitiert wird, sollen sowohl im Haus als auch im Freien geübt werden, und der Patient soll wieder Erfahrung sammeln, wie es ist, auf Steinen, auf Gras und auf unebenem Boden zu gehen.

Wenn draußen oder drinnen die geringste Gefahr besteht, daß der Patient durch vermehrte Supination seines Fußes das Sprunggelenk verletzen könnte, soll eine stützende Bandage über den Schuh gewickelt werden. Er kann auch während der in diesem Kapitel beschriebenen Aktivitäten eine Plastikschiene tragen, die den Fuß stützt. Der Patient vermag möglicherweise ohne Fußstütze langsam und vorsichtig zu gehen. Wenn er aber mit Tempo und Schwung frei ausschreiten oder gleichzeitig einen Ball werfen soll, kann er sich nicht mehr auf seinen Fuß konzentrieren. Auch die Therapeutin kann nicht gleichzeitig auf sein Sprunggelenk achten und ihn bei den verschiedenen Aktivitäten führen. Das Ziel der Aktivitäten ist immer, das Gehen wieder zu automatisieren und es wäre widersinnig, wenn der Patient immerfort achtgeben und an die Stellung seines Fußes denken müßte. Sobald er aber ausreichend Kontrolle über seinen Fuß hat, trägt er normale Laufschuhe und übt das Gehen ohne Schiene oder Bandage.

Die Geschwindigkeit sollte soweit wie möglich bis zum normalen Gehtempo gesteigert werden. Kann der Patient nur sehr langsam gehen, braucht er viel zu lange, um an sein Ziel zu kommen und es kostet ihn viel zu viel Anstrengung. Die Motivation für die Lösung einer Aufgabe korreliert direkt mit dem dafür erforderlichen Energieaufwand. Langsames Gehen erschwert es außerdem, das Gleichgewicht zu halten. Partner oder Freunde des Patienten zermürbt das schleppende Tempo; häufig gehen sie voraus und warten dann wieder auf ihn. Folglich wird er oft alleine gehen müssen und er verliert die Freude an Ausflügen, da er immerzu verzweifelt versucht, mit den anderen Schritt zu halten.

Die Therapeutin wird das Gangmuster des Patienten sorgfältig analysieren müssen und mit ihm die Anteile üben, die Schwierigkeiten bereiten. Hat der Patient dann bessere Kontrolle über die einzelnen Komponenten, kann sie versuchen, das Gehen in verschiedenen Variationen zu fazilitieren.

Obwohl der Patient nie mehr so frei und mühelos gehen wird wie vor seiner Erkrankung, sollte doch alles versucht werden, um ihm wieder sicheres und automatisches Gehen zu ermöglichen – in einem Muster, einem Rhythmus und einer Geschwindigkeit, die dem normalen Gehen so nahe wie möglich kommen. Ziel der Rehabilitation sollte es sowohl für den Patienten als auch die Therapeutin sein, daß er ohne Angst und ohne aufzufallen unter anderen Menschen auf der Straße gehen kann. Dabei muß man allerdings bedenken, daß das Kind im Verlauf seiner motorischen Entwicklung erst mit 7 Jahren ein normales erwachsenes Gangmuster erreicht (Okamoto 1973). Nach Kottke (1978) wird es innerhalb eines Zeitraums von 6 Jahren 3 Millionen Schritte gegangen sein, um dieses Leistungsniveau zu erreichen. Es wäre unrealistisch zu erwarten, daß der hemiplegische Patient innerhalb weniger Monate eine so hochdifferenzierte Koordinationsleistung seiner Bewegungsabläufe wiedererlernt. Für einige Patienten dauert es auf Grund der Schwere ihrer Behinderung Jahre, bis sie wieder frei und sicher gehen können; andere lernen in sehr kurzer Zeit, wieder ohne Hilfe zu gehen. Aber immer verschlechtert sich die Qualität ihres Gangbilds wieder, wenn die Therapie zu früh beendet wird. Rehabilitation sollte deshalb als ein fortlaufender Prozeß betrachtet werden, will man optimale Ergebnisse erreichen und erhalten.

It's a long long road,
from which there is no return.
While we're on our way to there
why not share?
And the load
doesn't weigh me down at all.
He aint heavy
He's my brother.

Neil Diamond

# Literatur

Adler MK, Curtland C, Brown JR, Acton P (1980) Stroke rehabilitation – is age a determinant? J Am Geriatr Soc 11: 499–503

Bach-y-Rita P, Balliet R (1987) Recovery from stroke. In: Duncan P, Badke M (eds) Stroke rehabilitation: the recovery of motor control. Year Book Medical, Chicago, pp 81–82

Badke MB, Duncan PW (1983) Patterns of rapid motor responses during postural adjustments when standing in healthy subjects and hemiplegic patients. Phys Ther 63: 13–20

Basmajian JW (1979) Muscles alive. Their functions revealed by electromyography, 4th edn. Williams and Wilkins, Baltimore

Blair MJ (1986) Examinations of the thoracic spine. In: Grieve GP (ed) Modern manual therapy of the vertebral column. Churchill Livingstone, Edinburgh

Bobath B (1971) Abnormal postural reflex activity caused by brain lesions. Heinemann, London

Bobath B (1978) Adult hemiplegia: evaluation and treatment, 2nd edn. Heinemann, London

Bobath K (1971) The normal postural reflex mechanism and its deviation in children with cerebral palsy. (Congress lecture, reprint from Physiotherapy, November 1971, pp 1–11)

Bobath K (1980) Neurophysiology, pt 1. Videofilm recorded at the Post-graduate Study Centre, Hermitage, Bad Ragaz

Bobath K, Bobath B (1975) Die Behandlung der Hemiplegie der Erwachsenen. Z Kr Gymn 27: 356–360

Bobath K, Bobath B (1977) Vorträge, Fortbildungszentrum, Bad Ragaz

Bohannon RW, Andrews AW (1987) Relative strength of seven upper extremity muscle groups in hemiparetic stroke patients. J Neuro Rehabil 1 (4): 161–165

Brodal A (1973) Self-observations and neuro-anatomical considerations after a stroke. Brain 96: 675–694

Bromley J (1976) Tetraplegia and paraplegia, a guide for physiotherapists. Churchill Livingstone, Edinburgh

Brooks VB (1986) The neural basis of motor control. Oxford University Press

Brunstrom S (1970) Movement therapy in hemiplegia: a neurophysiological approach. Harper and Row, New York

Caix M, Outrequin G, Descottes B, Kalfon M, Pouget X (1984) The muscles of the abdominal wall: a new functional approach with anatomo-clinical deductions. Anat Clin 6: 109–116

Campbell EJM, Green JH (1953) The expiratory function of the abdominal muscle in man. An electromyographical study. J Physiol (Lond) 120: 409–418

Campbell EJM, Green JH (1955) The behaviour of the abdominal muscles and the intra-abdominal pressure during quiet breathing and increased pulmonary ventilation. A study in man. J Physiol (Lond) 127: 423–426

Charness A (1986) Stroke/headinjury. Rehabilitation institute of Chicago procedure manual. Aspen, Rockville

Davies PM (1985) Steps to follow. A guide to the treatment of adult hemiplegia. Springer, Berlin Heidelberg New York

Davies PM (1985) Hemiplegie. Anleitung zu einer umfassenden Behandlung von Patienten mit Hemiplegie (Rehabilitation und Prävention 18). Springer, Berlin Heidelberg New York

De Troyer A (1983) Mechanical action of the abdominal muscles. Bull Eur Physiopathol Respir 19: 575–581

De Troyer A, De Beyl DZ, Thirton M (1981) Function of the respiratory muscles in acute hemiplegia. Am Rev Respir Dis 123: 631–632

Dettmann MA, Linder MT, Sepic SB (1987) Relationship among walking performance, postural stability, and functional assessment of the hemiplegic patient. Am J Phys Med 66 (2): 77–90

Diamond N (1970) Tap root manuscript. Universal City Records

Donisch FW, Basmajian JV (1972) Electromyography of deep muscles in man. Am J Anat 153: 25–36

Dvorak J, Dvorak V (1983) Manual medicine, diagnostic. Thieme, Stuttgart

Flint MM, Gudgell J (1965) Electromyographic study of abdominal muscular activity during exercise. Am J Phys Med 36: 29–37

Fluck DC (1966) Chest movements in hemiplegia. Clin Sci 31: 383–388

Fugl-Meyer AR, Griemby G (1984) Respiration in tetraplegia and in hemiplegia: a review. Int Rehabil Med 6: 186–190

Fugl-Meyer AR, Linderholm H, Wilson AF (1983) Restrictive ventilatory dysfunction in stroke: its relation to locomotor function. Scand J Rehabil Med [Suppl 9]: 118–124

Gelb M (1987) Body learning: an introduction to the Alexander technique. Aurum, London

Grieve GP (1979) Mobilisation of the spine, 3rd edn. Churchill Livingstone, Edinburgh

Grieve GP (1981) Common vertebral joint problems. Churchill Livingstone, Edinburgh

Grieve GP (1986) Modern manual therapy of the vertebral column. Churchill Livingstone, Edinburgh

Haas A, Rusk HA, Pelosof H, Adam JR (1967) Respiratory function in hemiplegic patients. Arch Phys Med Rehabil (April): 174–179

Hellebrandt FA (1938) Standing as a geotropic reflex. The mechanism of the asynchronous rotation of motor units. Am J Physiol 121: 471–474

Hellebrandt FA, Braun GL (1939) The influence of sex and age in the postural sway of man. Am J Physiol Anthropol 24: 347–360

Hellebrandt FA, Tepper RH, Braun GL, Elliot MC (1938) The location of the cardinal anatomical orientation plane passing through the center of weight in young adult women. Am J Physiol 121: 465–470

Hellebrandt FA, Brogdon E, Tepper RH (1940) Posture and its cost. Am J Physiol 129: 773–781

Hockermann S, Dickstein R, Pinar T (1984) Platform training and postural stability in hemiplegia. Arch Phys Med Rehabil 65: 588–592

Kesselring J (1989) Theoretische Grundlagen der Sensomotorik zum Verständnis der Therapie ihrer Störungen. Vortrag, Fortbildungszentrum Hermitage, Bad Ragaz

Klein-Vogelbach S (1963) Die Stabilisation der Körpermitte und die aktive Widerlagerbildung als Ausgangspunkt einer Bewegungserziehung (unter besonderer Berücksichtigung der Probleme des Hemiplegikers). Krankengymnastik 5: 1–9 (Sonderdruck)

Klein-Vogelbach S (1990) Ballgymnastik zur funktionellen Bewegungslehre. Analysen und Rezepte, 3. Aufl (Rehabilitation und Prävention 1). Springer, Berlin Heidelberg New York

Klein-Vogelbach S (1986) Therapeutische Übungen zur funktionellen Bewegungslehre. Analysen und Rezepte, 2nd edn (Rehabilitation und Prävention 4). Springer, Berlin Heidelberg New York

Klein-Vogelbach S (1987) Funktionelle Bewegungslehre. Vortrag, IBITAH-Symposium, Fortbildungszentrum Hermitage, Bad Ragaz

Knott M, Voss DE (1960) Proprioceptive neuromuscular facilitation. Harper, New York

Knuttson E (1981) Gait control in hemiparesis. Scand J Rehabil Med 13: 101–108

Knuttson E, Richards C (1979) Different types of disturbed motor control in gait of hemiplegic patients. Brain 102: 405–430

Kolb LC, Kleyntyens F (1937) A clinical study of the respiratory movements in hemiplegia. Brain 60: 259–274

Korczyn AD, Leibowitz U, Bendermann J (1969a) Involvement of the diaphragm in hemiplegia. Neurology 19: 97–100

Korczyn AD, Hermann G, Don R (1969b) Diaphragmatic involvement in hemiplegia and hemiparesis. J Neurol Neurosurg Psychiat 32: 588–590

Kottke FJ (1975a) Reflex patterns initiated by the secondary sensory fiber endings of muscle spindels: a proposal. Arch Phys Med Rehabil 56: 1–7

Kottke FJ (1975b) Neurophysiologic therapy for stroke. In: Licht S (ed) Stroke and its rehabilitation. Licht, New Haven, pp 256–324

Kottke FJ, Halpern D, Easton JKM, Ozel AT, Burrill CAV (1978) The training of coordination. Arch Phys Med Rehabil 59: 567–572

Kottke FJ (ed) (1982a) The neurophysiology of motor function. Saunders, Philadelphia, pp 218–252 (Krusen's handbook of physical medicine and rehabilitation)

Kottke FJ (ed) (1982b) Therapeutic exercise to develop neuromuscular coordination. Saunders, Philadelphia, pp 403–426 (Krusen's handbook of physical medicine and rehabilitation)

Luce MY, Bruce H, Culver MD (1982) Respiratory muscle function in health and disease. Chest 81: 82–90

Mahoney FI, Barthel DW (1965) Functional evaluation: the Barthel index. Maryland State Med J (February): 61–65

Maitland GD (1986) Vertebral manipulation. Butterworths, London

Maitland GD (1991) Manipulation der Wirbelsäule (Rehabilitation und Prävention 24). Springer, Berlin Heidelberg New York

Middendorf J (1987) Der erfahrbare Atem. Junfermann, Paderborn

Mohr JD (1984–1987) Lectures given during courses on the assessment and treatment of adult patients with hemiplegia: Post Graduate Study Centre Hermitage, Bad Ragaz

Montgomery J (1987) Assessment and treatment of locomotor deficits. In: Duncan PW, Badke MB (eds) Stroke rehabilitation: the recovery of motor control. Year Book Medical, Chicago

Murphy J, Koepke GD, Smith EM, Dickinson AA (1959) Sequence of action of the diaphragm and intercostal muscles during respiration. II: Expiration. Arch Phys Med 40: 337–342

Murray PM, Drought AB, Kory RC (1964) Walking patterns in normal men. Bone Joint Surg 46: 335–345

Murray PM, Seireg AA, Sepic SB (1975) Normal postural stability and steadiness: quantitative assessment. Bone Joint Surg 57: 510–516

Okamoto T (1973) Electromyographic study of the learning process of walking in 1- and 2 year-old infants. Medicine and Sport 8 (Biomechanics III): 328–333

Olney SJ, Monga TN, Costigan PC (1986) Mechanical energy of walking of stroke patients. Arch Phys Med Rehabil 67: 92–98

Pauly JE, Steele RW (1966) Electromyographic analysis of back exercises for paraplegic patients. Arch Phys Med 47: 730–736

Perkins WH, Kent RD (1986) Textbook of functional anatomy of speach, language and hearing. Taylor and Francis, London

Perry J (1969) The mechanics of walking in hemiplegia. Clin Orthop 63: 23–31

Platzer W (1984) Bewegungsapparat. Thieme, Stuttgart, S 84 (Taschenbuch der Anatomie, Bd 1)

Raibert MH, Sutherland IE (1983) Maschinen zu Fuß. Spektrum der Wissenschaft 3: 30–40

Rolf HFG, Bressel G, Holland B, Rodatz U (1973) Physiotherapie bei querschnittsgelähmten Patienten. Kohlhammer, Stuttgart

Saunders M, Inman VT, Eberhart HD (1953) The major determinants in normal and pathological gait. Bone Joint Surg 35: 543–557

Schultz AB (1982) Low back pain. Biomechanics of the spine. Proceedings of the international symposium organised by the back pain association, held in London, October

Schultz AB, Benson DR, Hirsch C (1974) Force-deformation properties of human ribs. Biomechanics 7: 303–309

Sharp JT (1980) Respiratory muscles: a review of old and newer concepts. Lung 157: 185–199

Sherrington C (1947) The integrative action of the nervous system, 2nd edn. Yale University Press, New Haven

Spaltenholz W (1901) Handbuch der Anatomie des Menschen. Hirzel, Stuttgart, S 277

Steindler A (1955) Kinesiology of the human body under normal and pathological conditions. Thomas, Springfield

Truswell AS (1986) ABC of nutrition. Br Med J, London

Wade T, Langton Hewer R (1987) Functional abilities after stroke: measurement, natural history and prognosis. J Neurol Neurosurg Psychiat 50: 177–182

Williams PL, Warwick R (1980) Gray's anatomy, 36th edn. Churchill Livingstone, Edinburgh

Winter DA (1983) Energy generation and absorption at the ankle and knee during fast, natural and slow cadences. Clin Orthop 175: 147–154

Wright S (1945) Applied physiology. Oxford University Press, Oxford

# Sachverzeichnis

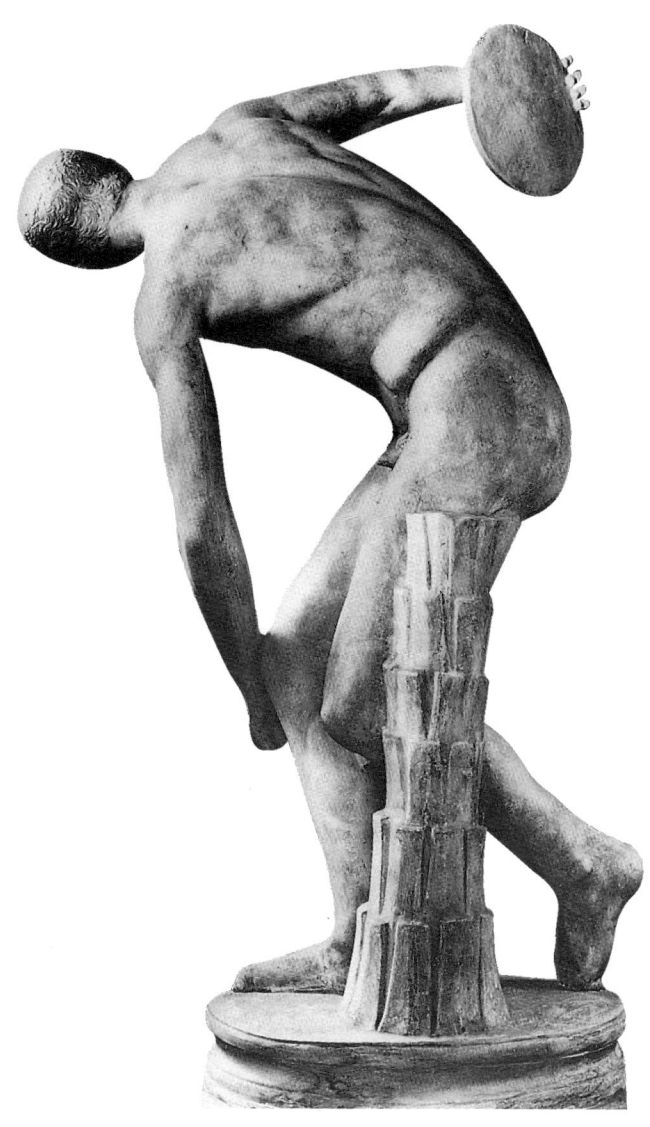

# „Der Weg ist das Ziel"

**T. Geisseler,** Amriswil, Schweiz

# *Halbseitenlähmung –*
# *Hilfe zur Selbsthilfe*

Unter Mitarbeit von Margot Burchert, Durkje Dijkstra,
Erika Forster, Daniel Inglin, Martin Keller, Marlène Kohenof,
Marlise Müller, Agathe Schibli

Mit einem Geleitwort von Patricia M. Davies

1991. XIV, 212 S. 154 Abb. in 265 Teilen.
Spiralbindung DM 48,– ISBN 3-540-53707-4

Dieses Buch wendet sich direkt an den durch Halbseitenlähmung
behinderten Menschen, seine Angehörigen und seine Betreuer
in der Klinik, zu Hause oder im Heim.

„Den Alltag therapeutisch gestalten!" – unter diesem Motto wird
gezeigt, wie der Halbseitengelähmte in der Rehabilitationsphase
sein Leben mit den ihm jetzt verfügbaren Möglichkeiten neu
gestalten kann, indem er Schritt für Schritt Elemente der therapeutischen Behandlung in seinen Alltagsablauf übernimmt. Das Buch
hat weder Übungsanleitungen noch fertige Rezepte anzubieten;
es beschreibt vielmehr ausführlich, wie der Betroffene mit ange-
paßter Hilfe oder selbständig die in der Therapie erlernten und
wiedergekehrten Funktionen bei seinen Alltagshandlungen
einsetzt und nutzen lernt; alle beschriebenen Alltagssituationen
werden durch viele Fotos veranschaulicht. Wichtig ist, daß der
„ganze Mensch" ebenso wie sein soziales
Umfeld in die Rehabilitation einbezogen werden. Nur so lernt der Halbseitengelähmte, sich in den veränderten Lebensumständen zurechtzufin-
den und entwickelt allmählich
wieder neues Selbstvertrauen.

Der Betroffene selbst, seine Angehörigen und Betreuer werden dieses
Buch als Ratgeber und Begleiter
durch ihren gemeinsamen Alltag
schätzen lernen.

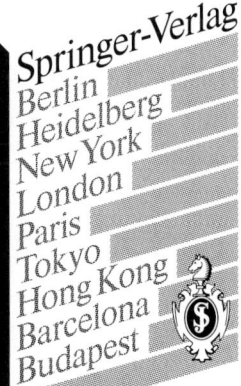

Springer-Verlag
Berlin
Heidelberg
New York
London
Paris
Tokyo
Hong Kong
Barcelona
Budapest

**P. M. Davies,** Bad Ragaz, Schweiz

# *Hemiplegie*

## *Anleitung zu einer umfassenden Behandlung von Patienten mit Hemiplegie*

Basierend auf dem Konzept von K. und B. Bobath

Mit einem Geleitwort von W. M. Zinn

Aus dem Englischen übersetzt von S. v. Mülmann, B. Schäfer, M. Reinecke

1986. XXVII, 328 S. 326 Abb. in 492 Einzeldarst.
(Rehabilitation und Prävention, Band 18)
Brosch. DM 74,– ISBN 3-540-12230-3
Englische Originalausgabe: **Steps to Follow,** Springer 1985

„… Patricia Davies ist es gelungen, die Thematik komplex zu erfassen und trotzdem deutlich, akzentuiert und praxisnah zu vermitteln. Die große Vielzahl guter, gezielter Abbildungen, die alle Behandlungsabschnitte anschaulich illustrieren, machen das Buch zu einem besonders eindrucksvollen Unterrichtswerk…"

*Deutsche Krankenpflege-Zeitschrift*

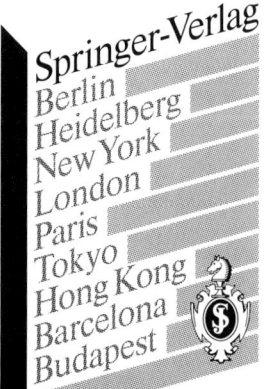

Springer-Verlag
Berlin
Heidelberg
New York
London
Paris
Tokyo
Hong Kong
Barcelona
Budapest

Preisänderungen vorbehalten

Printing: Ernst Kieser GmbH, 8902 Neusäß
Binding: J. Schäffer, 6718 Grünstadt